甲状旁腺影像和病理图谱

Atlas of Parathyroid Imaging and Pathology

主编

[美] Alexander L. Shifrin

[美] L. Daniel Neistadt

[美] Pritinder K. Thind

———

主译

沈志森　邬振华

上海科学技术出版社

图书在版编目（CIP）数据

甲状旁腺影像和病理图谱 ／（美）亚历山大·希夫林
(Alexander L. Shifrin)，（美）丹尼尔·诺伊施塔特
(L. Daniel Neistadt)，（美）普瑞廷德·西林德
(Pritinder K. Thind) 主编；沈志森，邬振华主译.
上海 ：上海科学技术出版社，2024. 9. -- ISBN 978-7
-5478-6782-2
　　Ⅰ．R582-64
　　中国国家版本馆CIP数据核字第2024F9Q448号

First published in English under the title
Atlas of Parathyroid Imaging and Pathology
edited by Alexander L. Shifrin, L. Daniel Neistadt and Pritinder K. Thind
Copyright © Springer Nature Switzerland AG, 2020
This edition has been translated and published under licence from
Springer Nature Switzerland AG.

上海市版权局著作权合同登记号 图字：09-2022-0297 号

本书由宁波市医疗卫生高端团队重大攻坚项目（2023030514）和宁波市临床医学研究中心项目
（2022L005）资助。

甲状旁腺影像和病理图谱

主　　编　［美］Alexander L. Shifrin　［美］L. Daniel Neistadt　［美］Pritinder K. Thind
主　　译　沈志森　邬振华

上海世纪出版（集团）有限公司
上 海 科 学 技 术 出 版 社　出版、发行
（上海市闵行区号景路159弄A座9F-10F）
邮政编码201101　　www.sstp.cn
山东韵杰文化科技有限公司印刷
开本 889×1194　1/16　印张 17
字数 390千字
2024年9月第1版　2024年9月第1次印刷
ISBN 978-7-5478-6782-2/R·3080
定价：188.00元

内容提要

　　本书由国际知名专家 Alexander L. Shifrin 及其团队编写，共分 6 个部分，展示了各种影像学方法在甲状旁腺疾病诊断中的应用，包括常规 X 线、高分辨率超声、CT 、MRI 及核医学技术。书中每一幅图都有详细的注释，解释了正常结构与病变的区别，帮助读者识别可能的异常并解读复杂的病理变化，为头颈外科及相关专业临床医师及研究生提供了甲状旁腺解剖知识、疾病精准诊断和手术的基础知识与先进理念。

　　本书内容新颖、翔实，具有较高的临床参考价值，能为头颈外科和相关专业临床医师、影像学及病理科医师提供指导和帮助。

献　辞

纪念我的父亲，Leonid Shifrin，医学工程师，血栓弹性成像仪的发明者，以及我的叔叔，儿外科医师，Vadim Shifrin, MD。

感谢我的母亲，Margarita Shifrina，感谢她的爱和无尽的支持。

献给我心爱的孩子们，Michael、Daniel、Benjamin、Julia、Christian 和 Liam，他们不断为我们提供人生中真正重要的东西。

致我一生的挚爱，Svetlana L. Krasnova，感谢她的爱、耐心和鼓励。

献给我的老师们，他们把他们的一生和努力都奉献给了外科学，还有那些让我成为一名外科医师并启发我的人：William Inabnet, MD; John Chabot, MD; Ali Bairov, MD; Steven Raper, MD; Jerome Vernick, MD。

Alexander L. Shifrin, MD

纪念受人尊敬的放射科同事 Elias Kazam, MD，他是一位杰出的指导老师，是超声检查和 CT 检查的创新者。我很荣幸能请到他分享他独特的甲状旁腺疾病诊断方法。

感谢我的同事们对甲状旁腺手术结果的讨论和反馈。

L. Daniel Neistadt, MD

纪念我的父亲，Inderjit S. Thind, MD，感谢他的指导。

献给我的母亲，Narinder K. Thind, MD，感谢她坚定的支持。

献给我的女儿，Alexandra K. Harrigan，她是我生活中的快乐源泉。

Pritinder K.Thind, MD

译者名单

主译

沈志森　邬振华

参译人员（按姓氏笔画排序）

王　蕾　王珍珍　甘咏莉　史晨雪　邬振华

许雨欣　严　赟　沈志森　徐凌斌

审校人员（按姓氏笔画排序）

邓红霞　叶　栋　李　群　张雨娜　陈静静

周亮昌　胡　燕　顾姗姗　黄钧涛　曹　炳

董佳迪

编者名单

主编

Alexander L. Shifrin

Department of Surgery

Jersey Shore University Medical Center

Neptune, NJ

USA

L. Daniel Neistadt

Lenox Hill Radiology

New York, NY

USA

Pritinder K. Thind

Department of Radiology

Jersey Shore University Medical Center

Neptune, NJ

USA

参编人员

Jennifer L. Becker, MD Department of Medical Imaging, University of Arizona, Tucson, AZ, USA

Richard Chang, MD Senior Clinician, Chief, Endocrine and Venous Services Section, Interventional Radiology, Department of Radiology and Imaging Sciences, National Institutes of Health Clinical Center, Bethesda, MD, USA

Hubert H. Chuang, MD, PhD Department of Nuclear Medicine, University of Texas, The University of Texas MD Anderson Cancer Center, Houston, TX, USA

Virginia A. LiVolsi, MD Department of Pathology and Laboratory Medicine,

University of Pennsylvania, Perelman School of Medicine, Philadelphia, PA, USA

Kambiz Nael, MD Department of Radiological Sciences, David Geffen School of Medicine at University of California, Los Angeles, CA, USA

L. Daniel Neistadt, MD Lenox Hill Radiology, Manhattan Diagnostic Radiology, New York, NY, USA

Puneet S. Pawha, MD Department of Radiology at Icahn School of Medicine at Mount Sinai, New York, NY, USA

Nancy D. Perrier, MD, FACS Department of Surgical Oncology, The University of Texas MD Anderson Cancer Center, Houston, TX, USA

Alexander L. Shifrin, MD, FACS, FACE, ECNU, FEBS (Endocrine), FISS Department of Surgery, Jersey Shore University Medical Center, Neptune, NJ, USA

Pritinder K. Thind, MD University Radiology Group, New Brunswick, NJ, USA Jersey Shore University Medical Center, Department of Radiology, Neptune, NJ, USA

Min Zheng, MD, PhD Department of Pathology, Jersey Shore University Medical Center, Neptune, NJ, USA

中文版前言

甲状旁腺的功能是分泌甲状旁腺激素，调节身体里的钙、磷代谢。一旦甲状旁腺激素紊乱，身体就会出现异常。正常水平的甲状旁腺激素能促进胃肠道吸收钙和磷，让肾脏正常保钙、排磷等。同时，甲状旁腺激素的分泌受血钙水平调节，不受其他神经、内分泌腺的直接影响。当血钙水平下降时，会刺激甲状旁腺分泌甲状旁腺激素，作用于成骨细胞、破骨细胞，促使其吸收骨中的钙释放入血液，当血钙增多时又抑制激素分泌。甲状旁腺激素还能够抑制肾小管对磷的重吸收，促使肾排出磷，使血磷水平下降，还能促进胃肠道吸收钙，所以有保钙和排磷的作用。甲状旁腺功能减退的患者会出现血钙降低、血磷升高、尿钙减少，表现为手足抽搐、半夜容易惊醒。如果甲状旁腺功能亢进，使钙吸收变多，血钙会增高，由于骨骼中的钙、磷增多，骨骼会变得疏松，出现疼痛等问题。随着耳鼻咽喉头颈外科治疗领域的不断拓展，甲状腺手术量也不断增多，手术中难免会发生甲状旁腺的损伤甚至被误切除，引起甲状旁腺休克或功能低下，给患者带来痛苦。为了避免相应的并发症，我们有必要深入学习甲状旁腺影像和病理知识。精确的影像技术和病理学解析对于理解和治疗内分泌系统疾病，尤其是涉及甲状腺和甲状旁腺的复杂病例至关重要。《甲状旁腺影像和病理图谱》的出版，正是以清晰、直观的方式，将理论与实践相结合，为相关专业的临床和病理医师提供了不可或缺的学习参考资料。

本书原作以其详尽的解剖描绘，展示了各种影像学方法在甲状旁腺疾病诊断中的应用，从常规 X 线到高分辨率的超声、CT、MRI 甚至核医学成像，每一张图片都附有详细的注释，解释了正常结构与病变的区别，帮助读者识别可能的异常并解读复杂的病理变化。

病理学部分则深入剖析了甲状旁腺组织的各种病理类型，包括增生、肿瘤和功能异常，以及它们在显微镜下的表现。这些图表不仅提供了病理标本的直观展示，还阐述了病理诊断的依据和标准，有助于临床决策的制订。对于医学生和年轻医师而言，本书是他们学习甲状旁腺疾病诊断与治疗的宝贵资料；而对于经验丰富的专科医师，本书则是保持临床技能与时俱进的实用参考。我们力求保持原著的专业严谨性和易读性，使读者能够比较轻松地获取这一领域的核心知识，从而提升诊疗水平，共同推动相关专业的发展。

由于译者水平有限，书中难免含有翻译不当之处，敬请读者谅解。在翻译本书的过程中，我们得到了宁波市医疗中心李惠利医院领导的全力支持，在此致以诚挚的谢意，并感谢相关专家的认真校对。

沈志森　邬振华

2024 年 5 月

英文版前言

使用相同的词汇并不能保证充分理解；对于同一类经验，我们必须使用同样的词汇；最终，每个人都必定有共同的经历。

——Friedrich Nietzsche

我们可以将这句名言重新表述为："由不同的放射学研究人员进行相同的放射学研究，或由不同的病理学家评估相同的病理切片，不管研究者是谁，并不能保证结果是相同的。"这是该领域专家的共同经验。本书旨在强调这一经验，并教授下一代放射科医师、病理学家、内分泌学家和外科医师有关甲状旁腺成像和病理学的宝贵知识。

在过去40年里，原发性甲状旁腺功能亢进症（PHPT）的临床表现已从有明显临床症状演变为轻度症状或无症状疾病。第四届国际无症状PHPT管理和治疗研讨会确定了手术治疗PHPT的指征，甲状旁腺切除术是唯一的治疗方法。在85%的患者中，PHPT是由单个甲状旁腺腺瘤引起的，而在15%的患者中，PHPT是由多个甲状旁腺腺瘤或所有4个甲状旁腺增生引起的。因此，术前影像学检查是必要的。

目前有几种影像学研究用于定位甲状旁腺腺瘤，如sestamibi扫描、甲状旁腺超声、四维计算机断层扫描（4D CT）和薄层CT扫描。即使对经验丰富的放射科医师来说，在PHPT患者的影像中识别甲状旁腺腺瘤也是一项挑战。传统的sestamibi扫描在甲状旁腺腺瘤定位中的灵敏度仅为50%，而新的研究发现，SPECT（单光子发射计算机断层扫描）-CT sestamibi扫描的灵敏度为85%～90%。目前，除了SPECT-CT sestamibi扫描外，还开发了几种较新的成像方式，如薄层CT扫描、4D CT扫描和甲状旁腺MRI。新的超声仪器更敏感，约85%的病例可以定位甲状旁腺腺瘤。原发性甲状旁腺功能亢进症患者有大约10%的概率发展为反复或持续性疾病，这可能是由于外科医师在第一次手术中未能发现甲状旁腺腺瘤和其他异常的甲状旁腺，没有完全切除异常甲状旁腺而留下一部分，或者疾病在以前正常的腺体中复发。美国内分泌外科医师协会制定的《原发性甲状旁腺功能亢进症治疗指南》提出：如果影像学检查确定甲状旁腺腺瘤的定位，所有PHPT患者都应手术治疗。因此，影像学检查是治疗PHPT患者的重要参考依据，它们对诊断和手术建议至关重要。

　　本书旨在提供 PHPT 患者正常和异位甲状旁腺腺瘤的影像学图片，并介绍甲状旁腺的相关病理知识。甲状旁腺腺瘤定位的挑战不仅在于找到正确的检测方法，还在于放射科医师或超声科医师的专业知识。我们纳入了几种用于甲状旁腺和甲状旁腺腺瘤定位的现代成像方式，如 sestamibi 扫描、SPECT-CT sestamibi 扫描、颈部超声、MRI、薄层 CT 扫描和 4D CT 扫描。本书还包括一些病例的病理图像（大体和高倍镜下图片）。我们纳入了异位（异常）时难以定位的甲状旁腺腺瘤的放射图像。

　　书中图片是根据腺瘤的位置，如右上、右下、左上和左下甲状旁腺腺瘤的位置来构建的，并阐述了甲状旁腺的异位表现和异常位置。每个病例都显示双重或三重模式：US；sestamibi 扫描，或 SPECT-CT sestamibi 扫描；薄层 CT 扫描；或对同一患者进行 4D CT 检查。"甲状旁腺病理学"这一章可以帮助读者了解病理解释所面临的挑战。

　　本书适合的读者包括：放射科医师、内分泌外科医师、头颈外科医师、耳鼻喉外科医师、肿瘤外科医师、内分泌科医师、病理科医师、肾病科医师、内分泌研究员、内分泌外科研究员、外科住院医师、放射科住院医师和研究员，以及所有参与治疗原发性、继发性和三期甲状旁腺功能亢进症患者的医师和相关的健康从业人员。

Alexander L. Shifrin

Neptune, NJ, USA

L. Daniel Neistadt

New York, NY, USA

Pritinder K. Thind

Neptune, NJ, USA

致 谢

我非常感谢我的两位同事，Dr. L. Daniel Neistadt 和 Dr. Pritinder Thind，我们一起工作了 10 多年，共同编撰了这本图谱，他们的专业知识帮助我成为一名成功的甲状旁腺外科医师。他们花了数年时间深耕放射成像领域，其经验是不可或缺的。特别感谢我的同事，病理学家 Dr. Min Zheng 和 Dr. Virginia A. LiVolsi，感谢他们编写关于甲状旁腺病理学的精彩章节；感谢长期支持我的好友 Dr. Nancy Perrier 和 Dr. Hubert Chuang，他们为本书拍摄甲状旁腺癌照片；感谢 Dr. Richard Chang 编写"有创性技术甲状旁腺定位"一章；感谢 Dr. Jennifer Becker、Dr. Puneet Pawha 和 Dr. Kambiz Neal 为完成关于类旁腺 MRI 的章节所做的巨大努力。感谢我的同事们，他们花费了无数的时间来促进手术程序、收集数据，并将本书的片段整合在一起，他们是 Svetlana L. Krasnova、Tara Corrigan、George Kunak、Pedro Garcia 和 Gina Soler。

特别感谢 Springer 的本书插画师；感谢执行编辑 Richard Hruska，以及 Springer 的高级编辑 Lee Klein 的努力和奉献。

最后，我要感谢 Springer 的全体员工，他们最初就非常支持本书的出版，并一直保持着他们的热情。

Alexander L. Shifrin, MD, FACS, FACE, ECNU, FEBS (Endocrine) FISS

归功于与 Dr. Elias Kazam 多年的工作经历，我对甲状旁腺定位研究产生了浓厚兴趣并积累了经验。Dr. Elias Kazam 在确诊甲状旁腺疾病方面远近驰名，许多病患纷纷慕名而来。我也逐渐开始研究这方面，他是一位伟大的老师。

反馈结果对学习这门技术至关重要。我非常感谢与我分享手术结果的外科医生，特别是诊断中的不准确之处。我和纽约地区的许多外科医生都有过交流，他们分享经验并给出建议，他们是：John Carew, Jason P. Cohen, Orrin Davis, Thomas Fahey, William Kuhel, Daniel Kuriloff, James A. Lee, Jennifer Marti, Jennifer Ogilvie, Kepal Patel, Mark Persky, Edward Rhee, Ashok Shaha, Alexander L. Shifrin, Jonathan Smith, Rakesh Shreedhar, Brian Untch 和 Richard Wong。

Dr. Daniel Kuriloff（纽约 Lenox Hill 医院纽约头颈研究所甲状腺和甲状旁

腺外科中心主任）定期提供多个病例手术标本的讨论、描述和图片，并为手术决策提供了见解。

大多数放射图像都是在 RadNet 子公司 Lenox Hill 放射科办公室完成的。我非常感谢 RadNet 让我在退休后仍能继续与放射科保持联系。

非常感谢我的同事 Douglas Hertford、Shelley Wertheim、Daniel Yang 和 Patrick Kang，他们与我一起讨论疑难病例。这些讨论开拓了我们的思路，提高了我们的思维敏锐度，我们还分享了外科医生的反馈意见。

L. Daniel Neistadt, MD

我要感谢我的合著者，尤其是 Alexander L. Shifrin，他培养了我对甲状旁腺成像的兴趣。此外，我要感谢我在大学放射学小组的合作伙伴们一直以来的支持。泽西海岸大学医学中心放射学系的 Scott Kalick 在获取和加工图像方面发挥了非常重要的作用。

Pritinder K.Thind, MD

目　录

第 1 部分

甲状旁腺超声、sestamibi 扫描及病理学

Ultrasound, Sestamibi Scan, and Pathology of the Parathyroid Glands

甲状旁腺超声
Parathyroid Ultrasound

第 1 章

Alexander L. Shifrin and Pritinder K. Thind

绪论：甲状旁腺功能亢进症的诊断

原发性甲状旁腺功能亢进症（primary hyperparathyroidism, PHPT）是由功能亢进的甲状旁腺引起的。高达 85% 的原发性甲状旁腺功能亢进病例是由甲状旁腺腺瘤引起的，而甲状旁腺增生占 10%～15%，甲状旁腺癌占比不到 1%。PHPT 在一般人群中的发病率约为 0.1%，在 60 岁以上的患者中发病率更高。女性患者的患病率是男性患者的 2～3 倍。PHPT 的诊断是通过血清钙水平和血清甲状旁腺激素（parathyroid hormone, PTH）水平同时升高来确定的，这被认为是 PHPT 的经典形式。血清 PTH 水平正常而血清钙水平升高称为正常激素性 PHPT，而血清 PTH 水平升高、血清钙水平正常称为正常钙血症性 PHPT。高达 80% 的患者没有症状，因此 PHPT 的诊断通过检测血清钙和 PTH 水平来确定。根据第四届国际研讨会和美国内分泌外科医师协会（American Association of Endocrine Surgeons, AAES）无症状 PHPT 明确管理指南，以下是 PHPT 手术治疗的指征[1-3]：

- 血清钙水平高于 1.0 mg/dL（0.25 mmol/L）。
- 存在骨质疏松症，用 DEXA（双能量 X 线骨密度仪）检测腰椎、全髋、股骨颈，尤其是桡骨远端 1/3 处的骨密度，T 值低于 −2.5。对于绝经前女性和 50 岁以下的男性，应使用 Z 分数而不是 T 分数。
- 通过影像学研究［例如 X 线、CT 扫描、MRI 或通过 DEXA 扫描进行的椎骨骨折评估（vertebral fracture assessment, VFA）］发现椎骨骨折。
- 24 小时尿钙超过 400 mg/d（10 mmol/d），并通过生化结石风险分析有肾结石增高的风险。
- 肌酐清除率 <60 mL/min。
- 通过 X 线、超声波或 CT 扫描发现肾结石或肾钙质沉着症。

A. L. Shifrin (✉)
Department of Surgery, Jersey Shore University Medical Center, Neptune, NJ, USA

P. K. Thind
University Radiology Group, New Brunswick, NJ, USA

Jersey Shore University Medical Center, Department of Radiology, Neptune, NJ, USA

© Springer Nature Switzerland AG 2020
A. L. Shifrin et al. (eds.), *Atlas of Parathyroid Imaging and Pathology*, https://doi.org/10.1007/978-3-030-40959-3_1

● 年龄小于 50 岁。

在明确 PHPT 的诊断并符合手术指征后，应进行影像学检查，以定位甲状旁腺腺瘤，因为大约 85% 的 PHPT 患者将患有单腺疾病，即腺瘤。甲状旁腺恶性肿瘤很少见，仅有 0.5%～1% 的 PHPT 患者有报道[4]。甲状旁腺超声（ultrasonography, US）是甲状旁腺腺瘤定位的首选。正常的甲状旁腺在超声检查中看不到，因为它们体积小，位于甲状腺后面或附着于甲状腺，最重要的是，甲状旁腺内脂肪含量高，这使得它们类似于周围的淋巴结。相比之下，增大、增生性甲状旁腺或腺瘤几乎没有脂肪含量，并且由聚集的甲状旁腺细胞和增生的甲状旁腺细胞（主要因素）组成。这些组织学变化降低了回声，使得甲状旁腺腺瘤在超声上更加明显，表现为实性低回声肿块。

超声原理

了解超声的基本物理特性对于了解如何使用这项技术至关重要。超声波仪器产生和接收从超声探头的压电晶体发出的超声波。当脉冲沿直线穿过组织时，会产生指向探头的回声。在最常用的"B 型"超声模式中，反射率高的结构比反射率低的结构显得更亮。根据不同材料的声阻抗，根据其密度，产生不同等级的白色和黑色图像。声波随着组织结构密度的不同而变化。声波通过更致密的结构（例如液体）传播得更快。波长与频率成反比：高频波长较短，低频波长较长。使用低频探头可以更好地穿透组织（有助于腹部器官成像），但分辨率较差。对于更浅层结构的成像，例如颈部器官，包括甲状腺、甲状旁腺和淋巴结，使用高频探头（波长更短）穿透性更好，从而产生更好的分辨率。分辨率是通过区分两点的能力来定义的。高频超声的分辨率为 1～2 mm。

超声通过回声强度和回声结构来评估诸如甲状旁腺、甲状腺、气管、食管、血管、淋巴结和肌肉等颈部结构之间的关系。正常的甲状腺被认为是等回声的（灰色）。所有比甲状腺亮的结构都被认为是高回声的，这些包括骨骼、动脉壁和钙化。呈现黑色或比甲状腺更暗的结构是低回声的，这些包括血管内部（血液）和充满液体的囊肿。甲状旁腺腺瘤比甲状腺更致密，与甲状腺相比呈低回声（深灰色，几乎是黑色）[5]（图 1.1）。

为了使颈部更深的结构可视化，可以选择较低频率的探头以增加穿透力。10～15 MHz 的线阵超声探头在评估包括甲状旁腺在内的颈部结构时最有用（图 1.2）。与高频（7～15 MHz）的线阵探头相比，凸阵探头通常频率

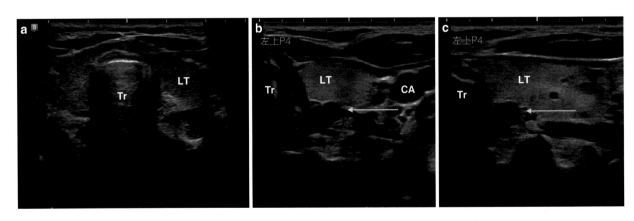

图 1.1　甲状腺和甲状旁腺超声正常。正常的甲状腺是等回声的（灰色），所有比甲状腺亮的结构（气管壁、骨骼、动脉壁、钙化）是高回声的，比甲状腺暗的结构（血管内、充满液体的囊肿）是低回声的。甲状旁腺腺瘤密度大于甲状腺，与甲状腺相比呈低回声（深灰色，几乎为黑色）。a. 甲状腺横切面。b. 左甲状旁腺叶及甲状旁腺腺瘤横切面（箭头）。c. 左甲状腺叶及甲状旁腺腺瘤纵切面（箭头）。CA，颈动脉；LT，左甲状腺叶；RT，右甲状腺叶；Tr，气管

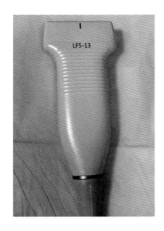

图1.2 5～13 MHz 线性超声换能器

更低（2～5 MHz）。频率是单位时间内完成周期性变化的次数，以赫兹（Hz）为单位。由于分辨率不足或穿透深度不足，临床中很少使用小于2 MHz 或高于 15 MHz 的频率[6-12]。

甲状旁腺超声在手术计划中的应用

与静态图像相比，实时成像是评估甲状旁腺的更好方法。在计划进行甲状旁腺切除术时，外科医师可能会更受益于自己进行超声检查，而不是依赖超声科医师的检查结果。超声有助于外科医师定位甲状旁腺腺瘤及颈部结构并确定它们之间的关系。了解甲状旁腺腺瘤与周围组织之间的距离以及腺瘤与其他器官（甲状腺、颈动脉和其他血管、气管、食管）的距离有助于术前计划和术中定位，有时测量从皮肤到腺瘤的距离可以提示外科医师甲状旁腺腺瘤的深度和位置[6-12]。

建议所有 PHPT 患者在进行甲状旁腺切除术之前进行甲状旁腺超声检查，以便制订手术计划。这是可用于定位甲状旁腺腺瘤的最便宜的检查方法，它没有辐射暴露的风险，因此，它可以在儿童和孕妇中进行。这种检查可以让医者对甲状腺和甲状旁腺进行评估，使颈部软组织可视化。相比超声科医师的检查结果，由外科医师进行甲状旁腺超声检查可以使甲状旁腺腺瘤更具象化[6, 7, 10-15]。

Siperstein 等人[16]在 1999—2007 年对 1 158 名 PHPT 患者进行的一项前瞻性研究中，通过外科医师行颈部超声检查（使用 7.5 MHz 凸阵探头），80% 的患者发现有单发的甲状旁腺腺瘤；而通过 ^{99m}Tc-MIBI 甲状腺显像检查，发现率仅有 74%。在这项研究之后，Siperstein 等人通过回顾 US 和 MIBI 扫描，分析导致甲状旁腺检测阴性的因素。他们发现甲状腺结节、淋巴结和凸出的甲状腺韧带都会影响 US 和 MIBI 对异常甲状旁腺的检测。US 的假阳性率为 6%，MIBI 扫描的假阳性率为 29%。基于对影响 PHPT 患者甲状旁腺腺瘤定位的术前和术中因素的多变量 logistic 回归分析，体重指数（body mass index, BMI）、腺体大小和体积是影响 US 和 MIBI 扫描检出率的唯一独立变量。当腺体的体积大于约 15.9 mm^3 时，显示腺体的概率为 0.5。然而，与 MIBI 相比，US 检测到甲状旁腺的概率更高。超声对 PHPT 患者单腺疾病的敏感性优于多腺疾病[17]。

Stern 等人对 1996—2012 年接受甲状旁腺切除术的 410 名 PHPT 患者进行了一项回顾性研究，分析了超声检查的准确性。该研究将术前超声检查结果与术中检查结果和病理报告进行了比较。甲状旁腺腺瘤的超声检查由各个中心的专业超声科医师进行。US 在 76% 的病例中正确定位了腺瘤，敏感性为 76.2%，阳性预测值为 86.8%[18]。

根据几项研究，由超声科医师进行检查时，高频超声的敏感性在 51%～89%，阳性预测值为 93.2%。由外科医师进行超声检查时，74%～90% 的患者中正确识别出甲状旁腺腺瘤，敏感性为 87%，特异性为 88%[13-16]。其他几个小组进行的进一步研究报道提示，外科医师进行的超声检查的敏感性在 60%～93%，这与基于超声科医师的超声检查相当或更高[19-22]。

甲状旁腺腺瘤的准确定位及通过使用微创手术方法有助于实现几个目标。它最大限度地减少了探查性手术继发并发症的风险，减少术后疼痛和不适，减少手术时间，并有助于获得最佳的美容效果。

超声检查

在进行超声检查时，患者的正确体位至关重要（图 1.3）。患者应仰卧，头部处于中线位置，颈部过度伸展，置于肩托或枕头上。这个位置有助于促进颈部结构从锁骨下位置向前向上移动到皮肤下方和头侧。评估颈部结构的探头最好使用线阵探头而不是凸阵探头。超声探头上使用耦合剂，以消除探头和皮肤之间的空气。

扫查从横切开始，从舌骨水平从上到下扫查至锁骨水平，缓慢移动探头以获得颈部结构的横向图像（图 1.4）。从甲状腺叶颈前部开始，然后在颈动脉和颈静脉上进行横向扫查。最后，将探头稍微向内侧扫查，以观察甲状腺叶的外侧和后部，以定位甲状腺后方和食管后方的甲状旁腺腺瘤。当探头位于锁骨水平时，可以通过将其向下倾斜以观察锁骨后面或前纵隔的区域，将其扫查至锁骨下方（图 1.5）。然后垂直旋转探头，观察颈部结构的纵切面，从内侧到外侧，观察甲状腺前面、后面的区域（图 1.6）。

评估甲状旁腺腺瘤

甲状旁腺腺瘤通常表现为圆形、实性、低回声、回声均匀的肿块，边缘清晰（图 1.1b、c）。腺瘤位于甲状腺旁边或后面，彩色多普勒显示其内没有血流信号，与邻近的颈动脉或颈内静脉相比，彩色多普勒显示其内有高速血流（图 1.7）。有时在腺瘤外周可以看到边缘血管，有一条小的供血血管通向甲状旁腺腺瘤的中部。在极少数

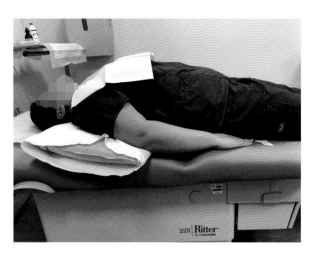

图 1.3 患者的正确体位。患者应仰卧位，头部处于中线位，颈部过伸超过垫肩或枕头

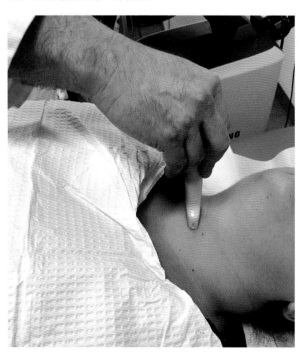

图 1.4 评估开始时，将超声探头置于横向位置，从头侧（舌骨水平）向尾侧移动至锁骨水平，缓慢移动探头以横向观察颈部结构

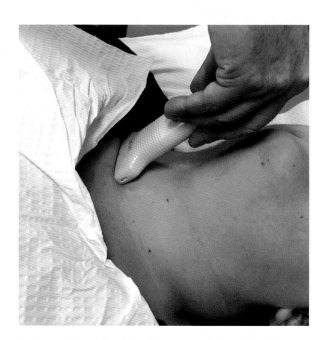

图 1.5 当探针位于锁骨水平时，可将探针向下倾斜至锁骨下方，以观察锁骨后或前纵隔区域

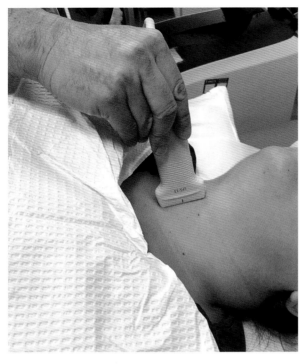

图 1.6 应垂直旋转探头，以获得颈部结构的纵向视图

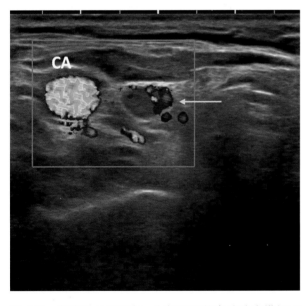

图 1.7 多普勒血流研究。右侧下甲状旁腺腺瘤横切面（箭头）显示腺瘤内无血流，右侧颈动脉（CA）有血流。甲状旁腺腺瘤（箭头所示）有一条小的滋养血管

的位置关系。通常，甲状旁腺腺瘤大于 1 cm，在超声上很容易看到，而正常腺体较小，很少可见 [6, 7, 12, 23]。

甲状旁腺评估的主要规则是"知道你在寻找什么"。如果进行评估的人有意识地寻找甲状旁腺腺瘤，则发现腺瘤并提供准确信息的可能性要高得多。因此，超声检查申请单应包含对超声科医师的明确指示。换句话说，超声检查申请单不应写成"评估颈部"或"评估甲状腺"；结果很可能是报告中遗漏了关键信息。更重要的是，甲状旁腺腺瘤的发现将被忽视，导致在报告中未提及。相反，如果超声科医师有被明确要求"评估甲状旁腺腺瘤"，则发现腺瘤的机会要高得多。

根据甲状旁腺的胚胎学，甲状旁腺腺瘤的位置通常是可预测的。上甲状旁腺来自第 4 对咽囊，下甲状旁腺来自第 3 对咽囊和胸腺，这使得评估下甲状旁腺更容易，例如，通过观察甲状腺韧带和胸腺上部。由于上覆甲状腺，对上甲状旁腺的评估可能很困难。观察甲状腺叶上极上方，然后将超声探头稍微横向放置可能有助于评估甲状腺叶后面的区域。上甲状旁腺腺瘤通常位于甲状腺叶上部的后方或甲状腺叶的后方，或甲状腺中部的后方，如扩大、下降的甲状旁腺腺瘤。有时它可以在上极的侧面或上极的上方。

下甲状旁腺腺瘤的位置可能会有所不同。在颈部的下方，食管的解剖位置在气管的后方和左侧。因此，左下甲状旁腺腺瘤可见于食管旁或左甲状腺叶下极下方并附着于下极。在检查期间要求患者吞咽将有助于区分食管与其他颈部结构。甲状旁腺的实时超声扫查可以有助于区分甲状腺结节和甲状旁腺。例如，有时可以看到下甲状旁腺随着相邻颈动脉的搏动而移动，其节律与甲状腺略有不同，使其作为一个单独的结构可见。

甲状旁腺腺瘤约 6% 的患者可发生在甲状腺内 [24]。超声检查人员的高度怀疑和经验可提示甲状旁腺腺瘤的可能性，其通常表现为甲状腺叶内边界清楚、均匀、圆形、低回声的肿块（图 1.8）。在典型位置没有发现甲状旁腺腺瘤的情况下，通

情况下，较大的甲状旁腺腺瘤可发展为囊性并表现为大囊肿。超声评估甲状旁腺应包括探头的纵向（垂直）和横向（水平）扫查，以及彩色多普勒血流。甲状旁腺腺瘤应在所有 3 个维度上进行测量，记录其形状、边界、稠度（实性与囊性）、回声（通常为低回声）、均质性以及与周围结构

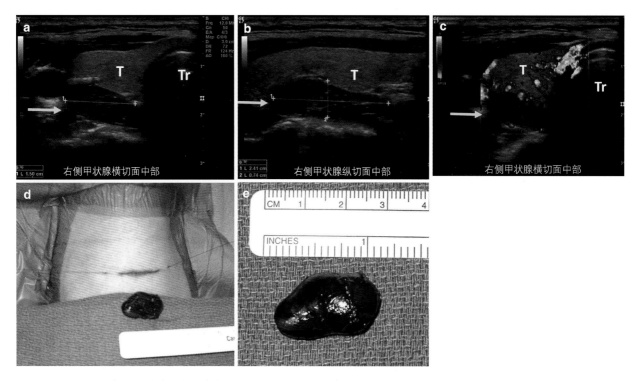

图 1.8　右上甲状旁腺内腺瘤。与颜色较深（低回声）的甲状旁腺腺瘤相比，甲状腺（T）在超声评估中呈灰色（等回声）。a～c. 甲状腺超声显示右侧甲状腺后叶中部有一个大的、界限清楚的实性低回声甲状旁腺腺瘤（箭头）。术中冰冻切片诊断和最终病理诊断与甲状旁腺腺瘤一致。a. 横切面。b. 纵切面。c. 多普勒血流检查，横切面，显示右甲状腺叶内甲状旁腺腺瘤周围的血流。Tr，气管。d、e. 甲状旁腺腺瘤的大体图像

常在甲状腺包膜下发现具有一条供血动脉的均匀低回声甲状腺结节，提示甲状旁腺腺瘤[10]。它通常位于甲状腺叶的一侧，一侧与甲状腺包膜的外侧或后方对齐。在某些情况下，在甲状腺叶和甲状旁腺腺瘤之间可以看到甲状腺包膜的高回声边缘。

据报道，1%～5%的颈部肿块在超声检查甲状旁腺时发现甲状旁腺囊肿。31.6%的甲状旁腺囊肿患者位置发生在甲状腺左叶，19.3%的甲状旁腺囊肿患者位置发生在上纵隔。61.6%的患者这些囊肿没有功能；41.7%的甲状旁腺囊肿患者仅是因为颈部肿块检查而偶然发现，但20.6%的患者报告有压迫症状。只有17.5%的甲状旁腺囊肿患者出现甲状旁腺功能亢进症[25]。

● **参考文献** ●

[1] Davies M, Fraser WD, Hosking DJ. The management of primary hyperparathyroidism. Clin Endocrinol. 2002; 57: 145–55.

[2] Wilhelm SM, Wang TS, Ruan DT, Lee JA, Asa SL, Duh QY, et al. The American Association of Endocrine Surgeons Guidelines for Definitive Management of Primary Hyperparathyroidism. JAMA Surg. 2016; 151: 959–68.

[3] Bilezikian JP, Brandi ML, Eastell R, Silverberg SJ, Udelsman R, Marcocci C, Potts JT Jr. Guidelines for the management of asymptomatic primary hyperparathyroidism: summary statement from the Fourth International Workshop. J Clin Endocrinol Metab. 2014; 99: 3561–9.

[4] Shifrin A, LiVolsi V, Shifrin-Douglas S, Zheng M, Erler B, Matulewicz T, Davis J. Primary and metastatic parathyroid malignancies: a rare or underdiagnosed condition? J Clin Endocrinol Metab. 2015; 100: E478–81.

[5] Hangiandreou NJ. AAPM/RSNA physics tutorial for residents. Topics in US: B-mode US: basic concepts and new technology. Radiographics. 2003; 23: 1019–33.

[6] Johnson NA, Carty SE, Tublin ME. Parathyroid imaging. Radiol Clin N Am. 2011; 49: 489–509.

[7] Vitetta GM, Ravera A, Mensa G, Fuso L, Neri P, Carriero A, Cirillo S. Actual role of color-doppler high-resolution neck ultrasonography in primary hyperparathyroidism: a clinical review and an observational study with a comparison of (99m)Tc-sestamibi parathyroid scintigraphy. J Ultrasound. 2019; 22: 291–308.

[8] Kuzminski SJ, Sosa JA, Hoang JK. Update in parathyroid imaging. Magn Reson Imaging Clin N Am. 2018; 26: 151–66.

[9] Trimboli P, Dietrich CF, David E, Mastroeni G, Ventura Spagnolo O, Sidhu PS, et al. Ultrasound and ultrasound-related techniques in endocrine diseases. Minerva Endocrinol. 2018; 43: 333–40.

[10] Devcic Z, Jeffrey RB, Kamaya A, Desser TS. The elusive parathyroid adenoma: techniques for detection. Ultrasound Q. 2013; 29: 179–87.

[11] Kamaya A, Quon A, Jeffrey RB. Sonography of the abnormal parathyroid gland. Ultrasound Q. 2006; 22: 253–62.

[12] Kunstman JW, Kirsch JD, Mahajan A, Udelsman R. Clinical review: parathyroid localization and implications for clinical management. J Clin Endocrinol Metab. 2013; 98: 902–12.

[13] Solorzano CC, Carneiro-Pla D. Minimizing cost and maximizing success in the preoperative localization strategy for primary hyperparathyroidism. Surg Clin North Am. 2014; 94: 587–605.

[14] Arora S, Balash PR, Yoo J, Smith GS, Prinz RA. Benefits of surgeon-performed ultrasound for primary hyperparathyroidism. Langenbeck's Arch Surg. 2009; 394: 861–7.

[15] Deutmeyer C, Weingarten M, Doyle M, Carneiro-Pla D. Case series of targeted parathyroidectomy with surgeon-performed ultrasonography as the only preoperative imaging study. Surgery. 2011; 150: 1153–60.

[16] Siperstein A, Berber E, Barbosa GF, Tsinberg M, Greene AB, Mitchell J, Milas M. Predicting the success of limited exploration for primary hyperparathyroidism using ultrasound, sestamibi, and intraoperative parathyroid hormone: analysis of 1158 cases. Ann Surg. 2008; 248: 420–8.

[17] Berber E, Parikh RT, Ballem N, Garner CN, Milas M, Siperstein AE. Factors contributing to negative parathyroid localization: an analysis of 1000 patients. Surgery. 2008; 144: 74–9.

[18] Stern S, Tzelnick S, Mizrachi A, Cohen M, Shpitzer T, Bachar G. Accuracy of neck ultrasonography in predicting the size and location of parathyroid adenomas. Otolaryngol Head Neck Surg. 2018; 159: 968–97.

[19] Cheung K, Wang TS, Farrokhyar F, Roman SA, Sosa JA. A meta-analysis of preoperative localization techniques for patients with primary hyperparathyroidism. Ann Surg Oncol. 2012; 19: 577–83.

[20] Smith RB, Evasovich M, Girod DA, Jorgensen JB, Lydiatt WM, Pagedar NA, Spanos WC. Ultrasound for localization in primary hyperparathyroidism. Otolaryngol Head Neck Surg. 2013; 149: 366–71.

[21] Vitetta GM, Neri P, Chiecchio A, Carriero A, Cirillo S, Mussetto AB, Codegone A. Role of ultrasonography in the management of patients with primary hyperparathyroidism: retrospective comparison with technetium-99m sestamibi scintigraphy. J Ultrasound. 2014; 17: 1–12.

[22] Dordea M, Moore U, Batty J, Lennard TWJ, Aspinall SR. Correlation of surgeon-performed parathyroid ultrasound with the Perrier classification and gland weight. Langenbeck's Arch Surg. 2018; 403: 897–903.

[23] Slough CM, Kamani D, Randolph GW. In-office ultrasonographic evaluation of neck masses/thyroid nodules. Otolaryngol Clin N Am. 2019; 52: 559–75.

[24] Low RA, Katz AD. Parathyroidectomy via bilateral cervical exploration: a retrospective review of 866 cases. Head Neck. 1998; 20: 583–7.

[25] Papavramidis TS, Chorti A, Pliakos I, Panidis S, Michalopoulos A. Parathyroid cysts: a review of 359 patients reported in the international literature. Medicine (Baltimore). 2018; 97: e11399.

甲状旁腺动态显像
Scintigraphic Parathyroid Imaging

第 2 章

Pritinder K. Thind

甲状旁腺动态显像已被用于原发性甲状腺功能亢进症的检测和术前计划。多种动态扫描成像技术可用于术前定位。

甲状旁腺胚胎学

通常,有 2 个上甲状旁腺和 2 个下甲状旁腺,但 3%～5% 的患者有多余的腺体。不到 3% 的患者的甲状旁腺少于 4 个。甲状旁腺来源于第 3 和第 4 咽囊。上甲状旁腺起源于第 4 咽囊,随甲状腺迁移。它们通常位于甲状腺中 1/3 的水平,靠近环甲交界处。它们的位置相当一致,超过 90% 在这个水平上。上甲状旁腺的异位位置包括甲状腺中极下方和深处、甲状腺上极处或上方、食管后、咽后和甲状腺内。下甲状旁腺起源于第 3 咽囊,位置多变。大约 70% 位于甲状腺下极的水平,但它们也可以位于下极的下方、后部或外侧。鉴于它们与胸腺的共同起源,异位位置包括下颈部、前纵隔和胸腺下方[1,2]。

甲状旁腺大小约为 6 mm × 3 mm × 1 mm。通常,每个腺体的重量在 35～50 g。腺体接受来自甲状腺血管的血液供应[1-3]。甲状旁腺含有主细胞、嗜酸性细胞和透明细胞。在成人中,有明细胞和暗细胞。深色的主细胞是甲状旁腺激素的主要来源。嗜酸性细胞表达在主细胞中发现的与甲状旁腺相关的基因。它们还具有产生其他因子的潜力,例如甲状旁腺激素相关蛋白和钙三醇。透明细胞还可以分泌甲状旁腺激素,调节和维持钙稳态[1,4]。

甲状旁腺功能亢进症分类

当甲状旁腺激素增加引起血清钙水平升高时,诊断为原发性甲状旁腺功能亢进症。它是高钙血症最常见的原因。它可以是家族性的或散发性的。大约每 500 名女性中的有 1 名、每 2 000 名男性中有 1 名患病。它的发病年龄段为 50～70 岁。在 80%～85% 的病例中,原发性甲

P. K. Thind (✉)
University Radiology Group, New Brunswick, NJ, USA

Jersey Shore University Medical Center, Department of Radiology, Neptune, NJ, USA
e-mail: pritinder.thind@univrad.com

© Springer Nature Switzerland AG 2020
A. L. Shifrin et al. (eds.), *Atlas of Parathyroid Imaging and Pathology*, https://doi.org/10.1007/978 – 3 – 030 – 40959 – 3_2

状旁腺功能亢进症是由单发的甲状旁腺腺瘤引起的。2%～5% 的病例是由多发性腺瘤导致的，15%～20% 的病例是甲状旁腺增生导致的。不到 1% 的病例是由甲状旁腺癌引起的[1, 2, 4, 5]。

继发性甲状旁腺功能亢进症是维生素 D、钙缺乏，或者两者均不足导致的。患者血清钙水平正常，而甲状旁腺激素水平升高。最常见的原因是终末期肾病[1, 2, 4, 5]。三发性甲状旁腺功能亢进症涉及自主性甲状旁腺激素分泌和高钙血症[1, 2, 4, 5]。

闪烁扫描成像

^{75}Se–硒代甲硫氨酸

最初的甲状旁腺成像是用 ^{75}Se–硒代甲硫氨酸显像。成像技术不是最理想的。这是一种较差的诊断性成像测试，灵敏度为 40%，特异性为 50%[1, 6]。

^{201}Tl/^{99m}TcO$_4^-$ 双核素减影法

甲状腺能摄取 Tc 和 Tl，而甲状旁腺腺瘤仅捕获 Tl。首先使用具有大视场的伽马相机和低能量平行孔通用准直器获得 ^{201}Tl 和 ^{99m}Tc 的图像。在成像前必须至少停用甲状腺素药物 3 周。从 Tl 图像中以数字方式减去 Tc 图像。^{201}Tl 图像上的其余摄取区域提示为甲状旁腺腺瘤。该技术的敏感性为 95%，特异性为 94%。它还可以检测异位腺体，但无法准确确定甲状旁腺腺瘤的解剖位置。甲状腺结节患者中，会出现假阳性结果，如癌、甲状腺肿、局灶性桥本甲状腺炎、淋巴瘤、转移癌和结节淋巴结。在两次成像采集期间，患者的运动会降低成像质量，同时 Tl 的物理特性会产生较差的图像质量。此外，对患者的辐射剂量也很高[3, 7]。

^{99m}Tc–MIBI 双时相法

1989 年，Coakley 等人报道了使用 ^{99m}Tc–MIBI 用于甲状旁腺成像。与 ^{201}Tl 相比，其图像质量优越，灵敏度高，辐射剂量测定良好。

setamibi 可以被甲状腺和甲状旁腺吸收。增生和腺瘤性甲状旁腺组织对 sestamibi 的摄取能力更高。Taillefer 等人[8]采用双相技术，在 5～15 分钟进行早期成像，在 2～3 小时进行延迟成像。在早期成像中，可以在甲状腺和甲状旁腺组织内看到摄取。因为甲状腺的清除速率比甲状旁腺组织快，所以在延迟期的图像上，可以在甲状旁腺组织内识别出示踪剂。^{99m}Tc–MIBI 的半衰期为 6 小时，能级为 140 keV。一个潜在的缺陷是增生腺体中的示踪剂也会被快速清除。此外，病灶太小也会导致结果的假阴性。表达 P–糖蛋白的甲状旁腺腺瘤不太可能积聚 MIBI。^{99m}Tc–MIBI 被甲状腺和甲状旁腺组织中的线粒体吸收。其保留在富含线粒体的嗜氧细胞中。嗜酸性细胞由于富含线粒体，是甲状旁腺组织摄取 ^{99m}Tc–MIBI 的原因。因此其在甲状旁腺中的保留时间比在甲状腺中的时间长。^{99m}Tc–MIBI 成像中可能无法检测到具有较少嗜酸细胞的甲状旁腺病变。^{99m}Tc–MIBI 成像在检测增生和甲状旁腺多腺体疾病方面也不太敏感。^{99m}Tc–MIBI 平面成像仅能提供有限的解剖细节。甲状旁腺增生、多发性甲状旁腺腺瘤和合并甲状腺疾病时可出现假阴性。使用钙通道阻滞剂以及甲状旁腺腺瘤位于后上方时也可能出现假阴性。病变大小也会影响检出率[2, 5, 8, 9]。

^{99m}Tc–MIBI/^{123}I 减影法

1992 年，Wei 等人描述了增加 ^{123}I 减影成像，对术前定位是有益的[10]。^{123}I 的半衰期为 13 小时，能量为 159 keV。它被功能性甲状腺组织摄取并进行碘的有机化。在该方案中，先口服 ^{123}I，因为它的药物活性低且显像开始时间长。之后行 ^{99m}Tc–MIBI 显像。由 ^{99m}Tc–MIBI 图像减去 ^{123}I 甲状腺影像获得甲状旁腺影像。^{123}I 的缺点是显像开始时间长，药物成本高。该方法的其他缺点包括需要使用两次放射性药物，以及图像减影时由于患者运动导致的配准错误[11, 12]。

■ ^{99m}Tc 高锝酸盐 /^{99m}Tc-MIBI 减影法

^{99m}Tc 高锝酸盐可以被功能性甲状腺组织摄取，而 ^{99m}Tc-MIBI 集中在甲状旁腺组织和功能性甲状腺组织中。从 ^{99m}Tc-MIBI 图像中减去 ^{99m}Tc 图像，剩余的提示甲状旁腺腺瘤。Rubello 等人[13] 修改了这种减法，注射 ^{99m}Tc 高锝酸盐，然后口服摄入 400 mg 高氯酸钾。进行 5 分钟的甲状腺锝扫描。随后，给予 13.5 mCi 的 ^{99m}Tc-MIBI，进行 MIBI 成像。然后进行减影成像。在这项研究中，添加高氯酸钾改善了甲状腺锝的清除率。清除时间从 142.8 分钟减少到 16.2 分钟，从而提高了甲状旁腺腺瘤的可视化。甲状腺的高锝酸盐摄取量可能是 ^{99m}Tc-MIBI 摄取量的 3～5 倍，并且可能导致减影成像出现假阴性结果[5, 12, 13]。

■ 使用 SPECT/SPECT-CT 的 ^{99m}Tc-MIBI 双时相法

在此成像方法中，使用 ^{99m}Tc-MIBI 进行早期和延迟成像。在笔者的机构，获得了以颈部和胸部为中心的静态平面图像，以及在前部、左前斜位和右前斜位投影中以颈部为中心的针孔像。在 1 小时和 3 小时立即获取图像。2 小时后，笔者进行 SPECT-CT 检查。接着将数据在矢状面、冠状面和横轴面进行重建。过去只进行 SPECT 检查，添加 SPECT-CT 检查可以对包括异位病变在内的甲状旁腺腺瘤进行三维定位。与单独的 SPECT 相比，SPECT-CT 的准确性更高（单腺疾病为 83% vs. 77%，多腺疾病为 36% vs. 22%）。SPECT-CT 与传统 SPECT 相比，提高了疾病诊断的特异性和准确性。

该方法有很多不同的变化，包括成像时间的不同。Assante 等人[14] 的研究表明，SPECT-CT 检测异常甲状旁腺的敏感性为 97%，特异性为 100%。在同一项研究中，SPECT 平面成像的敏感性为 63%，特异性为 100%。Civelek 等人连续

分析了 338 名患者，^{99m}Tc-MIBI SPECT 可定位 90% 的孤立性腺瘤、73% 的双侧腺瘤和 45% 的增生腺体[2]。但检测依赖于腺瘤重量。Jones 等人证明大于 500 mg 的腺瘤对 ^{99m}Tc-MIBI 扫描的检测灵敏度为 93%，而重量小于 500 mg 的腺瘤的灵敏度为 51%[4, 5, 9, 12, 15-18]。

■ ^{18}F-胆碱 PET-CT

已经对双相 PET-CT 成像进行了研究。初步结果表明，与 ^{99m}Tc-MIBI SPECT-CT 相比，灵敏度有所提高。在 Lezaic 及其同事[18] 进行的一项研究中，^{18}F-胆碱 PET-CT 的敏感性为 97%，而 ^{99m}Tc-MIBI SPECT-CT 的敏感性为 46%。两者的特异性（超过 95%）相当。双相 ^{18}F-胆碱 PET-CT 成像的辐射暴露最低[2, 18]。

■ C-11 甲硫氨酸 PET 和 PET-CT

使用 C-11 甲硫氨酸 PET 或 PET-CT 成像有助于动态扫描结果阴性和已证实的甲状旁腺功能亢进症的病例。与 ^{18}F-胆碱一样，该技术的灵敏度高于 SPECT-CT。PET 具有更高的空间分辨率[11, 15, 18]。PET-CT 成像由于其成本和放射性药物的有限可用性而未常规进行。

■ 假阳性动态显像结果

^{99m}Tc-MIBI 检查假阳性的最常见原因是孤立性甲状腺腺瘤或多结节性甲状腺肿。乳腺癌、肺癌或头颈癌，以及淋巴结转移、骨转移或支气管类癌也可能导致假阳性成像。甲状腺恶性肿瘤、淋巴结病和分泌甲状旁腺激素的副神经节瘤已经被报道可以延迟 ^{99m}Tc-MIBI 清除[19]。

■ 假阴性动态显像结果

较小的腺体不太可能被检测到。多发性甲状旁腺腺瘤和腺体增生的假阴性率增加。灌注和代谢活动的差异也会产生假阴性结果。如上所述，嗜酸细胞含量和 P-糖蛋白表达也会影响摄取[19]。

各种动态甲状旁腺成像技术的比较

1997 年，Staudenherz 等人[20]发现双相 ^{99m}Tc-MIBI 成像对于检测甲状旁腺腺瘤具有优越性。他们还发现，^{99m}Tc-MIBI 成像优于减影成像。

Lavely 等人[12]比较了 SPECT-CT、SPECT 和平面成像与单相和双相 ^{99m}Tc-MIBI 甲状旁腺成像。在他们的分析中，双相平面成像比单相平面成像灵敏得多。SPECT-CT 在灵敏度和定位方面在统计学上优于 SPECT。早期 SPECT-CT 结合延迟平面成像或延迟 SPECT-CT 在统计学上优于双相平面或 SPECT 成像。

Eslamy 和 Ziessman[4]比较了 ^{99m}Tc-MIBI SPECT 和 SPECT-CT。甲状旁腺的定位，SPECT-CT 优于平面成像。CT 的加入改善了解剖细节的成像。SPECT-CT 被发现是首选的成像技术。

Yip 等人指出，^{99m}Tc-MIBI 成像与 SPECT-CT 相结合在现有的动态扫描成像技术中具有最高的阳性预测值。PET-CT 未包括在他们的评估中[2,21]。

Oksüz 等人[15]比较了 ^{99m}Tc-MIBI 平面动态扫描、SPECT、SPECT-CT 和 C-11 甲硫氨酸成像的准确性。在该研究中，SPECT 优于平面成像。SPECT-CT 的灵敏度与 SPECT 相当，但 SPECT-CT 提供了额外的解剖定位。PET 敏感性高于 SPECT。然而，目前 PET-CT 在甲状旁腺成像中的作用有限[14]。

参考文献

[1] Sandler MP. Thyroid and parathyroid imaging. New York: Appleton-Century-Crofts; 1986.

[2] Johnson NA, Tublin ME, Ogilvie JB. Parathyroid imaging: technique and role in the preoperative evaluation of primary hyperparathyroidism. AJR Am J Roentgenol. 2007; 188: 1706–15.

[3] Alenezi S, Asa'ad S, Elgazzar A. Scintigraphic parathyroid imaging: concepts and new developments. Res Rep Nucl Med. 2015; 5: 9–18. https://www.dovepress.com/scintigraphic-parathyroid-imaging-concepts- and-new-developments-peer-reviewed-fulltext-article-RRNM.

[4] Eslamy HK, Ziessman HA. Parathyroid scintigraphy in patients with primary hyperparathyroidism: 99mTc sestamibi SPECT and SPECT–CT. Radiographics. 2008; 28: 1461–6. https://doi.org/10.1148/rg.285075055.

[5] Greenspan BS, Dillehay G, Intenzo C, Lavely WC, O'Doherty M, Palestro CJ, et al. SNM practice guideline for parathyroid scintigraphy 4.0. J Nucl Med Technol. 2012; 40: 111–8. https://doi.org/10.2967/jnmt.112.105122.

[6] Mettler FA, Guiberteau MJ. Essentials of nuclear medicine imaging. Philadelphia: W.B. Saunders; 1991.

[7] Fjeld JG, Erichsen K, Pfeffer PF, Clausen OP, Rootwelt K. Technetium-99m-tetrofosmin for parathyroid scintigraphy: a comparison with sestamibi. J Nucl Med. 1997; 38: 831–4.

[8] Taillefer R, Boucher Y, Potvin C, Lambert R. Detection and localization of parathyroid adenomas in patients with hyperparathyroidism using a single radionuclide imaging procedure with technetium-99m- sestamibi (double-phase study). J Nucl Med. 1992; 33: 1801–7.

[9] Piga M, Bolasco P, Satta L, Altieri P, Loi G, Nicolosi A, et al. Double phase parathyroid technetium-99m-MIBI scintigraphy to identify functional autonomy in secondary hyperparathyroidism. J Nucl Med. 1996; 37: 565–9.

[10] Casas AT, Burke GJ, Sathyanarayana, Mansberger AR Jr, Wei JP. Prospective comparison of technetium-99m-sestamibi/iodine-123 radionuclide scan versus high-resolution ultrasonography for the preoperative localization of abnormal parathyroid glands in patients with previously unoperated primary hyperparathyroidism. Am J Surg. 1993; 166: 369–73.

[11] Wakamatsu H, Noguchi S, Yamashita H, Yamashita H, Tamura S, Jinnouchi S, et al. Parathyroid scintigraphy with 99mTc–MIBI and 123I subtraction: a comparison with magnetic resonance imaging and ultrasonography. Nucl Med Commun. 2003; 24: 755–62.

[12] Lavely WC, Goetze S, Friedman KP, Leal JP, Zhang Z, Garret-Mayer E, et al. Comparison of SPECT–CT, SPECT, and planar imaging with single- and dual-phase (99m)Tc-sestamibi parathyroid scintigraphy. J Nucl Med. 2007; 48: 1084–9.

[13] Rubello D, Saladini G, Casara D, Borsato N, Toniato A, Piotto A, et al. Parathyroid imaging with pertechnetate plus perchlorate/MIBI subtraction scintigraphy: a fast and effective technique. Clin Nucl Med. 2000; 25: 527–31.

[14] Assante R, Zampella E, Nicolai E, Acampa W, Vergara E, Nappi C, et al. Incremental value of sestamibi SPECT–CT over dual-phase planar scintigraphy in patients with primary hyperparathyroidism and inconclusive ultrasound. Front Med (Lausanne). 2019; 6: 164. https://doi.org/10.3389/fmed.2019.00164.

[15] Oksüz MO, Dittmann H, Wicke C, Müssig K, Bares R, Pfannenberg C, Eschmann SM. Accuracy of parathyroid imaging: a comparison of planar scintigraphy, SPECT, SPECT–CT, and C–11 methionine PET for the detection of parathyroid adenomas and glandular hyperplasia. Diagn Interv Radiol. 2011; 17: 297–307. https://doi.org/10.4261/1305-3825.DIR.3486–10.1.

[16] Wale DJ, Viglianti BL, Wong KK, Gross MD. Parathyroid adenoma evaluation utilizing SPECT–CT imaging. J Am Osteopath Coll Radiol. 2018; 7: 18–25.

[17] Tunninen V, Varjo P, Schildt J, Ahonen A, Kauppinen T, Lisinen I, et al. Comparison of five parathyroid scintigraphic protocols. Int J Mol Imaging. 2013; 2013: 921260. https://doi.org/10.1155/2013/921260.

[18] Rep S, Hocevar M, Vaupotic J, Zdesar U, Zaletel K, Lezaic L. (18)F-choline PET/CT for parathyroid scintigraphy: significantly lower radiation exposure of patients in comparison to conventional nuclear medicine imaging approaches. J Radiol Prot. 2018; 38: 343–56. https://doi.org/10.1088/1361–6498/aaa86f.

[19] Palestro CJ, Tomas MB, Tronco GG. Radionuclide imaging of the parathyroid glands. Semin Nucl Med. 2005; 35: 266–76.

[20] Staudenherz A, Abela C, Niederle B, Steiner E, Helbich T, Puig S, et al. Comparison and histopathological correlation of three parathyroid imaging methods in a population with a high prevalence of concomitant thyroid diseases. Eur J Nucl Med. 1997; 24: 143–9.

[21] Yip L, Silverberg S, Fuleihan GH. Preoperative localization for parathyroid surgery in patients with primary hyperparathyroidism. https://www.uptodate.com/contents/preoperative-localization-for-parathyroid- surgery-in-patients-with-primary-hyperparathyroidism.

甲状旁腺病理学
Pathology of the Parathyroid Glands

第 **3** 章

Min Zheng and Virginia A. LiVolsi

解剖学和组织学

甲状旁腺因位于甲状腺旁而得名。单个甲状旁腺外观卵圆形到拉长形，界限清楚，金黄色到棕褐色。功能亢进的甲状旁腺由于实质成分增生和脂肪含量减少或缺乏通常变大，呈褐色。单个甲状旁腺最大径 4～6 mm，重量 40～60 mg[1, 2]。大多数人有 4 个甲状旁腺，在颈部两侧各有一对（上甲状旁腺和下甲状旁腺），多生甲状旁腺，有 5～12 个腺体的，人口中占 3%～13%[3, 4]，少于 4 个腺体就更罕见了。单个甲状旁腺的解剖位置是其胚胎发育和迁移模式的结果，上甲状旁腺由第 4 鳃裂发育而来。下甲状旁腺由第 3 鳃裂发育而来，它也产生胸腺[5]。大多数上甲状旁腺位于甲状腺后部附近，在环状软骨水平，喉返神经和甲状腺下动脉交汇点上约 1 cm 处。极少数情况下，上甲状旁腺可在甲状腺包膜内或甲状腺实质组织

内，或在咽后及食管后间隙内发现[6]。下甲状旁腺的位置变化较多，因为其迁移路径较长。下甲状旁腺最常见的位置在喉返神经与甲状腺下动脉交汇点下 1 cm 以内。如果下甲状旁腺没有和胸腺分离，它们可以位于下颈部、前纵隔或后纵隔的胸腺舌叶内[3, 7, 8]。尽管位置不同，但大多数对应的双侧甲状旁腺具有对称的镜像定位[3]。

甲状旁腺实质由主细胞和嗜酸细胞组成（图 3.1）。主细胞是主要细胞类型，细胞核位于中央，核仁圆形，胞浆淡染。嗜酸细胞在青春期后首次出现。嗜酸细胞比主细胞大，有丰富的细颗粒状的嗜酸性的细胞浆，这些细胞含有大量的线粒体，排列成巢和索状，但也可排列成腺体或滤泡状，腔内有"胶质样"物。通过存在糖原和缺乏草酸钙晶体，可以将其与甲状腺滤泡区分开来[9]。甲状旁腺激素（PTH）免疫组化染色阳性也可以证实是甲状旁腺组织。除了这两种细胞

M. Zheng (✉)
Department of Pathology, Jersey Shore University Medical Center, Neptune, NJ, USA
e-mail: min.zheng@hackensackmeridian.org

V. A. LiVolsi
Department of Pathology and Laboratory Medicine,
University of Pennsylvania, Perelman School of Medicine,
Philadelphia, PA, USA

© Springer Nature Switzerland AG 2020
A. L. Shifrin et al. (eds.), *Atlas of Parathyroid Imaging and Pathology*, https://doi.org/10.1007/978-3-030-40959-3_3

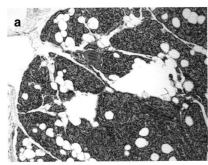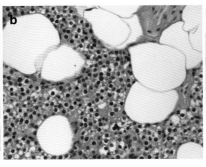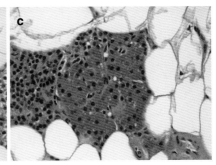

图 3.1　正常甲状旁腺。a. 甲状旁腺被一层薄的纤维包膜包裹，并分隔成小叶。间质脂肪（透明区）约占该视野腺体面积的 25%［苏木精和伊红染色（H&E），放大 100 倍］。b. 主细胞排列呈巢和索状，由间质脂肪分隔（H&E，放大 400 倍）。c. 视野中央有嗜酸性细胞巢，细胞浆丰富、嗜酸性，周围有较小一些的主细胞

类型外，不常见的细胞类型包括胞浆透明的主细胞（由于细胞浆中存在脂质和糖原）和过渡型嗜酸细胞（细胞形态介于主细胞和嗜酸细胞之间）。甲状旁腺被一层薄的纤维包膜包裹，由纤细的纤维束将腺体分成小叶，间质主要由脂肪构成。一般甲状旁腺内一半的组织是间质脂肪；脂肪含量减少提示功能亢进。青春期前脂肪稀少，成年后稳步增加，直到第 50 岁。营养状况和慢性疾病会改变脂肪含量，脂肪的比例远远小于腺体的 50%，从 17% 到 38% 不等[2, 10-12]。通常在术中评估脂肪含量和占比不可靠，因为脂肪分布不均匀，而且冷冻过程可以产生假象。高钙血症时，非高功能的主细胞被长期抑制。这种功能抑制状态在超微结构上表现为高尔基体变小，粗面内质网分散，分泌颗粒减少，细胞内糖原和脂滴积聚[13, 14]。用油红 O 或苏丹黑染色细胞浆内脂肪，特别是在手术中，比估算间质脂肪更能准确判断单个甲状旁腺的功能状态。正常或受抑制的甲状旁腺通常在主细胞的细胞浆中有脂滴，而腺瘤脂滴通常减少或缺乏[15, 16]。功能亢进的腺体，细胞内脂肪通常减少或消失，但约 15% 功能异常的腺体保留脂肪[17-20]。

甲状旁腺功能亢进症

　　甲状旁腺功能亢进症是一种疾病，其特征是由于甲状旁腺激素（PTH）的产生和分泌过量而导致循环中甲状旁腺激素（PTH；又称"甲状旁

腺素"）水平升高。根据激素失衡的病因，可分为原发性、继发性或三发性。原发性甲状旁腺功能亢进症（PHP）的特征是在没有甲状旁腺外部刺激的情况下，由 1 个或多个异常甲状旁腺引起的过量甲状旁腺素[21, 22]。甲状旁腺激素（PTH）水平升高会导致靶器官（包括骨骼、肾脏和小肠）中 PTH 和骨化三醇受体的过度刺激。其结果是在甲状旁腺激素水平升高或不适当的正常水平（未被抑制）时出现高钙血症。高钙血症定义为血清钙水平大于 10.7 mg/dL（2.6 mmol/L）。钙水平高于 11.5～12 mg /dL（2.9～3.0 mmol/L）时常常产生症状。在这样的血钙水平上，钙离子与钠离子通道相互作用的增加抑制了神经和肌纤维的去极化，导致骨骼肌无力、反射减退、嗜睡、思维混乱。其他症状还包括心律失常、乏力、恶心、呕吐、腹痛和便秘。当钙水平超过 13 mg/dL（3.2 mmol/L）时，会出现肾结石伴尿路梗阻和肾功能不全，表现为多尿、夜尿、多饮。严重的高钙血症（超过 15 mg/dL 或 3.7 mmol/L）是一种医疗急症，因为可能会发生昏迷和心脏骤停。很少情况下，甲状旁腺激素水平升高可能与正常血清总钙和离子钙浓度有关[23, 24]。这样的血钙正常的 PHP 很可能是双相性疾病的第一个阶段，在明显的高钙血症 PHP 表现之前[25]。约 85% 的PHP 病例是由于孤立性甲状旁腺腺瘤引起的，其余 15% 为多腺体疾病（甲状旁腺增生）。甲状旁腺癌极为罕见，占比不到 1%[21, 26, 27]。

　　多通道生化检测和筛查出现后，PHP 的报道

发病率显著增加。根据地理位置的不同，据报道，世界范围内 PHP 的年发病率从 0.004% 到 0.3% 不等；美国的发病率估计为 0.02%[28-30]。虽然该病可发生于任何年龄，但主要是老年人，尤其女性[31]。

大多数 PHP 病例为散发，病因不明。已知危险因素包括电离辐射和长期使用锂[32, 33]。新近分子研究已经确定了两组参与甲状旁腺功能亢进症的发病机制的主要调控基因。第一组涉及肿瘤抑制基因的双等位基因失活突变。基因组学研究发现，约 30% 的甲状旁腺腺瘤显示在 11q13（MEN1 肿瘤抑制基因位点）多态性标记的杂合性（LOH）缺失[34, 35]。此外，在 21%~35% 的甲状旁腺腺瘤中发现体细胞 MEN1 基因突变[36-39]。因此，等位基因缺失加上体细胞 MEN1 基因突变可能是大量非家族性甲状旁腺腺瘤的潜在致瘤机制。第二组涉及原癌基因的突变激活。散发性甲状旁腺肿瘤常常发现细胞周期蛋白家族 CCND1/PRAD1 原癌基因的遗传改变。具体地说，11 号染色体着丝粒周围反转导致 PTH 启动子与 CCND1 编码区并置。由于 PTH 通常在甲状旁腺细胞中高水平表达，在 20%~40% 的散发性甲状旁腺肿瘤中发现这种重排导致癌基因 CCND1 的过表达[40-42]。对于上述两组基因缺乏明显改变的散发性甲状旁腺肿瘤，其他基因的异常或表观遗传学异常可能是肿瘤发生的潜在分子机制。其他一些与甲状旁腺肿瘤发生相关的基因包括 RB1、TP53 和 APC[43]。5%~10% 的 PHP 病例是家族性的。它们可以作为肿瘤抑制基因 MEN1 胚系突变引起的多发性内分泌肿瘤 1 型综合征（MEN1）的一部分；部分 MEN2A 由于 RET 原癌基因胚系激活突变引起；部分甲状旁腺功能亢进-颌骨肿瘤（hyperparathyroidism-jaw tumor, HPT-JT）综合征，由肿瘤抑制细胞分裂周期 73 的胚系突变引起（CDC73/HRPT2），或由于 GCM2 转录因子或其他基因突变引起的家族性孤立性原发性甲状旁腺功能亢进症（familial isolated primary hyperparathyroidism, FIHP）[43-45]。

PHP 的临床表现不一。20 世纪 70 年代以前，PHP 被认为是一种罕见但有症状的多器官疾病，涉及骨骼、肾脏、胃肠道和神经系统。在神经系统中，在其极端形式下，可有许多临床表现，包括明显的高钙血症、囊性纤维性骨炎、肾结石、肾钙质沉着症、肾功能不全、消化性溃疡、胰腺炎、肌肉萎缩和精神障碍。目前，大多数 PHP 患者缺乏这些明显的症状，都是在常规实验室检查显示有轻度高钙血症时偶然发现的。常见的生化指标异常包括甲状旁腺激素水平轻度升高和 25-羟基维生素 D [25（OH）D] 水平降低，而血清磷酸盐和 1, 25-二羟基维生素 D [1, 25（OH）2D] 水平通常在正常范围内。可出现骨密度丢失、骨质疏松症、骨折风险增加、高钙尿症、肾结石和不太特异的神经症状。常钙性（血钙正常的）PHP 是最近发现的一种 PHP，其特征是血清钙水平正常，PTH 水平升高。0.6%~19% 的此类患者随后发展为高钙血症[46, 47]。

继发性甲状旁腺功能亢进症中，甲状旁腺激素分泌因低钙血症或高磷血症而增加，通常与肾功能衰竭有关[48]。同时也有甲状旁腺细胞增生和腺体增大。三发性甲状旁腺功能亢进症罕见，指既往有继发性甲状旁腺功能亢进史的患者发生了自主性甲状旁腺功能亢进[49]。功能亢进的腺体增大，表现像腺瘤。

甲状旁腺腺瘤

甲状旁腺腺瘤是一种由主细胞、嗜酸性细胞、过渡型嗜酸性细胞或透明细胞组成的良性甲状旁腺肿瘤。甲状旁腺腺瘤特征性累及一个腺体，罕见双腺瘤。

■ 临床表现

甲状旁腺腺瘤是 PHP 最常见的病因，约占 85%[21, 26, 27]。女性多于男性，平均男女比例为 3:1。发病高峰期在 60~69 岁。大多数患者无症状。如果不及时治疗，骨密度下降，骨折风险增加[50-52]。此类患者多达 20% 发生肾结石[51, 53, 54]。

大体表现

甲状旁腺腺瘤通常累及 1 个腺体，下腺体更常见。10%～22% 的病例，甲状旁腺腺瘤位于异位位置。异位部位（按频率递减顺序）为气管食管沟、纵隔、胸腺、甲状腺内、颈动脉鞘和颅底[55-58]。腺瘤越大，越有可能是异位的[59]。较少见的是，甲状旁腺腺瘤可累及 2 个腺体（双腺瘤）。报道的双腺瘤的发病率从 3% 到 11% 不等[60, 61]。

典型的甲状旁腺腺瘤呈卵圆形至分叶状，呈红棕色，质地柔软，有一层薄的纤维包膜（图3.2）。大约 50% 的病例，肿瘤周围有一薄层受压的正常腺体组织，可通过其较淡的颜色辨认出来。甲状旁腺腺瘤的大小差别很大，从小于 1 cm 到超过 10 cm 不等。腺瘤越大，发现正常边缘的可能性就越小，正常边缘可能已经被肿瘤过度生长所取代。缺乏易于识别的肿瘤可能是微腺瘤，定义为肿瘤直径小于 0.6 cm。大约 6% 的甲状旁腺腺瘤归入这一类[62]。

显微镜下表现

大多数甲状旁腺腺瘤由主细胞构成（图3.2）。它们比邻近正常腺体组织中的主细胞大。细胞核圆形，染色质致密，偶见小核仁。与其他神经内分泌肿瘤一样，核多形性的存在并不少见，但这并不是恶性肿瘤的迹象。可存

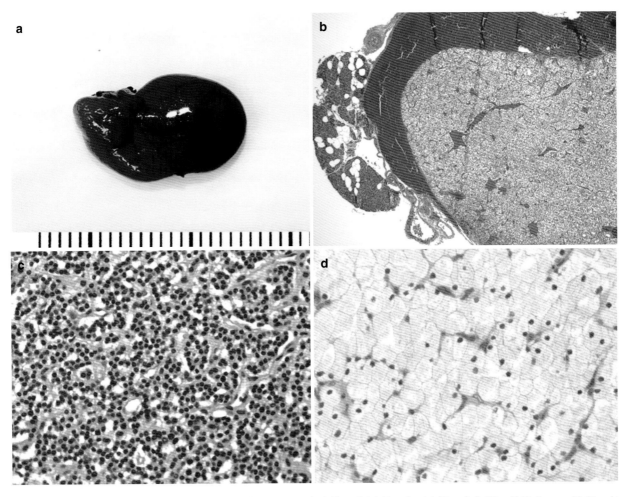

图 3.2　甲状旁腺腺瘤。a. 甲状旁腺腺瘤的大体照片。注意大体呈卵圆形，表面光滑、有包膜、粉棕色。b. 腺瘤，在视野左侧边缘有残留的正常甲状旁腺组织（H&E，放大 50 倍）。c. 肿瘤性主细胞形态单一，实性成片排列，缺乏脂肪（H&E，放大 400 倍）。d. 水样透明细胞腺瘤的肿瘤细胞细胞浆丰富、呈空泡状（H&E，放大 400 倍）

在多核细胞和巨细胞。偶见有丝分裂象。通过Ki67（MIB-1）评估的细胞增殖指数一般小于1%[63-65]。细胞质从嗜酸性到透明不等，这取决于肿瘤细胞在分泌周期中的功能状态。肿瘤细胞呈索状、巢状或弥漫成片排列。肿瘤细胞呈滤泡状排列结构也不少见。一些滤泡可能含有嗜酸性胶质样分泌物[66]。在这种情况下，区别甲状旁腺腺瘤和结节性甲状腺组织（特别是甲状腺滤泡性肿瘤）可能是具有挑战性的。主细胞的细胞核通常比甲状腺滤泡细胞的细胞核小，位置更居于中央，染色质更密集。甲状旁腺腺瘤的滤泡结构缺乏双折光草酸钙晶体，这有时存在于甲状腺滤泡的胶质中[9, 67]。明确区分两者需要免疫组织化学染色。甲状旁腺腺瘤PTH和嗜铬粒蛋白染色阳性，TTF1和甲状腺球蛋白染色阴性。甲状腺滤泡性肿瘤免疫表型则相反。与甲状旁腺增生相似，肿瘤细胞胞浆内脂滴缺乏（或减少），如油红或苏丹黑色染色所示。较不常见的是，肿瘤细胞主要由嗜酸性细胞（嗜酸性或嗜酸细胞腺瘤）和水样透明细胞（水样透明细胞腺瘤）构成（图3.2）[68]。间质通常缺乏脂肪。一个典型的腺瘤通常在肿瘤外周边缘保留有周围正常的有间质脂肪的甲状旁腺组织（"正常缘"）。

脂肪腺瘤罕见，是甲状旁腺腺瘤的一个变异型，其特征是实质成分和脂肪组织的比例相称的

增生。对这种病变的小活检，可能看起来和正常的甲状旁腺细胞没有区别。

甲状旁腺腺瘤可发生继发性改变，包括囊性变、出血伴含铁血黄素沉积、纤维化和钙化。间质罕见弥漫性纤维化硬化（透明变甲状旁腺瘤）[69]。1例罕见的胸腺脂肪瘤与甲状旁腺脂肪腺瘤合并（脂肪胸腺腺瘤）亦有报道[70]。

■ 非典型甲状旁腺腺瘤

这个术语用于描述甲状旁腺肿瘤的一个亚型，它具有甲状旁腺癌的一些组织学特征，但缺乏侵袭性生长的明确证据[71, 72]。主要的组织学特征是存在致密的纤维化包裹肿瘤，经常导致与周围的组织结构粘连。因此，由于难以将腺体从周围结构中分离出来，术中常怀疑为恶性肿瘤[73]。也可有带状纤维化，将肿瘤组织分隔成不同大小的细胞巢和结节（图3.3）。肿瘤细胞常表现为核异型性、有丝分裂活性增强、实性和小梁状生长模式。成片的肿瘤细胞可能被包裹在纤维包膜内，模拟侵袭性生长的方式。没有明显的血管侵犯或肿瘤侵犯到腺外纤维脂肪组织或其他结构的证据，可以将这些肿瘤与甲状旁腺癌区分开来。

比起典型的甲状旁腺腺瘤，非典型甲状旁腺腺瘤则罕见。大多数报道非典型甲状旁腺腺瘤的发病率为0.5%～4.4%[74]。虽然甲状旁腺增生

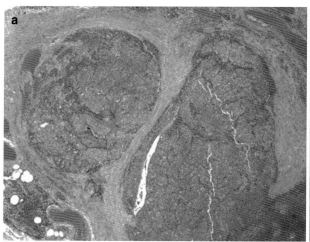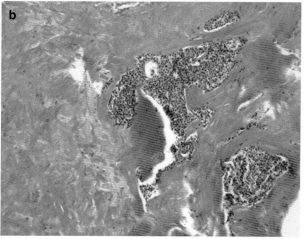

图3.3 非典型甲状旁腺腺瘤。a. 广泛的间质纤维化区域将肿瘤组织分割成不规则形的多个结节（H&E，放大50倍）。b. 被包裹在纤维包膜中的肿瘤细胞巢模拟了侵袭性生长的形态（H&E，放大100倍）

和腺瘤以女性为主，但非典型甲状旁腺腺瘤的性别比例更相近（1.5:1），与甲状旁腺癌的比例相似。非典型甲状旁腺腺瘤患者的血清钙和甲状旁腺激素水平通常介于甲状旁腺腺瘤和癌之间[75]。大多数非典型甲状旁腺腺瘤是实性的，但也有一些是囊性的。非典型甲状旁腺腺瘤患者通常接受甲状旁腺切除术或整块切除术。后一种手术主要是根据术中发现肿瘤与邻近结构的粘连情况来进行的。大多数非典型甲状旁腺腺瘤临床病程为良性，复发率低，为3%[74]。建议密切临床随访。通过免疫组化研究副纤维蛋白的表达，试图对复发风险进行分层。在一项研究中，副纤维蛋白表达缺失的非典型甲状旁腺腺瘤有10%的复发风险，副纤维蛋白表达的肿瘤无复发风险[76]，但其他研究报道没有明显的相关性[77, 78]。

甲状旁腺增生

甲状旁腺增生是指在缺乏已知的甲状旁腺激素（PTH）分泌刺激的情况下，累及多个腺体的甲状旁腺实质细胞的增生。虽然甲状旁腺增生与甲状旁腺腺瘤因其特征性的多腺体受累而有所不同，但克隆性分析表明，它可能代表了一个类似的自主和肿瘤过程的多腺体表现[79-81]。

■ 临床表现

甲状旁腺增生的患病率与年龄和性别有关，老年人患病率增加，总体女性为主。女性与男性的比例为（2～3）:1，发病高峰在人生的第5个十年[82]。像甲状旁腺腺瘤一样，大多数患者钙异常、无症状。

■ 大体表现

甲状旁腺增生的特征是多腺体受累。腺体的增大通常是不对称和不同步的，受累腺体的数量存在显著差异[64, 83]。上腺体往往比下腺体大。这种受累模式在透明细胞增生中尤为突出[84, 85]。增大的腺体通常呈现棕褐色至红褐色，表面可以

是光滑或结节状。切面可以是均匀的或不均匀的外观，这取决于增生是弥漫性的或结节性的。

■ 显微镜下表现

实质细胞的比例相对于间质脂肪有增加。同时，细胞内脂肪含量减少[13, 15]。增生性改变的分布模式从弥漫性累及整个腺体（弥漫性增生）到局部累及呈1个或多个结节（结节性增生），或两种模式混合（混合性弥漫性/结节性增生）（图3.4）。由于不规则的增殖模式，分布在外周含有更多的间质脂肪的增殖较少的区域可以模拟通常与甲状旁腺腺瘤相关的"正常边缘"表现。主要细胞类型为主细胞（主细胞增生）。细胞核一般大小一致；可以发生核多形性，这与更强的侵袭性行为或恶性肿瘤无关。较少见的是结节状的嗜酸细胞混合。罕见增生细胞完全由透明细胞构成（透明细胞增生）。可发生囊性变伴纤维化和含铁血黄素沉积。罕见增大的腺体含大量脂肪（脂肪增生），这种情况下，实质细胞与脂肪的比例通常保持不变，尽管实质细胞的质量由于腺体大小的显著增加而比正常水平增加了几倍[86, 87]。

■ 继发性甲状旁腺功能亢进症

继发性甲状旁腺功能亢进症最常见的病因是慢性肾功能衰竭，也可能是由于骨软化症患者缺乏维生素D，也可能发生在甲状旁腺激素终末器官抵抗（假性甲状旁腺功能减退）的患者。钙离子水平的降低导致甲状旁腺适应性过度生长和功能亢进，进而导致高钙血症、高磷血症和甲状旁腺功能亢进症的后遗症。组织学改变通常类似于PHP的多腺体疾病。增大的腺体主要由主细胞组成，有结节性嗜酸细胞增生，间质减少或缺乏间质（图3.4）。在非常大的腺体中，可发生出血、囊性改变和纤维化的继发性改变。

■ 三发性甲状旁腺功能亢进症

三发性甲状旁腺功能亢进症是一些继发性甲状旁腺功能亢进病例的后遗症，经透析或肾移植

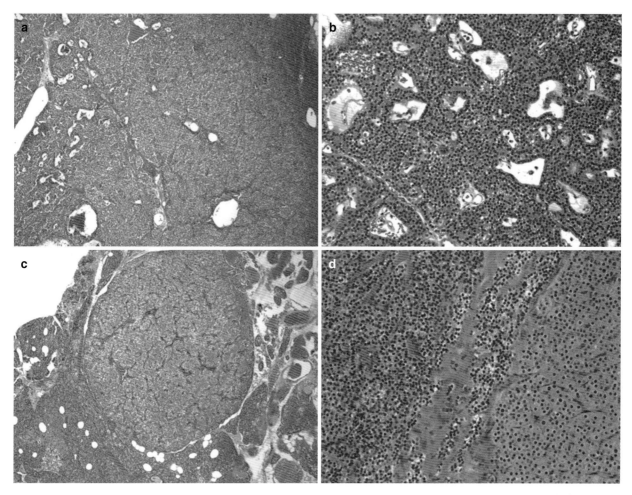

图 3.4 甲状旁腺增生。a. 甲状旁腺增生的特征是实质细胞含量相较于间质脂肪有所增加，这个视野显示主细胞弥漫性增生（H&E，放大 50 倍）。b. 主细胞增生，细胞形态单一，排列呈梁状结构（H&E，放大 200 倍）。c. 该例主细胞结节性增生，主细胞包裹着嗜酸细胞结节（H&E，放大 50 倍）。d. 这个由终末期肾病引起的继发性甲状旁腺功能亢进的病例表现为既有主细胞增生（左半部分视野），又有嗜酸细胞增生（右半部分视野）（H&E，放大 200 倍）

恢复肾功能后，发展为自主性甲状旁腺功能亢进症。大多数功能亢进的腺体是克隆性的（基于克隆性研究），表明了肿瘤转化的过程[79-81]。常见多腺体受累，腺体明显增大[88]。甲状旁腺癌很少发生[89]。

甲状旁腺癌

甲状旁腺癌是一种起源于甲状旁腺实质细胞的甲状旁腺恶性肿瘤。

■ 临床表现

甲状旁腺癌是 PHP 最不常见的病因，占比不到 1%[27, 72]。相较于女性多于男性的良性甲状旁腺疾病，甲状旁腺癌的性别比相近（1∶1）[90]。确诊时年龄通常在 40 岁底到 50 岁出头，比良性甲状旁腺疾病的典型年龄早将近 10 年[90-93]。大多数甲状旁腺癌是功能性的，过度分泌甲状旁腺激素，血清钙和甲状旁腺激素水平通常比甲状旁腺腺瘤高。血钙通常超过 14 mg/dL（>3.5 mmol/ L），PTH 通常是正常值上限的 4～10 倍[94, 95]。因此，大多数患者表现为各种高钙血症代谢并发症的症状，偶尔出现高钙血症危象。注意，约 10% 的病例是无功能性的[96-98]。甲状旁腺癌累及 1 个腺体，异位部位（如甲状腺内）很少见[99-101]。大约一半的甲状旁腺癌患者有一个可触及的颈部肿块[102]。喉返神经损伤导致声音嘶哑是支持恶性的一个表现[90]。很少的情况下，患者有淋巴结或远处转移的证据[102，105]。

大体表现

甲状旁腺癌的大体表现与良性甲状旁腺疾病难以区分。甲状旁腺癌一般都很大，平均直径3 cm，而甲状旁腺腺瘤的直径为1.5 cm[90，102，104]。触诊坚实，术中常被一致描述为质硬如石。边界不清楚，与周围组织紧密粘连。切面从粉褐色到灰白色不等。这些大体表现与典型的甲状旁腺腺瘤不同，后者通常较小，有包膜，切面红棕色。

显微镜下表现

大多数甲状旁腺癌由肿瘤性主细胞组成，核圆形至卵圆形，染色质致密，核仁不明显。一些肿瘤有明显的核多形性、染色质结块和明显的核仁。有丝分裂象存在于大多数甲状旁腺癌的病例中，偶有非典型核分裂。细胞浆从嗜酸性到透明不等。可存在不同数量的嗜酸细胞、过渡型嗜酸细胞和梭形细胞。主要的细胞排列结构是实性和梁状。宽纤维束将肿瘤分为大小不等的结节。甲状旁腺癌的特征是存在浸润性生长，肿瘤浸润到邻近组织（软组织、甲状腺、食管或颈部的其他结构）、侵犯血管、肿瘤坏死和神经周侵犯（图3.5）[72，105，106]。

某些病例，甲状旁腺癌的组织学诊断具有挑战性。免疫组织化学（immunohisto-chemistry, IHC）有助于诊断。所有的甲状旁腺肿瘤都常见细胞角蛋白、嗜铬粒蛋白和PTH阳性染色，但有几个标志物在甲状旁腺癌中比甲状旁腺腺瘤中染色更强，阳性染色病例的比例或阳性染色细胞的比例更高。这些标记有p53、细胞周期蛋白D1/PRAD1、Ki-67、p27、bcl-2和mdm2[107，108]。然而，这些都不能始终一致地、可靠地区分甲状旁腺癌和腺瘤。由于甲状旁腺癌中最常见的基因改变是编码副纤维蛋白的CDC73/HRPT2基因的体细胞功能缺失突变，因此，免疫组化染色副纤维蛋白被探究作为甲状旁腺癌的诊断标志物。高达70%的甲状旁腺癌病例显示副纤维蛋白表达缺失[109-112]。甲状旁腺癌组织中副纤维蛋白的表达缺失率明显高于良性甲状旁腺疾病，因此副纤维蛋白染色可作为甲状旁腺癌诊断的辅助检查手段[112，113]。

预后

甲状旁腺癌如果不完全切除，就很容易复发。单纯甲状旁腺切除术后约有一半复发，但整块切除后复发率低于10%[114]。局部复发可累及同侧颈部结构[92，114]，病程后期可转移扩散。报道的5年总生存率是76%～85%，10年生存率

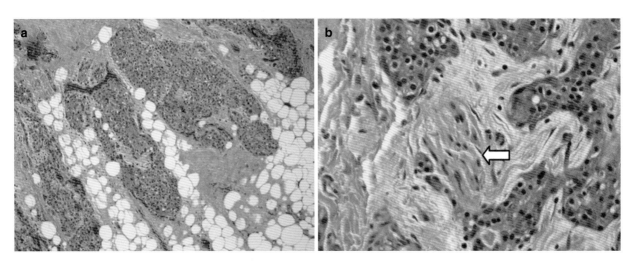

图3.5 甲状旁腺癌。a. 肿瘤向周围脂肪组织浸润性生长（H&E，放大100倍）。b. 肿瘤侵犯神经周间隙（箭头处）（H&E，放大400倍）

是 49%～77%[90, 92, 93, 104]。不良预后因素包括患者年龄较大、肿瘤较大、男性性别、阳性淋巴结状态以及手术切除范围有限[92, 103-115]。此外，由于 *CDC73/HRPT2* 基因突变导致的副纤维素蛋白表达缺失与不良生存结局相关[116, 117]。

无功能性甲状旁腺癌的预后似乎更差，因为常常在存在局部浸润和有淋巴结和（或）远处转移的进展期才被诊断，甲状旁腺癌相关的发病率和死亡率与持续严重的高钙血症的并发症直接相关，而与局部肿瘤负荷和浸润无关。

家族性甲状旁腺功能亢进症

虽然大部分的 PHP 病例是散发的，但 5%～10% 与家族性疾病相关[118]。家族性甲状旁腺功能亢进症有 6 种综合征，如表 3.1 所列：

- 多发性内分泌肿瘤 1 型（MEN1，Wermer 综合征）。
- 多发性内分泌腺瘤 2A 型（MEN2A，Sipple 综合征）。
- 家族性低尿钙高钙血症（FHH）。
- 新生儿重症甲状旁腺功能亢进症（NSHPT）。
- 甲状旁腺功能亢进 - 颌骨肿瘤综合征（HPT-JT）。

- 家族性孤立性甲状旁腺功能亢进症（FIHP）。

多发性内分泌腺瘤 1 型（MEN1）是原发性甲状旁腺功能亢进症最常见的家族性原因。其特征是甲状旁腺、垂体前叶和胰岛细胞的肿瘤[119]。95% 的 MEN1 患者发生甲状旁腺疾病，表现为多腺体结节性增生。家族性 MEN1 是常染色体显性遗传。染色体 11q13 上 *MEN1* 基因的一个等位基因的种系失活赋予肿瘤易感性。MEN1 的大多数肿瘤中都可以发现第二个野生型 *MEN1* 等位基因的体细胞突变或缺失[119, 120]。*MEN1* 基因编码 menin 蛋白，参与转录调控、基因组稳定性、细胞分裂和细胞增殖[121-124]。

MEN2A 表现为甲状腺髓样癌、嗜铬细胞瘤和甲状旁腺肿瘤[120]。20%～30% 的 MEN2A 患者发生 PHP，虽然可能表现为孤立的单腺体疾病，但其特征是多腺体疾病[125]。MEN2A 是常染色体显性遗传。MEN2A 是由位于染色体 10q11.2 的 c-ret 原癌基因（*RET*）的生殖细胞功能获得突变引起的。*RET* 基因编码一个参与有丝分裂信号转导的跨膜受体酪氨酸激酶[120]。

家族性低尿钙高血钙症（familial hypocalciuric hypercalcemia, FHH）是一种常染色体显性遗传疾病，其特征是大多数患者有无症状的高钙血症、低尿钙和甲状旁腺激素浓度正常[126]。FHH 有

表 3.1 原发性甲状旁腺功能亢进症的综合征和遗传形式（PHP）

类别	遗传形式	基 因	基因产物	甲状旁腺病理	相关病症
MEN1	AD	*MEN1*	Menin	增生 / 腺瘤	肠胰腺肿瘤，垂体和肾上腺增生或肿瘤
MEN2A	AD	*RET*	c-RET	增生 / 腺瘤	甲状腺髓样癌，嗜铬细胞瘤
FHH	AD	*CASR, GNA11, AP2S1*	CaSR, Gα11, AP2r	增生	无
NSHPT	AR, AD	*CASR*	CaSR	增生	无
HPT-JT	AD	*CDC73/HRPT2*	parafibromin	腺瘤（囊性 / 癌）	下颌，肾脏和子宫肿瘤
FIHP	AD, AR	*GCM2*，其他	GCMb，其他	增生 / 腺瘤 / 癌	无

注：AD，常染色体显性；AR，常染色体隐性；FHH，家族性低尿钙高血钙症；FIHP，家族性孤立性原发性甲状旁腺功能亢进症；HPT-JT，甲状旁腺功能亢进 - 颌骨肿瘤；MEN，多发性内分泌肿瘤；NSHPT，新生儿严重甲状旁腺功能亢进症。

遗传异质性，这是由于钙感应受体（CaSR，由 *CASR* 基因编码）、G 蛋白亚基 a11（Ga11，由 *GNA11* 基因编码）或适配器蛋白 2（AP2）sigma 亚基（AP2r，由 *AP2S1* 基因编码）的功能缺失突变[127-129]。

两个无活性 *CASR* 等位基因的纯合子或复合杂合子遗传通常导致新生儿严重甲状旁腺功能亢进症。NSHPT 患儿出生后 6 个月内显示有症状的高钙血症伴甲状旁腺功能亢进的骨骼表现[130, 131]。

甲状旁腺功能亢进 – 颌骨肿瘤综合征（HPT-JT）是一种罕见的可变外显率常染色体显性遗传综合征。由于甲状旁腺腺瘤的发展，甲状旁腺功能亢进通常是主要表现。甲状旁腺癌经常发生在 HPT-JT 中，影响超过 20% 的患者[132]。其他相关肿瘤包括上颌骨和下颌骨的骨化性纤维瘤、子宫肿瘤和肾肿瘤。HPT-JT 是由于染色体 1q31.2 的 *CDC73/HRPT2* 基因的胚系功能缺失突变所致。*CDC73/HRPT2* 基因是一种肿瘤抑制基因，编码副纤维蛋白，参与调节细胞周期、蛋白质合成、脂类和核酸代谢[133-135]。HPT-JT 相关的肿瘤有染色体 1q21.32 区域的杂合性缺失[133, 136]。值得注意的是，65%～100% 的散发性甲状旁腺癌存在 *CDC73/HRPT2* 突变，导致编码的副纤维蛋白酶失活[137]。

家族性孤立性甲状旁腺功能亢进症（FIHP）定义为家族性甲状旁腺功能亢进症，没有明显的更复杂的甲状旁腺亢进综合征的甲状旁腺外特征[44]。FIHP 的常见临床特征包括诊断时的成年年龄、中度高钙血症和多发性甲状旁腺肿瘤。FIHP 的概念多年来不断发展，因为 FIHP 诊断需要排除其他类型的家族性甲状旁腺功能亢进症。许多过去诊断的 FIHP 病例已被证明是 MEN1、FHH 或 HPT-JT 的不完全表现。检测 FIHP 家族中 *MEN1*、*CASR* 或 *CDC73/HRPT2* 基因的突变，可重新分类为相应的更复杂的家族性甲状旁腺功能亢进综合征[43]。近来，*GCM2* 转录因子的种系突变已经通过 FIHP 的全外显子组序列被确认[45]。FIHP 的胚系 *GCM2* 突变频率为 17%；在大多数 FIHP 病例中尚未发现特异性突变[44]。

手术中评估甲状旁腺病变

治疗上 PHP 选择甲状旁腺切除术，以缓解高钙血症的症状，预防肾脏和骨骼并发症。大多数 PHP 病例（85%）是甲状旁腺腺瘤（单腺体疾病，很少是双腺瘤），而甲状旁腺增生（多腺体疾病）占其余 15%[21, 26, 27]。正如本书其他章所详述的，术前定位异常甲状旁腺的技术具有相对较高的敏感性和特异性。术中评估甲状旁腺的方法包括快速 PTH 测量和冰冻切片分析。由于甲状旁腺素的半衰期很短（3～5 分钟），因此切除甲状旁腺后，血清中的 PTH 水平会迅速下降，可以快速测 PTH 激素（时间 15～20 分钟）。切除后 10 分钟甲状旁腺激素水平较基线下降 50%，且正常或接近正常，通常被认为是切除了孤立性甲状旁腺腺瘤。甲状旁腺激素水平没有充分降低的患者通常会进行双侧颈部探查，再另外切除功能过高的甲状旁腺[138, 139]。术中甲状旁腺激素检测似乎对术前没有局部甲状旁腺异常或仅有一个腺体影像学检查异常的患者特别有帮助[140-143]。

术中冰冻切片组织分析已被用来确认甲状旁腺组织的存在，并评估甲状旁腺组织是正常的还是异常的[144, 145]。冰冻切片分析是甲状旁腺探查过程中一种高度可靠的方法，因为甲状旁腺病变的形态学变异范围和诊断可能性谱系相对较窄。可以把甲状旁腺组织从非甲状旁腺组织鉴别开来的准确率高达 99.2%[146]。极少数情况下，由于形态学重叠性加上冰冻假象，组织识别、确切诊断被延迟。包括难以区分结节性甲状腺组织和甲状旁腺组织、甲状腺内甲状旁腺显示明显含胶质样物质的滤泡结构、仅由嗜酸细胞构成的甲状旁腺组织，以及有脂肪间质的甲状腺结节[146, 147]。另一方面，冰冻切片判断正常或异常甲状旁腺组织和增生或腺瘤的能力是有限的。区分正常与异常甲状旁腺的准确性不是 100% 的，判断是腺瘤或增生的准确性则更低[148-150]。虽然甲状旁腺腺瘤通常有一薄层受压的正常腺体组织保留在肿瘤的周边，但能够看到这种表现的频率相对较低（不到50%），它与甲状旁腺增生中不均匀的增生模式和保留的间质脂肪相似，不太可靠。已经有探索通过脂肪染色评估细胞内脂肪，以协助术中分析。与正常腺体相比，腺瘤性腺体的胞浆内脂肪滴通常减少或缺失；术中可通过油红O染色或苏丹黑染色评估（图3.6），以区分异常和正常甲状旁腺组织的功能水平[15, 16, 151]。然而，脂肪染色在某些情况下显示不一致的结果，特别是在多腺体疾病中[17-20]。一个腺体查出脂肪染色正常并不能排除另一个腺体的异常。

冰冻切片的报告通常是描述性的（正常或富于细胞的甲状旁腺组织，保留或减少或缺失细胞内脂肪/间质脂肪），而不是诊断性的（正常与异常，增生与腺瘤）。因此，手术治疗决策应该基于所有相关发现（组织学和术中实验室数据）和关键的临床判断的整合[152, 153]。

继发性肿瘤

继发性肿瘤累及甲状旁腺不常见。大多数报道都是个案或小的样本。尸检病例系统评估表明，在癌症死亡患者中，肿瘤转移到甲状旁腺的

频率为11.9%[154]。甲状旁腺受累通常是广泛转移的其中一部分。最常见的原发灶部位和类型为乳腺癌（66.9%）、皮肤黑色素瘤（11.8%）和肺癌（5.5%）[155, 156]。这种模式在很大程度上反映了一般人群中不同类型的恶性肿瘤的流行率。相反，孤立的转移到甲状旁腺而没有播散性全身转移是非常罕见的（图3.7）。肿瘤转移到肿瘤中也非常罕见，文献报道不到12例，且均为甲状旁腺腺瘤[157-159]。大多数转移到甲状旁腺的患者钙失常，或高钙血症，或低钙血症[156]。

其他杂类甲状旁腺病变

甲状旁腺囊肿

甲状旁腺囊肿占颈部肿块的1%～5%，在甲状旁腺病变中占比不到0.5%[160]。多为女性（男女比例为1∶1.85），大多数情况下在30～60岁时被诊断[161]。大多数患者表现为颈部肿块，部分病例最初以为是甲状腺结节。大的甲状旁腺囊肿可引起压迫症状。最常见的位置是在甲状腺的外侧，靠近下位甲状旁腺、上纵隔和中线[161]。大多数甲状旁腺囊肿无功能，由第3和第4鳃囊残余发育而来。不到一半是功能性的，有甲状旁腺功能亢进症的临床或生化证据，这一些病例可

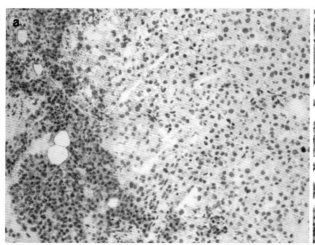
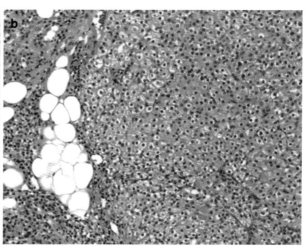

图3.6　冰冻切片分析。a. 该例甲状旁腺腺瘤冰冻切片油红O染色显示缺乏脂肪。在视野左侧边缘的对照正常甲状旁腺组织则含有丰富的细胞浆内脂滴（空洞区域）（油红O染色，放大200倍）。b. 对应的苏木素和伊红染色切片（H&E，放大200倍）

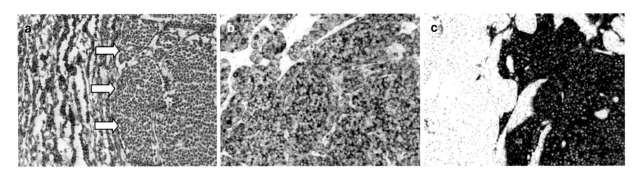

图 3.7　转移至甲状旁腺。a. 神经内分泌肿瘤转移到 MEN1 患者原发性甲状旁腺增生中。注意甲状旁腺组织（左半视野）和更密集的神经内分泌肿瘤（NET）组织（右半视野；两者分界处用箭头标记）的细微差异（H&E，放大 100 倍）。b. 甲状旁腺组织和 NET 组织免疫组化嗜铬粒蛋白均阳性（嗜铬粒蛋白染色，放大 100 倍）。c. 只有转移性 NET 组织突触素免疫组化染色才阳性（突触素染色，放大 100 倍），甲状旁腺激素染色（未显示）则相反

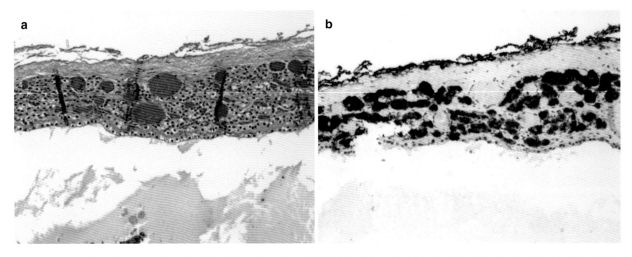

图 3.8　甲状旁腺囊肿。a. 囊肿内壁衬覆多层主细胞（囊肿其余部分衬覆单层主细胞）。囊肿外表面用蓝色染料涂染。囊腔（视野的下半部分）含有无定形物（H&E，放大 200 倍）。b. 囊肿壁内衬细胞甲状旁腺激素免疫组化染色阳性，证实是主细胞（H&E，放大 200 倍）

能是囊性甲状旁腺腺瘤。颈部超声检查结合细针抽吸（fine needle aspiration, FNA）和血 PTH 测量是一种有效的诊断方法。

　　大体上都是薄壁单房囊肿，含有透明液体。镜下观察显示囊肿内衬立方或柱状上皮细胞（图 3.8）。这些细胞角蛋白、PTH 和嗜铬粒蛋白免疫组化染色阳性。手术切除可治愈[162]。

■ 甲状旁腺瘤病

　　甲状旁腺瘤病是指分散在颈部和（或）纵隔软组织中的多处功能亢进的甲状旁腺症状结节[163]。这种情况可能是发育残留甲状旁腺组织的增生（原发性或发育性甲状旁腺瘤病）或不完全甲状旁腺切除术，致使增生性或肿瘤性甲状旁腺组织

的破坏和播散性种植（继发性或术后甲状旁腺瘤病）[164, 165]。后一种类型可能与术后致密纤维化有关，导致难以与甲状旁腺癌鉴别。其形态学特征与移植甲状旁腺相似，呈不规则巢状，淡染，周围有纤维化区，无血管侵犯。甲状旁腺瘤病的免疫组化特征（保留了副纤维蛋白和 Rb 的表达，Galectin-3 的表达频率较低，Ki-67 增殖指数较低）与甲状旁腺腺瘤的相似程度高于甲状旁腺癌[110]。甲状旁腺瘤病可以是一种罕见的复发性或持续性甲状旁腺功能亢进的病因[166, 167]。

甲状旁腺功能减退症

　　甲状旁腺功能减退症是罕见病，特征是甲状旁

腺激素浓度低或不足，导致低钙血症、高磷血症和骨转换减少[168]。获得性甲状旁腺功能减退最常见的原因是前颈部手术，占 75%～80%。这些医源性甲状旁腺功能减退的病例发生在甲状腺切除术、甲状旁腺切除术或其他损伤或切除了甲状旁腺的颈部手术之后，甲状旁腺功能减退症的患病率女性高于男性，因为甲状腺手术在女性中更常见[169]。

在新生儿和幼儿中，病因通常是遗传缺陷。家族性孤立性甲状旁腺功能减退症可能表现为常染色体显性、常染色体隐性或 X 连锁遗传，影响 *PTH*、*SOX3*、*CASR*、*GNA11* 和 *GCM2* 基因。与第 3 和第 4 鳃裂畸形相关的发育缺陷会导致甲状旁腺发育不全或不发育。最常见的甲状旁腺功能减退综合征是 DiGeorge 综合征 1，由染色体 22q11.2 微缺失引起。其中一个涉及的基因是 *TBX1*，编码 T-box 家族的一个 DNA 结合转录因子，已知其在脊椎动物和无脊椎动物的器官发生和模式形成中具有重要作用[170]。

年龄较大的儿童和成人，甲状旁腺自身免疫性破坏是非手术性甲状旁腺功能减退的主要原因。针对甲状旁腺细胞表面钙感应受体（CaSR）的抗体与自身免疫性多发内分泌腺病综合征 1 型相关[171]。这是由于 *AIRE* 基因突变[172, 173]。缺乏 AIRE 蛋白通过阻止携带自身抗原的胸腺 T 细胞的负向选择，破坏了中枢免疫耐受过程。结果多器官发生自身免疫[174]。

导致甲状旁腺功能减退的其他罕见原因包括铁浸润和替代甲状旁腺组织（血色素沉着病）、铜（Wilson 病）、淀粉样蛋白（淀粉样变）、继发性肿瘤（转移癌）和放射损伤（颈部放射治疗）。

参考文献

[1] Gilmour JR, Martin WJ. The weight of the parathyroid glands. J Pathol Bacteriol. 1937; 44: 431–62.

[2] Dekker A, Dunsford HA, Geyer SJ. The normal parathyroid gland at autopsy: the significance of stromal fat in adult patients. J Pathol. 1979; 128: 127–32.

[3] Akerström G, Malmaeus J, Bergström R. Surgical anatomy of human parathyroid glands. Surgery. 1984; 95: 14–21.

[4] Gomes EM, Nunes RC, Lacativa PG, Almeida MH, Franco FM, Leal CT, et al. Ectopic and extranumerary parathyroid glands location in patients with hyperparathyroidism secondary to end stage renal disease. Acta Cir Bras. 2007; 22: 105–9.

[5] Grevellec A, Tucker AS. The pharyngeal pouches and clefts: development, evolution, structure and derivatives. Semin Cell Dev Biol. 2010; 21: 325–32.

[6] LoPinto M, Rubio GA, Khan ZF, Vaghaiwalla TM, Farra JC, Lew JI. Location of abnormal parathyroid glands: lessons from 810 parathyroidectomies. J Surg Res. 2017; 207: 22–6.

[7] Wang C. The anatomic basis of parathyroid surgery. Ann Surg. 1976; 183: 271–5.

[8] Nanka O, Sedý J, Vítková I, Libánský P, Adámek S. Surgical anatomy of parathyroid glands with emphasis on parathyroidectomy. Prague Med Rep. 2006; 107: 261–72.

[9] Wong KS, Lewis JS Jr, Gottipati S, Chernock RD. Utility of birefringent crystal identification by polarized light microscopy in distinguishing thyroid from parathyroid tissue on intraoperative frozen sections. Am J Surg Pathol. 2014; 38: 1212–9.

[10] Dufour DR, Wilkerson SY. The normal parathyroid revisited: percentage of stromal fat. Hum Pathol. 1982; 13: 717–21.

[11] Obara T, Fujimoto Y, Aiba M. Stromal fat content of the parathyroid gland. Endocrinol Jpn. 1990; 37: 901–5.

[12] Iwasaki A, Shan L, Kawano I, Nakamura M, Utsuno H, Kobayashi A, et al. Quantitative analysis of stromal fat content of human parathyroid glands associated with thyroid diseases using computer image analysis. Pathol Int. 1995; 45: 483–6.

[13] Roth SI, Munger BL. The cytology of the adenomatous, atrophic, and hyperplastic parathyroid glands of man. A light- and electron-microscopic study. Virchows Arch Pathol Anat Physiol Klin Med. 1962; 335: 389–410.

[14] Thiele J, Käner J, Fischer R. Ultrastructural morphometry on human parathyroid tissue. Morphological and functional implications. J Submicrosc Cytol Pathol. 1988; 20: 491–500.

[15] Roth SI, Gallagher MJ. The rapid identification of "normal" parathyroid glands by the presence of intracellular fat. Am J Pathol. 1976; 84: 521–8.

[16] Saffos RO, Rhatigan RM. Intracellular lipid in parathyroid glands. Hum Pathol. 1979; 10: 483–5.

[17] King DT, Hirose FM. Chief cell intracytoplasmic fat used to evaluate parathyroid disease by frozen section. Arch Pathol Lab Med. 1979; 103: 609–12.

[18] Kasdon EJ, Rosen S, Cohen RB, Silen W. Surgical pathology of hyperparathyroidism. Usefulness of fat stain and problems in interpretation. Am J Surg Pathol. 1981; 5: 381–4.

[19] Dufour DR, Durkowski C. Sudan IV stain. Its limitations in evaluating parathyroid functional status. Arch Pathol Lab Med. 1982; 106: 224–7.

[20] Farnebo LO, von Unge H. Peroperative evaluation of parathyroid glands using fat stain on frozen sections. Advantages and limitations. Acta Chir Scand Suppl. 1984; 520: 17–24.

[21] DeLellis RA, Mazzaglia P, Mangray S. Primary hyperparathyroidism: a current perspective. Arch Pathol Lab Med. 2008; 132: 1251–62.

[22] Habib Z, Camacho P. Primary hyperparathyroidism: an update. Curr Opin Endocrinol Diabetes Obes. 2010; 17: 554–60.

[23] Mather HG. Hyperparathyroidism with normal serum calcium. Br Med J. 1953; 2(4833): 424–5.

[24] McSwiney RR, Prunty FT. The diagnosis of minimal hyperparathyroidism-determination of theoretical renal phosphorus threshold. Proc R Soc Med. 1961; 54: 639–40.

[25] Eastell R, Brandi ML, Costa AG, D'Amour P, Shoback DM, Thakker RV. Diagnosis of asymptomatic primary hyperparathyroidism: proceedings of the Fourth International Workshop. J Clin Endocrinol Metab. 2014; 99: 3570–9.

[26] Carlson D. Parathyroid pathology: hyperparathyroidism and parathyroid tumors. Arch Pathol Lab Med. 2010; 134: 1639–44.

[27] LiVolsi VA, Montone KT, Baloch ZN. Parathyroid: the pathology of hyperparathyroidism. Surg Pathol Clin. 2014; 7: 515–31.

[28] Richert L, Trombetti A, Herrmann FR, Triponez F, Meier C, Robert JH, Rizzoli R. Age and gender distribution of primary hyperparathyroidism and incidence of surgical treatment in a European country with a particularly high life expectancy. Swiss Med Wkly. 2009; 139: 400–4.

[29] Adami S, Marcocci C, Gatti D. Epidemiology of primary hyperparathyroidism in Europe. J Bone Miner Res. 2002; 17(Suppl 2): N18–23.

[30] Wermers RA, Khosla S, Atkinson EJ, Achenbach SJ, Oberg AL, Grant CS, Melton LJ 3rd. Incidence of primary hyperparathyroidism in Rochester, Minnesota, 1993–2001: an update on the changing epidemiology of the disease. J Bone Miner Res. 2006; 21: 171–7.

[31] Yeh MW, Ituarte PH, Zhou HC, Nishimoto S, Liu IL, Harari A, et al. Incidence and prevalence of primary hyperparathyroidism in a racially mixed population. J Clin Endocrinol Metab. 2013; 98: 1122–9.

[32] Rao SD, Frame B, Miller MJ, Kleerekoper M, Block MA, Parfitt AM. Hyperparathyroidism following head and neck irradiation. Arch Intern Med. 1980; 140: 205–7.

[33] Bendz H, Sjödin I, Toss G, Berglund K. Hyperparathyroidism and long-term lithium therapy — a cross-sectional study and the effect of lithium withdrawal. J Intern Med. 1996; 240: 357–65.

[34] Carling T, Correa P, Hessman O, Hedberg J, Skogseid B, Lindberg D, et al. Parathyroid *MEN1* gene mutations in relation to clinical characteristics of nonfamilial primary hyperparathyroidism. J Clin Endocrinol Metab. 1998; 83: 2960–3.

[35] Farnebo F, Teh BT, Kytölä S, Svensson A, Phelan C, Sandelin K, et al. Alterations of the *MEN1* gene in sporadic parathyroid tumors. J Clin Endocrinol Metab. 1998; 83: 2627–30.

[36] Heppner C, Kester MB, Agarwal SK, Debelenko LV, Emmert-Buck MR, Guru SC, et al. Somatic mutation of the *MEN1* gene in parathyroid tumours. Nat Genet. 1997; 16: 375–8.

[37] Uchino S, Noguchi S, Sato M, Yamashita H, Yamashita H, Watanabe S, et al. Screening of the *Men1* gene and discovery of germ-line and somatic mutations in apparently sporadic parathyroid tumors. Cancer Res. 2000; 60: 5553–7.

[38] Newey PJ, Nesbit MA, Rimmer AJ, Attar M, Head RT, Christie PT, et al. Whole-exome sequencing studies of nonhereditary (sporadic) parathyroid adenomas. J Clin Endocrinol Metab. 2012; 97: E1995–2005.

[39] Cromer MK, Starker LF, Choi M, Udelsman R, Nelson-Williams C, Lifton RP, Carling T. Identification of somatic mutations in parathyroid tumors using whole-exome sequencing. J Clin Endocrinol Metab. 2012; 97: E1774–81.

[40] Hemmer S, Wasenius VM, Haglund C, Zhu Y, Knuutila S, Franssila K, Joensuu H. Deletion of 11q23 and cyclin D1 overexpression are frequent aberrations in parathyroid adenomas. Am J Pathol. 2001; 158: 1355–62.

[41] Tominaga Y, Tsuzuki T, Uchida K, Haba T, Otsuka S, Ichimori T, et al. Expression of PRAD1/cyclin D1, retinoblastoma gene products, and Ki67 in parathyroid hyperplasia caused by chronic renal failure versus primary adenoma. Kidney Int. 1999; 55: 1375–83.

[42] Yi Y, Nowak NJ, Pacchia AL, Morrison C. Chromosome 11 genomic changes in parathyroid adenoma and hyperplasia: array CGH, FISH, and tissue microarrays. Genes Chromosomes Cancer. 2008; 47: 639–48.

[43] Cardoso L, Stevenson M, Thakker RV. Molecular genetics of syndromic and non-syndromic forms of parathyroid carcinoma. Hum Mutat. 2017; 38: 1621–48.

[44] Marx SJ. New concepts about familial isolated hyperparathyroidism. J Clin Endocrinol Metab. 2019; 104: 4058–66.

[45] Guan B, Welch JM, Sapp JC, Ling H, Li Y, Johnston JJ, et al. GCM2-activating mutations in familial isolated hyperparathyroidism. Am J Hum Genet. 2016; 99: 1034–44.

[46] Cusano NE, Maalouf NM, Wang PY, Zhang C, Cremers SC, Haney EM, et al. Normocalcemic hyperparathyroidism and hypoparathyroidism in two community-based nonreferral populations. J Clin Endocrinol Metab. 2013; 98: 2734–41.

[47] Rejnmark L, Amstrup AK, Mollerup CL, Heickendorff L, Mosekilde L. Further insights into the pathogenesis of primary hyperparathyroidism: a nested case-control study. J Clin Endocrinol Metab. 2013; 98: 87–96.

[48] Portillo MR, Rodríguez-Ortiz ME. Secondary hyperparathyroidism: pathogenesis, diagnosis, preventive and therapeutic strategies. Rev Endocr Metab Disord. 2017; 18: 79–95.

[49] Messa P, Alfieri CM. Secondary and tertiary hyperparathyroidism. Front Horm Res. 2019; 51: 91–108.

[50] VanderWalde LH, Liu IL, Haigh PI. Effect of bone mineral density and parathyroidectomy on fracture risk in primary hyperparathyroidism. World J Surg. 2009; 33: 406–11.

[51] Cipriani C, Biamonte F, Costa AG, Zhang C, Biondi P, Diacinti D, et al. Prevalence of kidney stones and vertebral fractures in primary hyperparathyroidism using imaging technology. J Clin Endocrinol Metab. 2015; 100: 1309–15.

[52] Zhang L, Liu X, Li H. Long-term skeletal outcomes of primary hyperparathyroidism patients after treatment with parathyroidectomy: a systematic review and meta-analysis. Horm Metab Res. 2018; 50: 242–9.

[53] Scholz DA, Purnell DC. Asymptomatic primary hyperparathyroidism. 10-year prospective study. Mayo Clin Proc. 1981; 56: 473–8.

[54] Silverberg SJ, Shane E, Jacobs TP, Siris E, Bilezikian JP. A 10-year prospective study of primary hyperparathyroidism with or without

parathyroid surgery. N Engl J Med. 1999; 341: 1249–55.

[55] Castleman B, Mallory TB. The pathology of the parathyroid gland in hyperparathyroidism: a study of 25 cases. Am J Pathol. 1935; 11: 1–72.17.

[56] Phitayakorn R, McHenry CR. Incidence and location of ectopic abnormal parathyroid glands. Am J Surg. 2006; 191: 418–23.

[57] Roy M, Mazeh H, Chen H, Sippel RS. Incidence and localization of ectopic parathyroid adenomas in previously unexplored patients. World J Surg. 2013; 37: 102–6.

[58] Albuja-Cruz MB, Allan BJ, Parikh PP, Lew JI. Efficacy of localization studies and intraoperative parathormone monitoring in the surgical management of hyperfunctioning ectopic parathyroid glands. Surgery. 2013; 154: 453–60.

[59] Thompson NW, Eckhauser FE, Harness JK. The anatomy of primary hyperparathyroidism. Surgery. 1982; 92: 814–21.

[60] Baloch ZW, LiVolsi VA. Double adenoma of the parathyroid gland: does the entity exist? Arch Pathol Lab Med. 2001; 125: 178–9.

[61] De Gregorio L, Lubitz CC, Hodin RA, Gaz RD, Parangi S, Phitayakorn R, Stephen AE. The truth about double adenomas: incidence, localization, and intraoperative parathyroid hormone. J Am Coll Surg. 2016; 222: 1044–52.

[62] Goasguen N, Chirica M, Roger N, Munoz-Bongrand N, Zohar S, Noullet S, et al. Primary hyperparathyroidism from parathyroid microadenoma: specific features and implications for a surgical strategy in the era of minimally invasive parathyroidectomy. J Am Coll Surg. 2010; 210: 456–62.

[63] Abbona GC, Papotti M, Gasparri G, Bussolati G. Proliferative activity in parathyroid tumors as detected by Ki-67 immunostaining. Hum Pathol. 1995; 26: 135–8.

[64] Baloch ZW, LiVolsi VA. Pathology of the parathyroid glands in hyperparathyroidism. Semin Diagn Pathol. 2013; 30: 165–77.

[65] Erovic BM, Harris L, Jamali M, Goldstein DP, Irish JC, Asa SL, Mete O. Biomarkers of parathyroid carcinoma. Endocr Pathol. 2012; 23: 221–31.

[66] Boquist L. Follicles in human parathyroid glands. Lab Investig. 1973; 28: 313–20.

[67] Isotalo PA, Lloyd RV. Presence of birefringent crystals is useful in distinguishing thyroid from parathyroid gland tissues. Am J Surg Pathol. 2002; 26: 813–4.

[68] Bai S, LiVolsi VA, Fraker DL, Bing Z. Water-clear parathyroid adenoma: report of two cases and literature review. Endocr Pathol. 2012; 23: 196–200.

[69] Elgoweini M, Chetty R. Hyalinizing parathyroid adenoma and hyperplasia: report of 3 cases of an unusual histologic variant. Ann Diagn Pathol. 2011; 15: 329–32.

[70] van Hoeven KH, Brennan MF. Lipothymoadenoma of the parathyroid. Arch Pathol Lab Med. 1993; 117: 312–4.

[71] Rosai J, DeLellis RA, Carcangiu ML, Frable WJ, Tallin G. Parathyroid adenoma and variants. In: Tumors of the thyroid and parathyroid glands. Armed Forces Institute of Pathology, Atlas of tumor pathology 4th series. Silver Spring, MD: American Registry of Pathology; 2014. p. 513–42.

[72] DeLellis R, Franssila KO, Arnold A, Haigh PI, Eng C, Hendy GN, et al. Parathyroid adenoma. In: Lloyd RV, Osamura RY, Kloppel G, Rosai J, editors. WHO classification of tumours of endocrine organs, International Agency for Research on Cancer. 4th ed. Lyon, France; 2017. p. 153–8.

[73] Schneider R, Bartsch-Herzog S, Ramaswamy A, Bartsch DK, Karakas E. Immunohistochemical expression of E-cadherin in atypical parathyroid adenoma. World J Surg. 2015; 39: 2477–83.

[74] Cetani F, Marcocci C, Torregrossa L, Pardi E. Atypical parathyroid adenomas: challenging lesions in the differential diagnosis of endocrine tumors. Endocr Relat Cancer. 2019; 26: R441–64.

[75] Fernandez-Ranvier GG, Khanafshar E, Jensen K, Zarnegar R, Lee J, Kebebew E, et al. Parathyroid carcinoma, atypical parathyroid adenoma, or parathyromatosis? Cancer. 2007; 110: 255–64.

[76] Kruijff S, Sidhu SB, Sywak MS, Gill AJ, Delbridge LW. Negative parafibromin staining predicts malignant behavior in atypical parathyroid adenomas. Ann Surg Oncol. 2014; 21: 426–33.

[77] Guarnieri V, Battista C, Muscarella LA, Bisceglia M, de Martino D, Baorda F, et al. *CDC73* mutations and parafibromin immunohistochemistry in parathyroid tumors: clinical correlations in a single-centre patient cohort. Cell Oncol (Dordr). 2012; 35: 411–22.

[78] Agarwal A, Pradhan R, Kumari N, Krishnani N, Shukla P, Gupta SK, et al. Molecular characteristics of large parathyroid adenomas. World J Surg. 2016; 40: 607–14.

[79] Arnold A, Brown MF, Ureña P, Gaz RD, Sarfati E, Drüeke TB. Monoclonality of parathyroid tumors in chronic renal failure and in primary parathyroid hyperplasia. J Clin Invest. 1995; 95: 2047–53.

[80] Tominaga Y, Kohara S, Namii Y, Nagasaka T, Haba T, Uchida K, et al. Clonal analysis of nodular parathyroid hyperplasia in renal hyperparathyroidism. World J Surg. 1996; 20: 744–50; discussion 750–2

[81] Shan L, Nakamura Y, Murakami M, Nakamura M, Naito A, Kawahara K, et al. Clonal emergence in uremic parathyroid hyperplasia is not related to *MEN1* gene abnormality. Jpn J Cancer Res. 1999; 90: 965–9.

[82] Vandenbulcke O, Delaere P, Vander Poorten V, Debruyne F. Incidence of multiglandular disease in sporadic primary hyperparathyroidism. B-ENT. 2014; 10: 1–6.

[83] Berger AC, Libutti SK, Bartlett DL, Skarulis MG, Marx SJ, Spiegel AM, et al. Heterogeneous gland size in sporadic multiple gland parathyroid hyperplasia. J Am Coll Surg. 1999; 188: 382–9.

[84] Ezzat T, Maclean GM, Parameswaran R, Phillips B, Komar V, Mihai R, et al. Primary hyperparathyroidism with water clear cell content: the impact of histological diagnosis on clinical management and outcome. Ann R Coll Surg Engl. 2013; 95: e60–2.

[85] Boutzios G, Sarlanis H, Kolindou A, Velidaki A, Karatzas T. Primary hyperparathyroidism caused by enormous unilateral water-clear cell parathyroid hyperplasia. BMC Endocr Disord. 2017; 17: 57.

[86] Straus FH 2nd, Kaplan EL, Nishiyama RH, Bigos ST. Five cases of parathyroid lipohyperplasia. Surgery. 1983; 94: 901–5.

[87]   Carter JM, Landry A, Hinni M. Lipohyperplasia of the parathyroid glands. Ear Nose Throat J. 2012; 91: 441–3.

[88]   Krause MW, Hedinger CE. Pathologic study of parathyroid glands in tertiary hyperparathyroidism. Hum Pathol. 1985; 16: 772–84.

[89]   Nasrallah MP, Fraker DL, LiVolsi VA. Parathyroid carcinoma in the setting of tertiary hyperparathyroidism after renal transplant. Endocr Pathol. 2014; 25: 433–5.

[90]   Hundahl SA, Fleming ID, Fremgen AM, Menck HR. Two hundred eighty-six cases of parathyroid carcinoma treated in the U.S. between 1985–1995: a National Cancer Data Base Report. The American College of Surgeons Commission on Cancer and the American Cancer Society. Cancer. 1999; 86: 538–44.

[91]   Wang CA, Gaz RD. Natural history of parathyroid carcinoma. Diagnosis, treatment, and results. Am J Surg. 1985; 149: 522–7.

[92]   Harari A, Waring A, Fernandez-Ranvier G, Hwang J, Suh I, Mitmaker E, et al. Parathyroid carcinoma: a 43-year outcome and survival analysis. J Clin Endocrinol Metab. 2011; 96: 3679–86.

[93]   Asare EA, Sturgeon C, Winchester DJ, Liu L, Palis B, Perrier ND, et al. Parathyroid carcinoma: an update on treatment outcomes and prognostic factors from the National Cancer Data Base (NCDB). Ann Surg Oncol. 2015; 22: 3990–5.

[94]   Robert JH, Trombetti A, Garcia A, Pache JC, Herrmann F, Spiliopoulos A, Rizzoli R. Primary hyperparathyroidism: can parathyroid carcinoma be anticipated on clinical and biochemical grounds? Report of nine cases and review of the literature. Ann Surg Oncol. 2005; 12: 526–32.

[95]   Talat N, Schulte KM. Clinical presentation, staging and long-term evolution of parathyroid cancer. Ann Surg Oncol. 2010; 17: 2156–74.

[96]   Fernandez-Ranvier GG, Jensen K, Khanafshar E, Quivey JM, Glastonbury C, Kebebew E, et al. Nonfunctioning parathyroid carcinoma: case report and review of literature. Endocr Pract. 2007; 13: 750–7.

[97]   Wilkins BJ, Lewis JS Jr. Non-functional parathyroid carcinoma: a review of the literature and report of a case requiring extensive surgery. Head Neck Pathol. 2009; 3: 140–9.

[98]   Cetani F, Frustaci G, Torregrossa L, Magno S, Basolo F, Campomori A, et al. A nonfunctioning parathyroid carcinoma misdiagnosed as a follicular thyroid nodule. World J Surg Oncol. 2015; 13: 270.

[99]   Lee KM, Kim EJ, Choi WS, Park WS, Kim SW. Intrathyroidal parathyroid carcinoma mimicking a thyroid nodule in a MEN type 1 patient. J Clin Ultrasound. 2014; 42: 212–4.

[100]   Vila Duckworth L, Winter WE, Vaysberg M, Moran CA, Al-Quran SZ. Intrathyroidal parathyroid carcinoma: report of an unusual case and review of the literature. Case Rep Pathol. 2013; 2013: 198643.

[101]   DeLellis RA. Parathyroid carcinoma: an overview. Adv Anat Pathol. 2005; 12: 53–61.

[102]   Wynne AG, van Heerden J, Carney JA, Fitzpatrick LA. Parathyroid carcinoma: clinical and pathologic features in 43 patients. Medicine (Baltimore). 1992; 71: 197–205.

[103]   Busaidy NL, Jimenez C, Habra MA, Schultz PN, El-Naggar AK, Clayman GL, et al. Parathyroid carcinoma: a 22-year experience. Head Neck. 2004; 26: 716–26.

[104]   Lee PK, Jarosek SL, Virnig BA, Evasovich M, Tuttle TM. Trends in the incidence and treatment of parathyroid cancer in the United States. Cancer. 2007; 109: 1736–41.

[105]   Schantz A, Castleman B. Parathyroid carcinoma. A study of 70 cases. Cancer. 1973; 31: 600–5.

[106]   Tamler R, Lewis MS, LiVolsi VA, Genden EM. Parathyroid carcinoma: ultrasonographic and histologic features. Thyroid. 2005; 15: 744–5.

[107]   Vasef MA, Brynes RK, Sturm M, Bromley C, Robinson RA. Expression of cyclin D1 in parathyroid carcinomas, adenomas, and hyperplasias: a paraffin immunohistochemical study. Mod Pathol. 1999; 12: 412–6.

[108]   Stojadinovic A, Hoos A, Nissan A, Dudas ME, Cordon-Cardo C, Shaha AR, et al. Parathyroid neoplasms: clinical, histopathological, and tissue microarray-based molecular analysis. Hum Pathol. 2003; 34: 54–64.

[109]   Kim HK, Oh YL, Kim SH, Lee DY, Kang HC, Lee JI, et al. Parafibromin immunohistochemical staining to differentiate parathyroid carcinoma from parathyroid adenoma. Head Neck. 2012; 34: 201–6.

[110]   Fernandez-Ranvier GG, Khanafshar E, Tacha D, Wong M, Kebebew E, Duh QY, Clark OH. Defining a molecular phenotype for benign and malignant parathyroid tumors. Cancer. 2009; 115: 334–44.

[111]   Bergero N, De Pompa R, Sacerdote C, Gasparri G, Volante M, Bussolati G, Papotti M. Galectin-3 expression in parathyroid carcinoma: immunohistochemical study of 26 cases. Hum Pathol. 2005; 36: 908–14.

[112]   Juhlin CC, Nilsson IL, Lagerstedt-Robinson K, Stenman A, Bränström R, Tham E, Höög A. Parafibromin immunostainings of parathyroid tumors in clinical routine: a near-decade experience from a tertiary center. Mod Pathol. 2019; 32: 1082–94.

[113]   Pyo JS, Cho WJ. Diagnostic and prognostic implications of parafibromin immunohistochemistry in parathyroid carcinoma. Biosci Rep. 2019; 39(4). pii: BSR20181778. https://doi.org/10.1042/BSR20181778.

[114]   Koea JB, Shaw JH. Parathyroid cancer: biology and management. Surg Oncol. 1999; 8: 155–65.

[115]   Sandelin K, Auer G, Bondeson L, Grimelius L, Farnebo LO. Prognostic factors in parathyroid cancer: a review of 95 cases. World J Surg. 1992; 16: 724–31.

[116]   Witteveen JE, Hamdy NA, Dekkers OM, Kievit J, van Wezel T, Teh BT, et al. Downregulation of CASR expression and global loss of parafibromin staining are strong negative determinants of prognosis in parathyroid carcinoma. Mod Pathol. 2011; 24: 688–97.

[117]   Cetani F, Banti C, Pardi E, Borsari S, Viacava P, Miccoli P, et al. CDC73 mutational status and loss of parafibromin in the outcome of parathyroid cancer. Endocr Connect. 2013; 2: 186–95.

[118]   Cetani F, Saponaro F, Borsari S, Marcocci C. Familial and hereditary forms of primary hyperparathyroidism. Front Horm Res. 2019; 51: 40–51.

[119]   Kamilaris CDC, Stratakis CA. Multiple endocrine neoplasia type 1 (MEN1): an update and the significance of early genetic and clinical diagnosis. Front Endocrinol (Lausanne). 2019; 10: 339.

[120]   Al-Salameh A, Baudry C, Cohen R. Update on multiple endocrine neoplasia Type 1 and 2. Presse Med. 2018; 47: 722–31.

[121] Chandrasekharappa SC, Guru SC, Manickam P, Olufemi SE, Collins FS, Emmert-Buck MR, et al. Positional cloning of the gene for multiple endocrine neoplasia-type 1. Science. 1997; 276: 404–7.

[122] Lemmens I, Van de Ven WJ, Kas K, Zhang CX, Giraud S, Wautot V, et al. Identification of the multiple endocrine neoplasia type 1 (MEN1) gene. The European Consortium on MEN1. Hum Mol Genet. 1997; 6: 1177–83.

[123] Matkar S, Thiel A, Hua X. Menin: a scaffold protein that controls gene expression and cell signaling. Trends Biochem Sci. 2013; 38: 394–402.

[124] Milne TA, Hughes CM, Lloyd R, Yang Z, Rozenblatt-Rosen O, Dou Y, et al. Menin and MLL cooperatively regulate expression of cyclin-dependent kinase inhibitors. Proc Natl Acad Sci U S A. 2005; 102: 749–54.

[125] Alevizaki M, Saltiki K. Primary hyperparathyroidism in MEN2 syndromes. Recent Results Cancer Res. 2015; 204: 179–86.

[126] Vannucci L, Brandi ML. Familial hypocalciuric hypercalcemia and neonatal severe hyperparathyroidism. Front Horm Res. 2019; 51: 52–62.

[127] Hannan FM, Nesbit MA, Zhang C, Cranston T, Curley AJ, Harding B, et al. Identification of 70 calcium-sensing receptor mutations in hyper- and hypo-calcaemic patients: evidence for clustering of extracellular domain mutations at calcium-binding sites. Hum Mol Genet. 2012; 21: 2768–78.

[128] Nesbit MA, Hannan FM, Howles SA, Babinsky VN, Head RA, Cranston T, et al. Mutations affecting G-protein subunit α11 in hypercalcemia and hypocalcemia. N Engl J Med. 2013; 368: 2476–86.

[129] Nesbit MA, Hannan FM, Howles SA, Reed AA, Cranston T, Thakker CE, et al. Mutations in AP2S1 cause familial hypocalciuric hypercalcemia type 3. Nat Genet. 2013; 45: 93–7.

[130] Pollak MR, Brown EM, Chou YH, Hebert SC, Marx SJ, Steinmann B, et al. Mutations in the human Ca(2+)-sensing receptor gene cause familial hypocalciuric hypercalcemia and neonatal severe hyperparathyroidism. Cell. 1993; 75: 1297–303.

[131] Hendy GN, Cole DE. Genetic defects associated with familial and sporadic hyperparathyroidism. Front Horm Res. 2013; 41: 149–65.

[132] Chen JD, Morrison C, Zhang C, Kahnoski K, Carpten JD, Teh BT. Hyperparathyroidism-jaw tumour syndrome. J Intern Med. 2003; 253: 634–42.

[133] Carpten JD, Robbins CM, Villablanca A, Forsberg L, Presciuttini S, Bailey-Wilson J, et al. *HRPT2*, encoding parafibromin, is mutated in hyperparathyroidism-jaw tumor syndrome. Nat Genet. 2002; 32: 676–80.

[134] Chang M, French-Cornay D, Fan HY, Klein H, Denis CL, Jaehning JA. A complex containing RNA polymerase Ⅱ, Paf1p, Cdc73p, Hpr1p, and Ccr4p plays a role in protein kinase C signaling. Mol Cell Biol. 1999; 19: 1056–67.

[135] Betz JL, Chang M, Washburn TM, Porter SE, Mueller CL, Jaehning JA. Phenotypic analysis of Paf1/RNA polymerase Ⅱ complex mutations reveals connections to cell cycle regulation, protein synthesis, and lipid and nucleic acid metabolism. Mol Gen Genomics. 2002; 268: 272–85.

[136] Newey PJ, Bowl MR, Cranston T, Thakker RV. Cell division cycle protein 73 homolog (CDC73) mutations in the hyperparathyroidism-jaw tumor syndrome (HPT-JT) and parathyroid tumors. Hum Mutat. 2010; 31: 295–307.

[137] Shattuck TM, Välimäki S, Obara T, Gaz RD, Clark OH, Shoback D, et al. Somatic and germ-line mutations of the *HRPT2* gene in sporadic parathyroid carcinoma. N Engl J Med. 2003; 349: 1722–9.

[138] Richards ML, Thompson GB, Farley DR, Grant CS. An optimal algorithm for intraoperative parathyroid hormone monitoring. Arch Surg. 2011; 146: 280–5.

[139] Gioviale MC, Damiano G, Altomare R, Maione C, Buscemi S, Buscemi G, Lo Monte AI. Intraoperative measurement of parathyroid hormone: a Copernican revolution in the surgical treatment of hyperparathyroidism. Int J Surg. 2016; 28(Suppl 1): S99–102.

[140] Chen H, Pruhs Z, Starling JR, Mack E. Intraoperative parathyroid hormone testing improves cure rates in patients undergoing minimally invasive parathyroidectomy. Surgery. 2005; 138: 583–7.

[141] Barczynski M, Konturek A, Cichon S, Hubalewska-Dydejczyk A, Golkowski F, Huszno B. Intraoperative parathyroid hormone assay improves outcomes of minimally invasive parathyroidectomy mainly in patients with a presumed solitary parathyroid adenoma and missing concordance of preoperative imaging. Clin Endocrinol. 2007; 66: 878–85.

[142] Siperstein A, Berber E, Barbosa GF, Tsinberg M, Greene AB, Mitchell J, Milas M. Predicting the success of limited exploration for primary hyperparathyroidism using ultrasound, sestamibi, and intraoperative parathyroid hormone: analysis of 1158 cases. Ann Surg. 2008; 248: 420–8.

[143] Zawawi F, Mlynarek AM, Cantor A, Varshney R, Black MJ, Hier MP, et al. Intraoperative parathyroid hormone level in parathyroidectomy: which patients benefit from it? J Otolaryngol Head Neck Surg. 2013; 42: 56.

[144] Baloch ZW, LiVolsi VA. Intraoperative assessment of thyroid and parathyroid lesions. Semin Diagn Pathol. 2002; 19: 219–26.

[145] Anton RC, Wheeler TM. Frozen section of thyroid and parathyroid specimens. Arch Pathol Lab Med. 2005; 129: 1575–84.

[146] Westra WH, Pritchett DD, Udelsman R. Intraoperative confirmation of parathyroid tissue during parathyroid exploration: a retrospective evaluation of the frozen section. Am J Surg Pathol. 1998; 22: 538–44.

[147] LiVolsi VA, Hamilton R. Intraoperative assessment of parathyroid gland pathology. A common view from the surgeon and the pathologist. Am J Clin Pathol. 1994; 102: 365–73.

[148] Black WC 3rd, Utley JR. The differential diagnosis of parathyroid adenoma and chief cell hyperplasia. Am J Clin Pathol. 1968; 49: 761–75.

[149] Saxe AW, Baier R, Tesluk H, Toreson W. The role of the pathologist in the surgical treatment of hyperparathyroidism. Surg Gynecol Obstet. 1985; 161: 101–5.

[150] Bornstein-Quevedo L, Gamboa-Domínguez A, Angeles-Angeles A, Reyes-Gutiérrez E, Vargas-Voráckova F, Gamino R, Herrera MF. Histologic diagnosis of primary hyperparathyroidism: a concordance analysis between three pathologists. Endocr Pathol. 2001; 12: 49–54.

[151] Bondeson AG, Bondeson L, Ljungberg O, Tibblin S. Fat staining in parathyroid disease — diagnostic value and impact on surgical strategy: clinicopathologic analysis of 191 cases. Hum Pathol. 1985; 16: 1255–63.

[152] Wilhelm SM, Wang TS, Ruan DT, Lee JA, Asa SL, Duh QY, et al. The American Association of Endocrine Surgeons guidelines for definitive management of primary hyperparathyroidism. JAMA Surg. 2016; 151: 959–68.

[153] Jason DS, Balentine CJ. Intraoperative decision making in parathyroid surgery. Surg Clin North Am. 2019; 99: 681–91.

[154] Horwitz CA, Myers WP, Foote FW Jr. Secondary malignant tumors of the parathyroid glands. Report of two cases with associated hypoparathyroidism. Am J Med. 1972; 52: 797–808.

[155] Shifrin A, LiVolsi V, Shifrin-Douglas S, Zheng M, Erler B, Matulewicz T, Davis J. Primary and metastatic parathyroid malignancies: a rare or underdiagnosed condition? J Clin Endocrinol Metab. 2015; 100: E478–81.

[156] Bauer JL, Toluie S, Thompson LDR. Metastases to the parathyroid glands: a comprehensive literature review of 127 reported cases. Head Neck Pathol. 2018; 12: 534–41.

[157] Shifrin AL, LiVolsi VA, Zheng M, Lann DE, Fomin S, Naylor EC, et al. Neuroendocrine thymic carcinoma metastatic to the parathyroid gland that was reimplanted into the forearm in patient with multiple endocrine neoplasia type 1 syndrome: a challenging management dilemma. Endocr Pract. 2013; 19: e163–7.

[158] Lee HE, Kim DH, Cho YH, Kim K, Chae SW, Sohn JH. Tumor-to-tumor metastasis: Hepatocellular carcinoma metastatic to parathyroid adenoma. Pathol Int. 2011; 61: 593–7.

[159] Lee SH, Kim BH, Bae MJ, Yi YS, Kim WJ, Jeon YK, et al. Concurrence of primary hyperparathyroidism and metastatic breast carcinoma affected a parathyroid gland. J Clin Endocrinol Metab. 2013; 98: 3127–30.

[160] Arduc A, Tutuncu YA, Dogan BA, Arikan Ileri AB, Tuna MM, Ozcan HN, et al. Parathyroid cysts. Am Surg. 2015; 81: E163–5.
       161. Papavramidis TS, Chorti A, Pliakos I, Panidis S, Michalopoulos A. Parathyroid cysts: a review of 359 patients reported in the international literature. Medicine (Baltimore). 2018; 97: e11399.

[162] Aydoğdu K, Şahin F, İncekara F, Fındık G, Kaya S, Ağaçkıran Y. Diagnosis and management of parathyroid cysts: description with two cases. Turk Thorac J. 2015; 16: 201–3.

[163] Palmer JA, Brown WA, Kerr WH, Rosen IB, Watters NA. The surgical aspects of hyperparathyroidism. Arch Surg. 1975; 110: 1004–7.

[164] Reddick RL, Costa JC, Marx SJ. Parathyroid hyperplasia and parathyromatosis. Lancet. 1977; 1(8010): 549.

[165] Erickson LA. Parathyromatosis. In: Atlas of endocrine pathology. New York: Springer; 2014. p. 139–42.

[166] Lee PC, Mateo RB, Clarke MR, Brown ML, Carty SE. Parathyromatosis: a cause for recurrent hyperparathyroidism. Endocr Pract. 2001; 7: 189–92.

[167] Hage MP, Salti I, El-Hajj FG. Parathyromatosis: a rare yet problematic etiology of recurrent and persistent hyperparathyroidism. Metabolism. 2012; 61: 762–75.

[168] Shoback DM, Bilezikian JP, Costa AG, Dempster D, Dralle H, Khan AA, et al. Presentation of hypoparathyroidism: Etiologies and clinical features. J Clin Endocrinol Metab. 2016; 101: 2300–12.

[169] Rao SD. Epidemiology of parathyroid disorders. Best Pract Res Clin Endocrinol Metab. 2018; 32: 773–80.

[170] Yagi H, Furutani Y, Hamada H, Sasaki T, Asakawa S, Minoshima S, et al. Role of TBX1 in human del22q11.2 syndrome. Lancet. 2003; 362: 1366–73.

[171] Brown EM. Anti-parathyroid and anti-calcium sensing receptor antibodies in autoimmune hypoparathyroidism. Endocrinol Metab Clin N Am. 2009; 38: 437–45.

[172] Finnish-German APECED Consortium. An autoimmune disease, APECED, caused by mutations in a novel gene featuring two PHD-type zinc-finger domains. Nat Genet. 1997; 17: 399–403.

[173] Nagamine K, Peterson P, Scott HS, Kudoh J, Minoshima S, Heino M, et al. Positional cloning of the APECED gene. Nat Genet. 1997; 17: 393–8.

[174] Bruserud Ø, Oftedal BE, Wolff AB, Husebye ES. AIRE-mutations and autoimmune disease. Curr Opin Immunol. 2016; 43: 8–15.

第 2 部分

甲状旁腺腺瘤的正常解剖位置：超声、sestamibi 扫描和大体病理学

Normal Anatomical Location of the Parathyroid Gland Adenomas: Ultrasound, Sestamibi Scan, and Gross Pathology

右上甲状旁腺腺瘤
Right Superior Parathyroid Adenoma

Alexander L. Shifrin and Pritinder K. Thind

右上甲状旁腺腺瘤——一个与右甲状腺叶上极相邻的肿块，可以通过超声成像和 ^{99m}Tc-MIBI SPECT-CT 扫描来识别，如图 4.1～4.4 所示。

A. L. Shifrin (✉)
Department of Surgery, Jersey Shore University Medical Center,
Neptune, NJ, USA

P. K. Thind
University Radiology Group, New Brunswick, NJ, USA

Jersey Shore University Medical Center, Department of Radiology,
Neptune, NJ, USA

© Springer Nature Switzerland AG 2020
A. L. Shifrin et al. (eds.), *Atlas of Parathyroid Imaging and Pathology*, https://doi.org/10.1007/978-3-030-40959-3_4

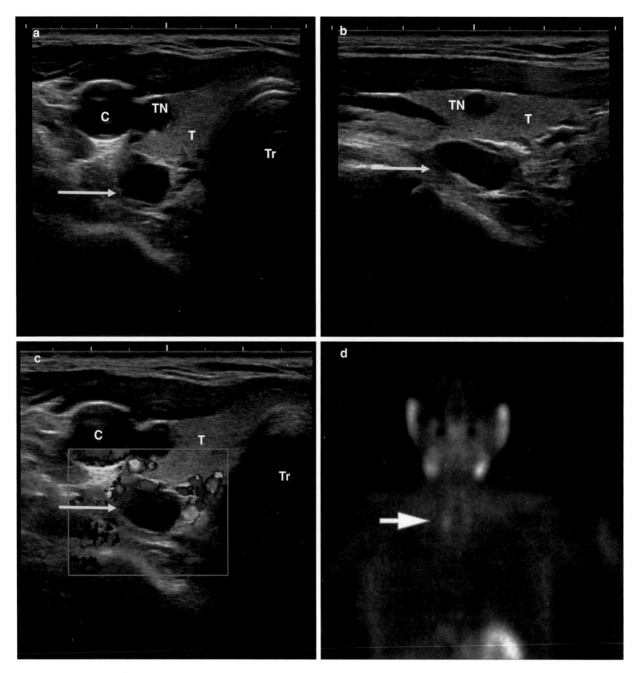

图 4.1 a～c. 甲状旁腺超声显示一个实性低回声肿块位于甲状腺右叶（T）上极的后下方。a. 横向视图。b. 纵向视图。c. 彩色多普勒血流横向视图。这种右上甲状旁腺腺瘤（箭头）的外观类似于超声下颈动脉（C）的外观。彩色多普勒血流可以通过显示颈动脉内的血流和甲状旁腺瘤内无血流来帮助区分这两种结构。d. 来自 99mTc-MIBI SPECT-CT 扫描的三维（3D）图像。箭头指向右侧甲状旁腺腺瘤。e. 来自 99mTc-MIBI SPECT-CT 扫描的冠状面图像，箭头指向甲状旁腺腺瘤，在甲状腺右中极至下极的水平。f. 箭头指向横轴图像上显示的甲状旁腺腺瘤。g. 甲状旁腺腺瘤的大体病理表现。TN，甲状腺结节；Tr，气管

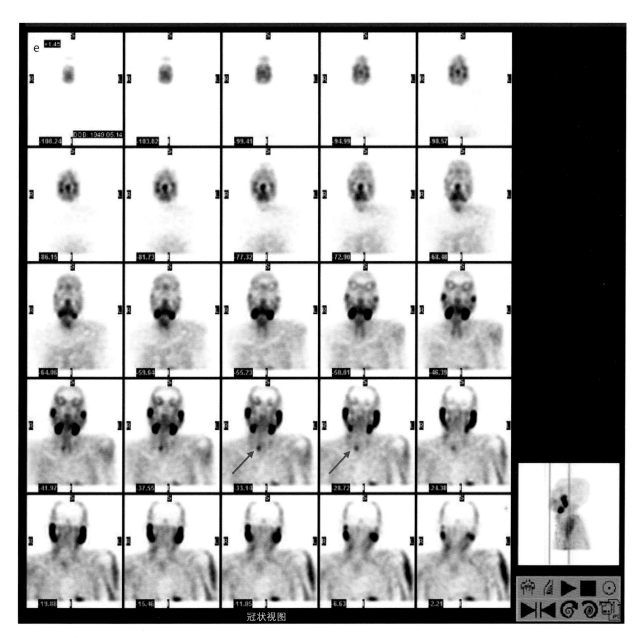

冠状视图

图 4.1 （续）

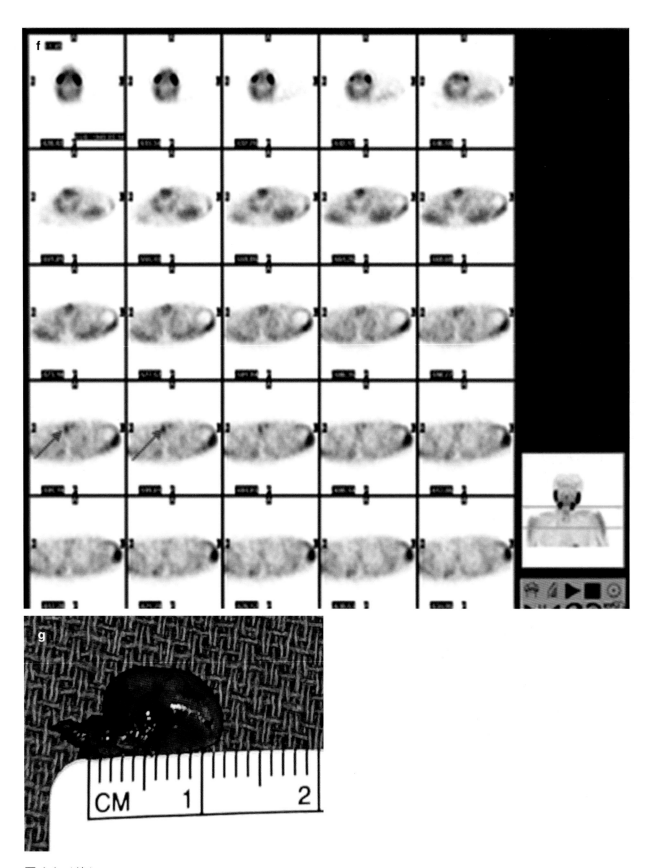

图 4.1 （续）

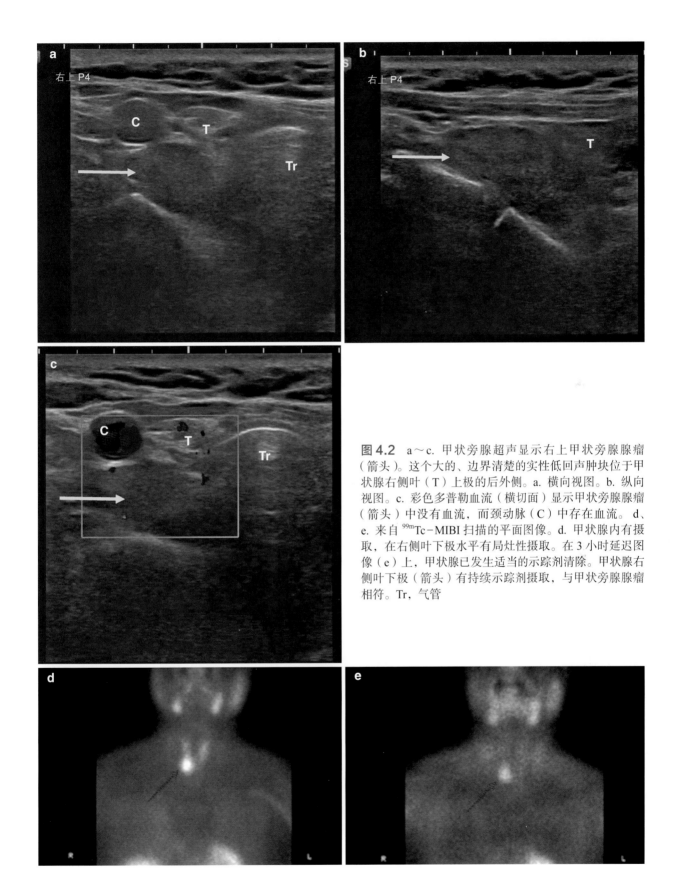

图 4.2 a～c. 甲状旁腺超声显示右上甲状旁腺腺瘤（箭头）。这个大的、边界清楚的实性低回声肿块位于甲状腺右侧叶（T）上极的后外侧。a. 横向视图。b. 纵向视图。c. 彩色多普勒血流（横切面）显示甲状旁腺腺瘤（箭头）中没有血流，而颈动脉（C）中存在血流。 d、e. 来自 ^{99m}Tc-MIBI 扫描的平面图像。d. 甲状腺内有摄取，在右侧叶下极水平有局灶性摄取。在 3 小时延迟图像（e）上，甲状腺已发生适当的示踪剂清除。甲状腺右侧叶下极（箭头）有持续示踪剂摄取，与甲状旁腺腺瘤相符。Tr，气管

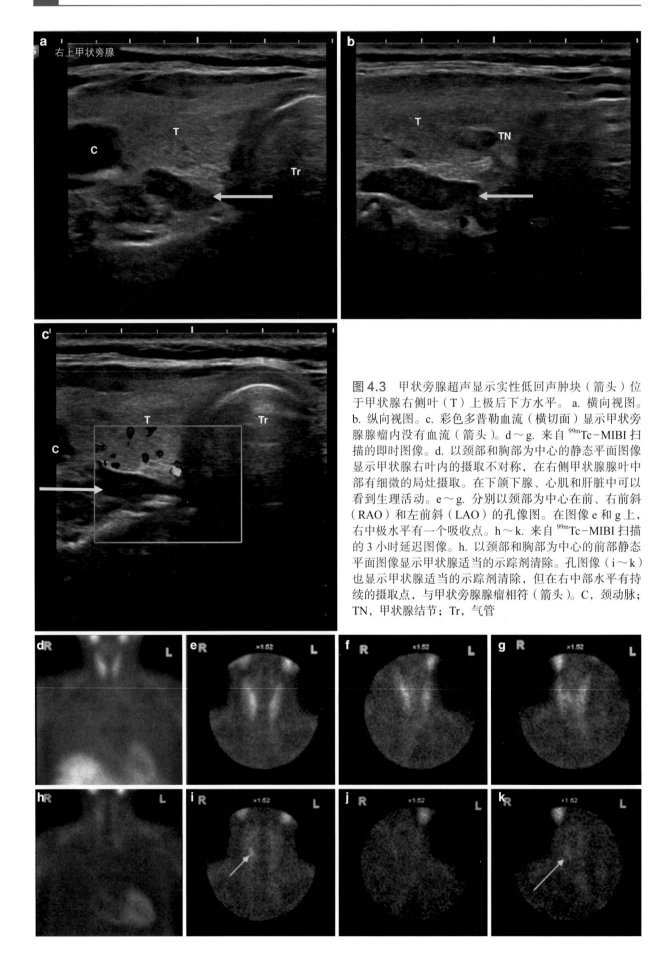

图 4.3　甲状旁腺超声显示实性低回声肿块（箭头）位于甲状腺右侧叶（T）上极后下方水平。a. 横向视图。b. 纵向视图。c. 彩色多普勒血流（横切面）显示甲状旁腺腺瘤内没有血流（箭头）。d～g. 来自 99mTc-MIBI 扫描的即时图像。d. 以颈部和胸部为中心的静态平面图像显示甲状腺右叶内的摄取不对称，在右侧甲状腺腺叶中部有细微的局灶摄取。在下颌下腺、心肌和肝脏中可以看到生理活动。e～g. 分别以颈部为中心在前、右前斜（RAO）和左前斜（LAO）的孔像图。在图像 e 和 g 上，右中极水平有一个吸收点。h～k. 来自 99mTc-MIBI 扫描的 3 小时延迟图像。h. 以颈部和胸部为中心的前部静态平面图像显示甲状腺适当的示踪剂清除。孔图像（i～k）也显示甲状腺适当的示踪剂清除，但在右中部水平有持续的摄取点，与甲状旁腺腺瘤相符（箭头）。C，颈动脉；TN，甲状腺结节；Tr，气管

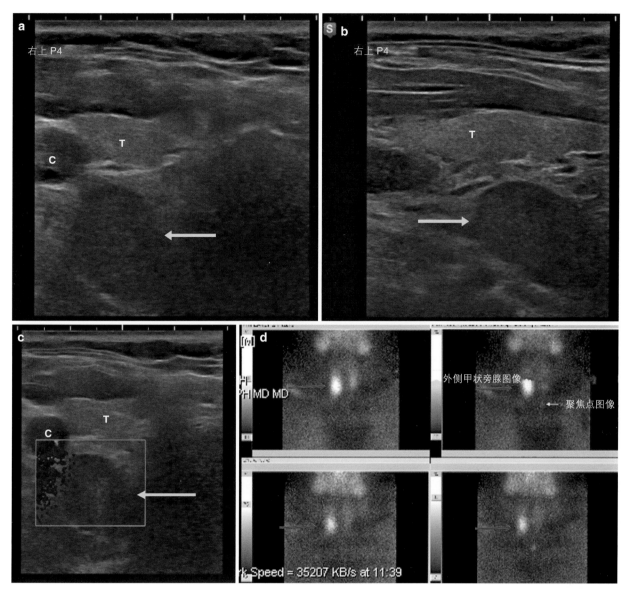

图4.4 在甲状旁腺超声的横向（a）和纵向（b）图像上看到的右上甲状旁腺腺瘤（箭头）。箭头显示与甲状旁腺腺瘤相容的非钙化、界限清楚的甲状腺外的实性结节。它相对于甲状腺呈低回声，位于右侧甲状腺腺叶（T）中部上极的后下方。彩色多普勒图像（c）的横向视图显示了甲状旁腺腺瘤的甲状腺外供血血管（箭头）。d. 第一行图像显示了以颈部为中心的 ^{99m}Tc‑MIBI 即时平面图像。箭头指向位于甲状腺右叶下极水平活动增加的聚焦点。底行显示的是延迟图像，显示了甲状腺每侧叶的示踪剂清除。甲状腺右侧叶下半部分持续摄取，与甲状旁腺腺瘤相符。唾液腺内可见生理活动存在。e. 在甲状腺右侧叶下半部分可见局灶性摄取。f. 在 SPECT 矢状图像上，确认焦点活动（箭头）。SPECT 图像上的动态成像和即时成像与甲状旁腺腺瘤相符。g. 大体病理学：实性、卵圆形、棕褐色、小叶状软组织肿瘤，大小为 3.2 cm×2 cm×1.5 cm；重量为 3.9 g。在冰冻切片上，它被描述为具有纤维化和黏液样改变的细胞增多的甲状旁腺。最终病理与纤维化的甲状旁腺肿大和细胞增多一致，倾向于非典型甲状旁腺腺瘤。C，颈动脉

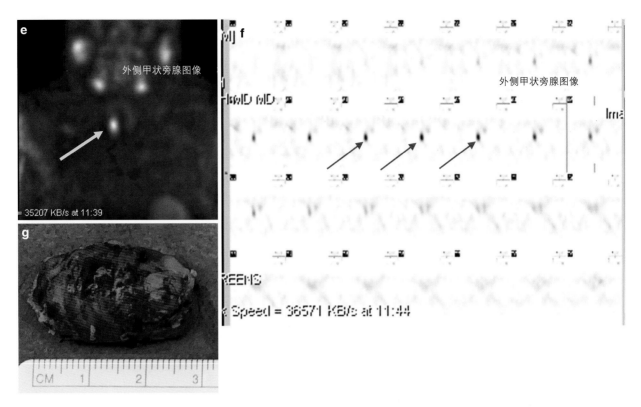

图 4.4 （续）

推荐阅读

Eslamy HK, Ziessman HA. Parathyroid scintigraphy in patients with primary hyperparathyroidism: 99mTc sestamibi SPECT and SPECT–CT. Radiographics. 2008; 28(5): 1461–76.

Haber R. Parathyroid ultrasound imaging. In: Pertsemlidis D, Inabnet W, Gagner M, editors.Endocrine surgery. 2nd ed. Boca Raton, FL: CRC Press; 2017.

Johnson N, Tublin M, Ogilvie J. Parathyroid imaging: technique and role in the preoperative evaluation of primary hyperparathyroidism. Am J Roentgenol. 2007; 188: 1706–15.

Kuzminski SJ, Sosa JA, Hoang JK. Update in parathyroid imaging. Magn Reson Imaging Clin N Am. 2018; 26(1): 151–66.

Lavely W, Goetze S, Friedman K, Leal J, Zhang Z, Garret-Mayer E,et al. Comparison of SPECT–CT, SPECT, and planar imaging with single- and dual-phase 99mTc-sestamibi parathyroid scintigraphy. J Nucl Med. 2007; 48: 1084–9.

Machac J. Parathyroid radionuclide imaging. In: Pertsemlidis D,Inabnet W, Gagner M, editors. Endocrine surgery. 2nd ed. Boca Raton, FL: CRC Press; 2017.

Mitmaker E, Grogan R, Duh Q-Y. Guide to preoperative parathyroid localization testing. In: Gregory W, Randolph MD, editors.

Surgery of the thyroid and parathyroid glands. 2nd ed. Philadelphia: Saunders; 2012.

Scheri R, Sosa J. Localization studies in primary hyperparathyroidism.In: Clark O, Duh Q-Y, Kebebew E, editors. Textbook of endocrine surgery. 3rd ed. New Delhi, India: Jaypee Brothers MedicalPublisher; 2016.

Shifrin A. Advances in the diagnosis and surgical management of primary hyperparathyroidism. In: Shifrin A, editor. Advances in treatment and management in surgical endocrinology. Elsevier: Philadelphia; 2019. p. 71–83.

Slough CM, Kamani D, Randolph GW. In-office ultrasonographic evaluation of neck masses/thyroid nodules. Otolaryngol Clin N Am.2019; 52(3): 559–75.

右下甲状旁腺腺瘤
Right Inferior Parathyroid Adenoma

第 5 章

Alexander L. Shifrin and Pritinder K. Thind

如图所示有 4 种情况。图 5.1～图 5.4 显示了右下甲状旁腺腺瘤的图像——超声显示位于甲状腺右侧叶下极后下方的肿块。当使用 ^{99m}Tc-MIBI SPECT-CT 扫描时,动态成像结果与甲状腺右侧叶下极水平的甲状旁腺腺瘤相符。在即时图像上,可以在右侧叶下极水平看到示踪剂活动增加的聚焦点。在其余地方,每侧叶内的示踪剂活动是一致的,并且没有发现异位示踪剂活动的病灶。在 1 小时延迟图像上,甲状腺各叶有轻微示踪剂清除,右侧叶下极水平示踪剂活性持续增加,无异位示踪剂活动灶。2 小时 SPECT-CT 检查的结果相似,甲状腺各叶的示踪剂进一步清除,右侧叶下极水平示踪剂活性持续增加。3 小时的图像显示右侧叶下极示踪剂活动持续增加,这与甲状旁腺腺瘤相符。

A. L. Shifrin (✉)
Department of Surgery, Jersey Shore University Medical Center,
Neptune, NJ, USA

P. K. Thind
University Radiology Group, New Brunswick, NJ, USA

Jersey Shore University Medical Center, Department of Radiology,
Neptune, NJ, USA

© Springer Nature Switzerland AG 2020
A. L. Shifrin et al. (eds.), *Atlas of Parathyroid Imaging and Pathology*, https://doi.org/10.1007/978-3-030-40959-3_5

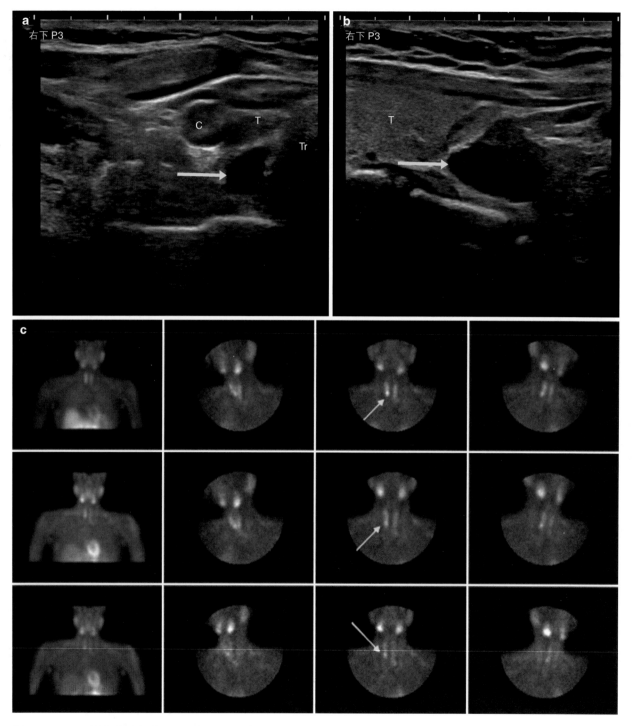

图 5.1   a、b. 甲状旁腺超声显示右侧下甲状旁腺腺瘤（箭头），横切面（a）和纵切面（b）。实性低回声肿块位于右侧甲状腺叶（T）下极的后下方。c～e. SPECT-CT（SPECT-CT sestamibi）的甲状旁腺扫描。c. 从左到右：颈部和胸部的静态平面图像、左前斜（LAO）孔像、前孔像和右前斜（RAO）孔像。即时图像（上排）显示甲状腺右侧叶（箭头）下极水平活动增加的聚焦点。在 1 小时延迟图像上（中排），甲状腺有轻微的示踪剂清除，右下极水平持续活动集中（箭头）。3 小时延迟的图像（下排）显示甲状腺有足够的示踪剂冲洗；右侧甲状腺下极（箭头）水平的持续活动增加与甲状旁腺腺瘤相符。d. 在 2 小时横断面 SPECT 图像显示甲状腺右侧叶下极水平的离散焦点活动增加（箭头）。e. 在 2小时冠状位 SPECT 图像上，甲状腺各侧叶的部分示踪剂清除很明显，但在右下极水平存在持续的局灶性摄取（箭头）。在唾液腺、心肌和肝脏内可见生理活动。C，颈动脉；Tr，气管

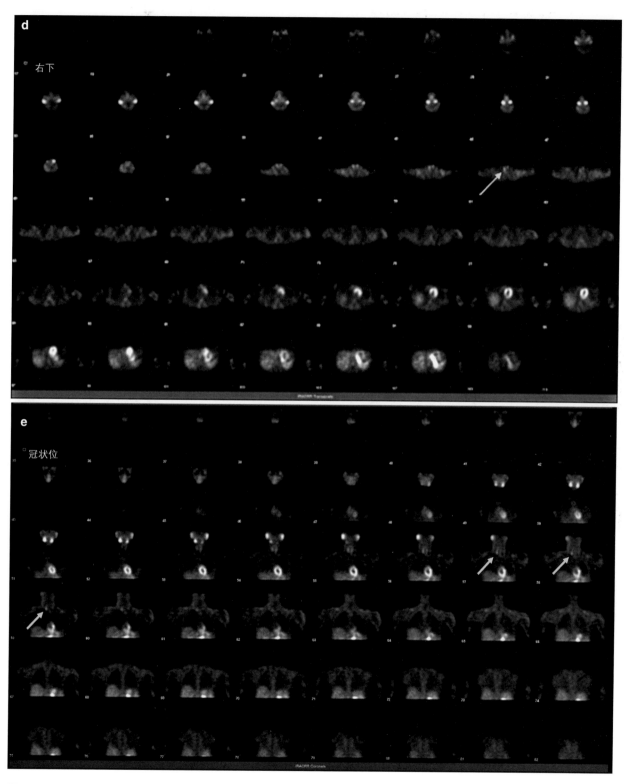

图 5.1 （续）

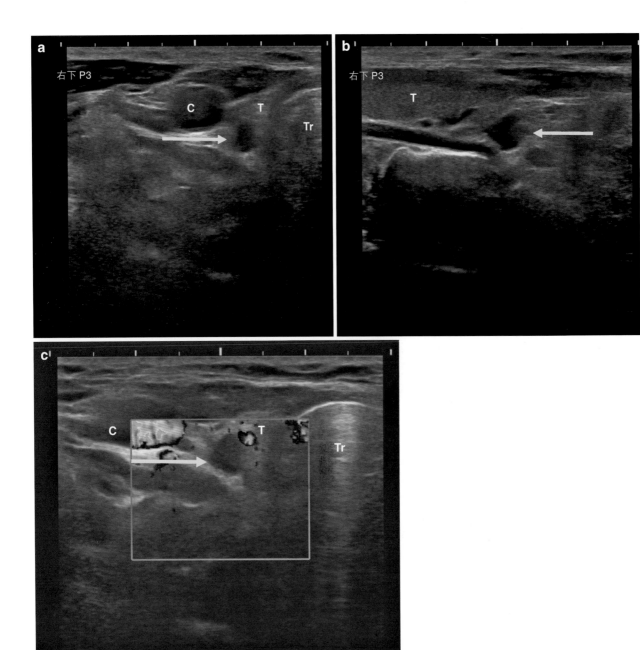

图 5.2　a～c. 甲状旁腺超声显示位于右侧甲状腺腺叶（T）下极后下方的低回声实性肿块（箭头），横向视图（a）和纵向视图（b）。Tr，气管。横向视图：彩色多普勒血流（c）显示右下甲状旁腺腺瘤（箭头）没有血流；颈动脉中存在血流（C）。d. ⁹⁹ᵐTc-MIBI 扫描。该研究是在患者早期进行。上排显示甲状腺的右侧叶比左侧叶大。右侧叶内活动不对称增加。在即时放大图像上，右侧叶下极下方有一个摄取焦点（顶部箭头）。在延迟图像上，甲状腺，尤其是右侧叶的示踪剂清除轻度受损。延迟放大图像显示甲状腺右侧叶下极下方持续摄取的细微焦点（下箭头），与甲状旁腺腺瘤相符。顶部箭头指向甲状腺右侧叶下极水平活动增加的焦点。下箭头指向在右侧甲状旁腺叶下极下方的持续性摄取焦点，与甲状旁腺腺瘤相符。e～i. SPECT-CT 的甲状旁腺扫描（SPECT-CT sestamibi）。这项研究是后期进行的。SPECT-CT sestamibi 扫描明显优于常规 sestamibi 扫描。d. SPECT-CT 的加入增加了甲状旁腺腺瘤的显像率。e. 颈部和胸部的静态平面图像、左前斜（LAO）针孔、前针孔和右前斜（RAO）针孔图像。在即时图像（上排）上，与左侧叶相比，整个甲状腺右侧叶的活动不对称地增加。延迟 1 小时的图像（中排）显示甲状腺各侧叶有轻微的示踪剂清除。与左侧叶相比，右侧叶（箭头）内的活动持续不对称增加。在前视图和 RAO 视图中，在右侧叶下极下方可以看到示踪剂活动增加的细微焦点。在 3 小时延迟图像（下排）中，甲状腺各侧叶内保留的示踪剂活性显著限制了对甲状旁腺腺瘤的评估。右侧叶下极附近示踪剂活动增加的细微聚焦在前视图（箭头）上显示是最好的。f～i. 2 小时 SPECT-CT 检查显示甲状腺每侧叶的进一步示踪剂清除最少。在右侧叶下极下方，后方（箭头）有一个非常细微的示踪剂活动增加聚焦点。确定了异位示踪剂活动的病灶。f. 融合成像的 SPECT-CT。g. 横断位 SPECT。h. 冠状位 SPECT。i. 矢状位 SPECT

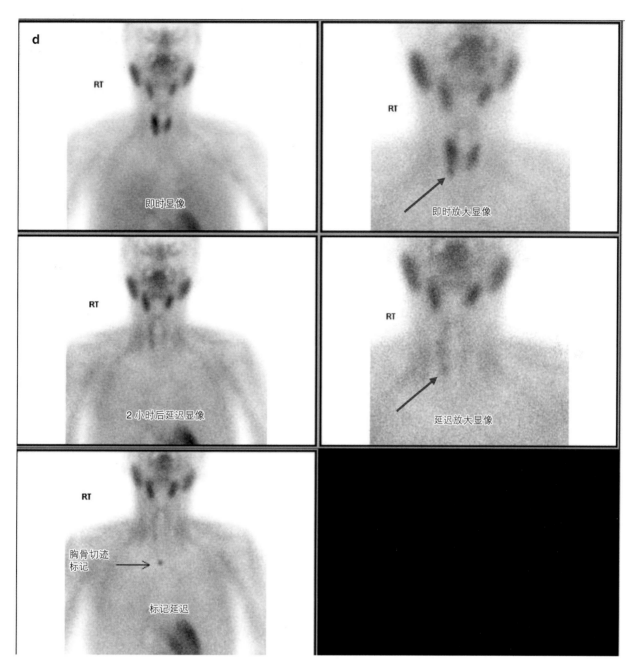

图 5.2 （续）

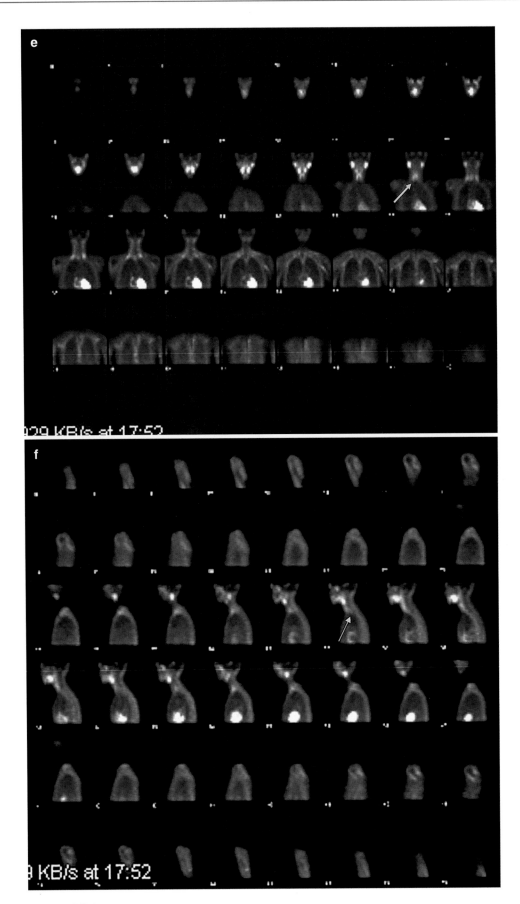

图 5.2（续）

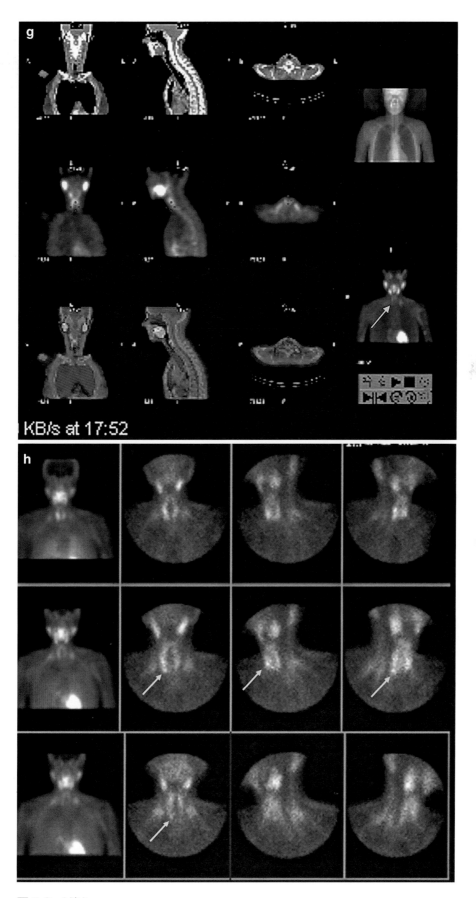

第 5 章　　图 5.2（续）

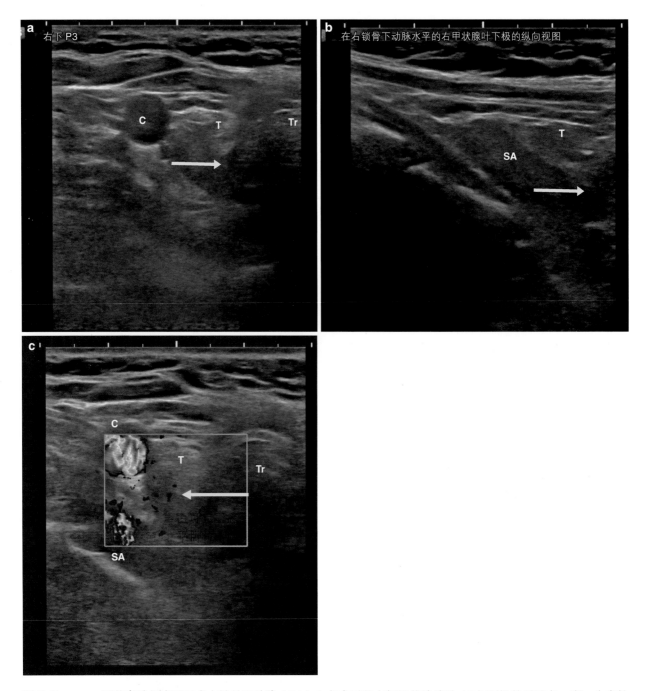

图 5.3 a～c. 甲状旁腺超声显示在右锁骨下动脉（SA）上方水平的右侧甲状腺腺叶（T）下极的后下方，有一个实性的低回声肿块，横向视图（a）和纵向视图（b）。横向视图（c）中的彩色多普勒血流显示，与颈动脉（C）和锁骨下动脉（SA）中的血流相比，右侧下甲状旁腺腺瘤（箭头）中没有血流。d. 右列显示以颈部和胸部为中心的 ^{99m}Tc-MIBI 静态平面图像。其余图像为以颈部为中心的针孔静态图像。即时图像（顶排）显示甲状腺每侧叶内的示踪剂活性一致，示踪剂活性增加的焦点位于甲状腺下方、中线和中线略右侧（箭头）。在 1 小时延迟图像上（中排），甲状腺各叶有部分示踪剂清除，在甲状腺下方、中线和中线略右侧（箭头）的示踪剂活性持续增加。在 3 小时延迟图像上（下排），甲状腺各叶有足够的示踪剂冲洗，甲状腺中线下方和中线右侧的示踪剂活性持续增加，与甲状旁腺腺瘤相符（箭头）。e. 2 小时 SPECT-CT 检查显示甲状腺每侧叶的示踪剂清除，示踪剂活性持续增加的焦点位于甲状腺下方、中线和中线稍偏右侧（箭头）。未发现异位的示踪剂活动。生理示踪剂活性可在唾液腺、心肌和肝脏中被识别。Tr，气管

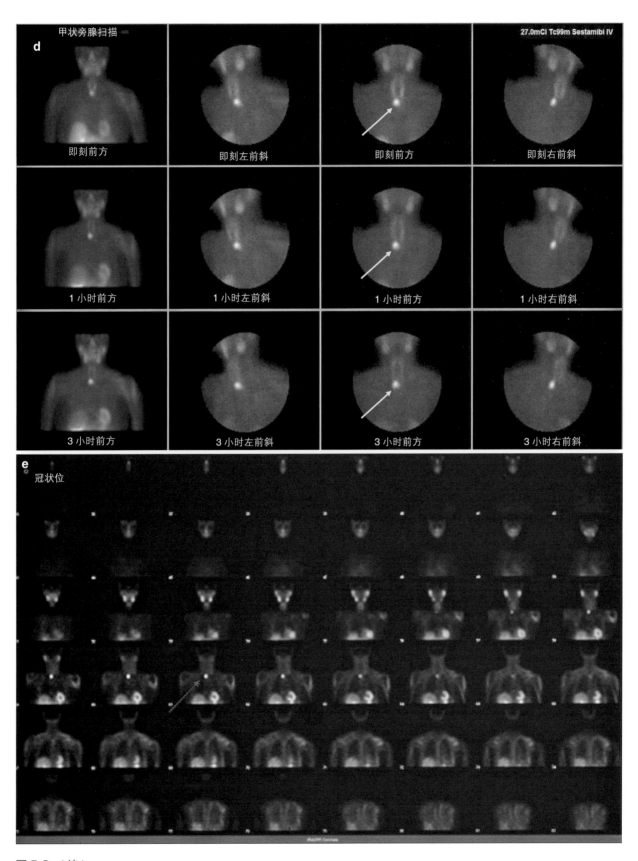

图 5.3 （续）

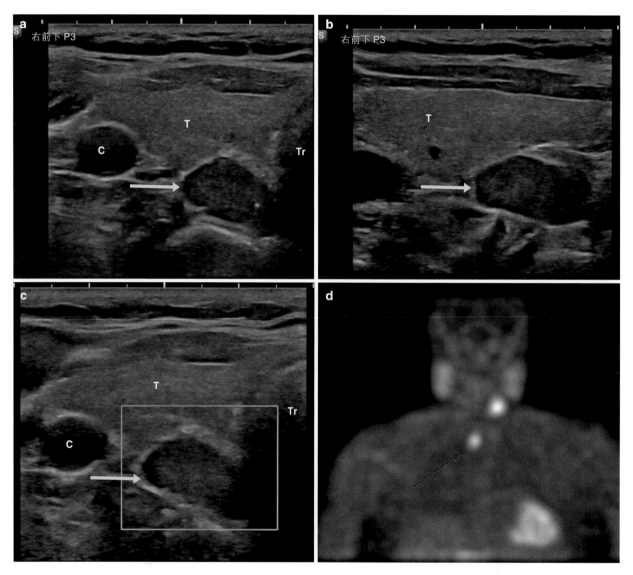

图 5.4　a～c. 甲状旁腺超声识别右下甲状旁腺腺瘤（箭头），呈实性低回声肿块，位于右侧甲状腺腺叶（T）下极的后下方，横向视图（a）和纵向视图（b）。横向视图（c）中的彩色多普勒血流显示右下甲状旁腺腺瘤（箭头）内没有血流。Tr，气管。d～i. SPECT-CT（SPECT-CT sestamibi）的甲状旁腺扫描。d. 颈部和胸部的前 ^{99m}Tc-MIBI 静态平面图像。箭头指向甲状腺右侧叶下极水平的甲状旁腺腺瘤（顺便提及，右下颌下腺不存在）。e. 来自 ^{99m}Tc-MIBI 扫描的静态平面图像。顶排描绘了直接的静态和针孔视图。箭头指向甲状腺右侧叶水平的局灶性摄取增加。中间一排——延迟 1 小时的影像，显示甲状腺的部分清除，右侧叶下极水平持续集中活动增加（箭头）。最下面一行——延迟 3 小时的图像，显示了甲状腺的适当冲洗；箭头指向甲状旁腺腺瘤。f. 左上图描绘了 SPECT-CT 扫描的冠状和矢状 CT 图像。右下角的图像显示融合的 CT 和 SPECT 图像。右下角图像是冠状动态图像。g. 在轴向 ^{99m}Tc-MIBI 图像上，箭头指向甲状腺右侧叶水平保留的示踪剂。h. 矢状 SPECT 图像；箭头指向甲状旁腺腺瘤。i. 冠状 SPECT 图像；箭头指向右侧甲状旁腺腺瘤

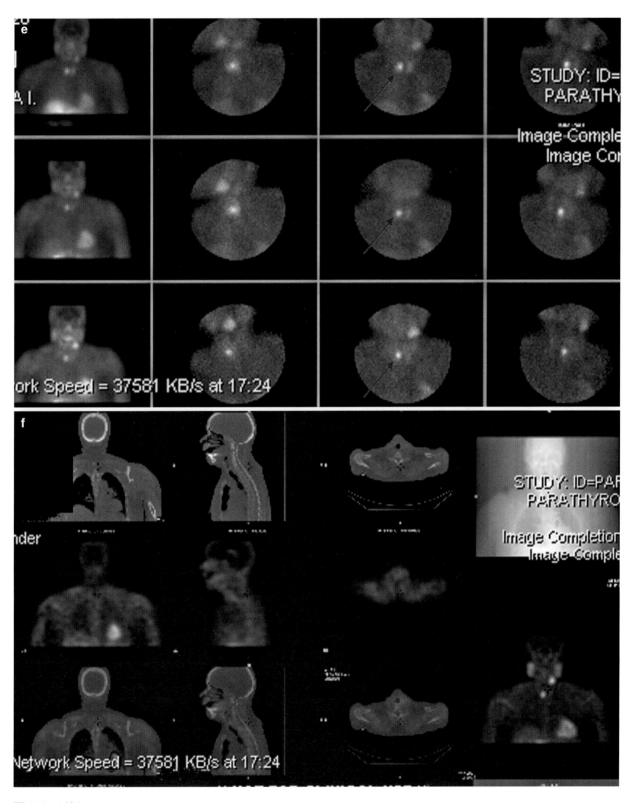

图 5.4 （续）

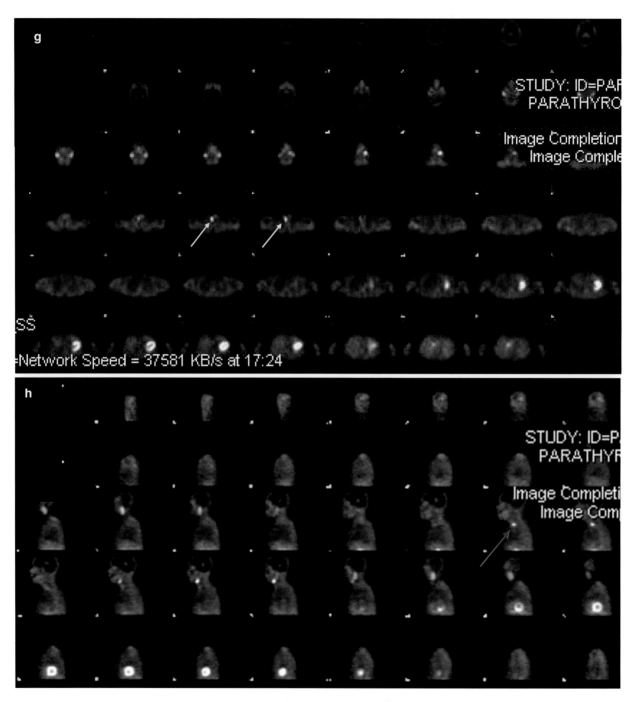

图 5.4 （续）

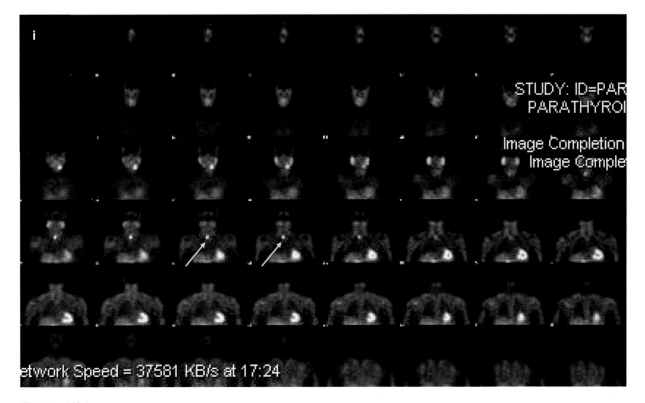

图 5.4 （续）

●　推荐阅读　●

Eslamy HK, Ziessman HA. Parathyroid scintigraphy in patients with primary hyperparathyroidism: 99mTc sestamibi SPECT and SPECT–CT. Radiographics. 2008; 28: 1461–76.

Haber RS. Parathyroid ultrasound imaging. In: Pertsemlidis D, Inabnet 3rd WB, Gagner M, editors. Endocrine surgery. 2nd ed. Boca Raton, FL: CRC Press; 2017. p. 217–20.

Johnson NA, Tublin ME, Ogilvie JB. Parathyroid imaging: technique and role in the preoperative evaluation of primary hyperparathyroidism. AJR Am J Roentgenol. 2007; 188: 1706–15.

Kuzminski SJ, Sosa JA, Hoang JK. Update in parathyroid imaging. Magn Reson Imaging Clin N Am. 2018; 26: 151–66.

Lavely WC, Goetze S, Friedman KP, Leal JP, Zhang Z, Garret-Mayer E, et al. Comparison of SPECT–CT, SPECT, and planar imaging withsingle- and dual-phase（99m）Tc-sestamibi parathyroid scintigraphy.J Nucl Med. 2007; 48: 1084–9.

Machac J. Parathyroid radionuclide imaging. In: Pertsemlidis D, Inabnet 3rd WB, Gagner M, editors. Endocrine surgery. 2nd ed. Boca Raton, FL: CRC Press; 2017. p. 221–30.

Mitmaker EJ, Grogan RH, Duh QY. Guide to preoperative parathyroid localization testing. In: Randolph GW, editor. Surgery of the thyroid and parathyroid glands. 2nd ed. Philadelphia: Elsevier Saunders; 2013. p. 539–45.

Scheri RP, Sosa JA. Localization studies in primary hyperparathyroidism.In: Clark OH, Duh QY, Kebebew E, Gosnell JE, Shen WT, editors. Textbook of endocrine surgery. 3rd ed. New Delhi: Jaypee Brothers Medical Publishers; 2016. p. 723–36.

Shifrin AL. Advances in the diagnosis and surgical management of primary hyperparathyroidism. In: Shifrin AL, editor. Advances in treatment and management in surgical endocrinology. Philadelphia: Elsevier; 2019. p. 71–83.

Slough CM, Kamani D, Randolph GW. In-office ultrasonographic evaluation of neck masses/thyroid nodules. Otolaryngol Clin N Am.2019; 52: 559–75.

左上甲状旁腺腺瘤
Left Superior Parathyroid Adenoma

Alexander L. Shifrin and Pritinder K. Thind

图 6.1～图 6.5 显示了 5 例左侧甲状旁腺上腺瘤的图像——超声显示肿块位于左侧甲状腺腺叶上极的后方。当使用 sestamibi 扫描时，在某些情况下，甲状腺每侧叶内的示踪剂持续活动严重影响了甲状旁腺腺瘤的评估，即使在 3 小时延迟成像时也是如此。然而，根据超声结果，可以确定一个示踪剂活性非常温和增加的持续焦点。更准确检测甲状旁腺腺瘤的方法包括 SPECT-CT sestamibi 扫描（不是常规的 sestamibi 扫描）与甲状旁腺超声研究，或与 4D CT 扫描相结合。

A. L. Shifrin (✉)
Department of Surgery, Jersey Shore University Medical Center,
Neptune, NJ, USA

P. K. Thind
University Radiology Group, New Brunswick, NJ, USA

Jersey Shore University Medical Center, Department of Radiology,
Neptune, NJ, USA

© Springer Nature Switzerland AG 2020
A. L. Shifrin et al. (eds.), *Atlas of Parathyroid Imaging and Pathology*, https://doi.org/10.1007/978-3-030-40959-3_6

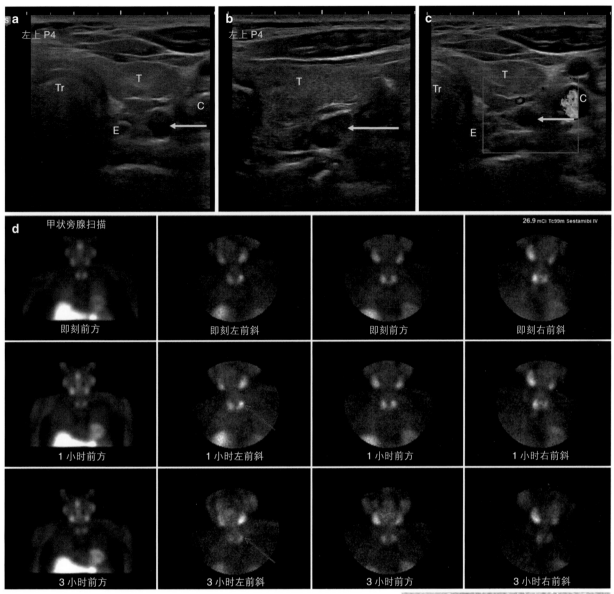

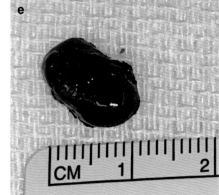

图6.1 a～c. 左侧甲状旁腺上腺瘤（箭头）的甲状旁腺超声，表现为位于左侧甲状腺腺叶（T）上极后方的实性低回声肿块。a. 横向视图。b. 纵向视图。c. 横向视图彩色多普勒血流显示左上甲状旁腺腺瘤（箭头）内没有血流，而颈动脉（C）中存在血流。d. 来自 ^{99m}Tc-MIBI 扫描（SPECT-CT sestamibi）的静态平面和针孔视图。在即时图像（顶排）上，甲状腺没有扩大。甲状腺的每侧叶内都有均匀的示踪剂活性，均未发现热结节或冷结节。在 1 小时延迟图像（中排）上，甲状腺的每侧叶都有轻微的示踪剂清除，没有持续的示踪剂活性增加的病灶。在 3 小时延迟图像（下排）中，甲状腺的每侧叶内都有持续的示踪剂活动，严重影响了对甲状旁腺腺瘤的评估，均未发现示踪剂活性增加的离散病灶，也未发现异位示踪剂活性病灶。示踪剂生理活性可以在唾液腺、心肌和肝脏中被识别。虽然没有离散的、持续的示踪剂活性增加的病灶表明甲状旁腺腺瘤，但由于每侧叶的示踪剂清除受损，评估受到严重影响。与左上甲状旁腺腺瘤的超声发现相关，在 1 小时的 LAO 视图上可以看到非常轻微的示踪剂活动焦点增加（中间行，箭头），在 3 小时的 LAO 视图可以看到左侧一个示踪剂活动增加的非常温和的持续焦点（底行，箭头）。e. 病理学：甲状旁腺腺瘤的大体图像。E，食管；Tr，气管

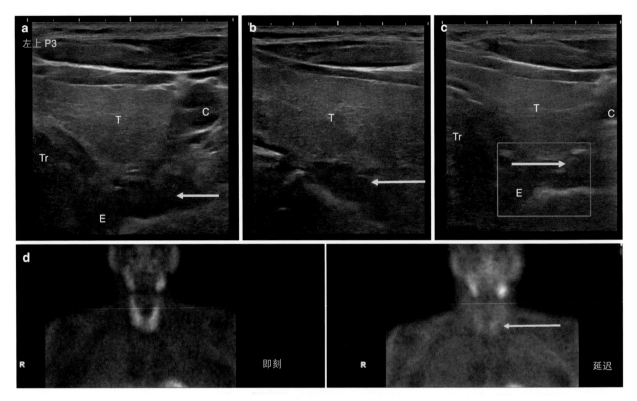

图6.2　a～c. 左侧甲状旁腺上腺瘤（箭头）的甲状旁腺超声，表现为位于左侧甲状腺腺叶（T）上极后方靠近食管（E）的实性低回声肿块。a. 横向视图。b. 纵向视图。c. 横向视图多普勒血流研究显示左上甲状旁腺腺瘤内没有血流（箭头）。d. 来自 ^{99m}Tc–MIBI 扫描的即时和 3 小时延迟图像。在即时图像（左）上，每侧叶内都有均匀的示踪剂活动。在延迟图像上（右），腺内的示踪剂滞留严重影响了甲状旁腺腺瘤的评估。没有识别出保留的示踪剂活性的离散焦点。仅基于 sestamibi 扫描没有确定的甲状旁腺腺瘤的影像学证据，但基于超声发现的左侧上甲状旁腺腺瘤，可以发现左侧示踪剂活性增加的轻度持续病灶（箭头）。C，颈动脉；Tr，气管

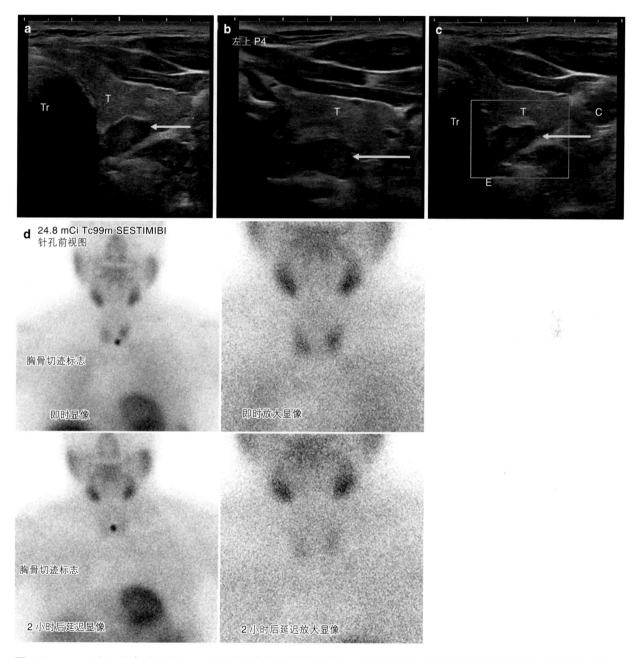

图 6.3 a～c. 在甲状旁腺超声上，左侧甲状旁腺上腺瘤（箭头）可见位于左侧甲状腺上极后方的实性低回声肿块。a. 横向视图。b. 纵向视图。c. 横向视图彩色多普勒血流显示左上甲状旁腺腺瘤内没有血流（箭头）。d. 第一行图像展示了来自甲状旁腺 99mTc-MIBI 扫描的静态和针孔前视图，甲状腺内有均匀的示踪剂活动。在延迟图像（底排）上，甲状腺内保留的示踪剂活性极少。没有持续的活动增加灶以证明甲状旁腺上腺瘤的存在，并且没有发现异位活动。生理活动可见于唾液腺、心肌和肝脏。显然，单靠 sestamibi 扫描检测小的甲状腺后方的甲状旁腺上腺瘤的能力有限，将被解读为"阴性"。更准确的甲状旁腺腺瘤的测试将包括 PECT-CT sestamibi 扫描和甲状旁腺超声研究。C，颈动脉；E，食管；T，甲状腺叶；Tr，气管

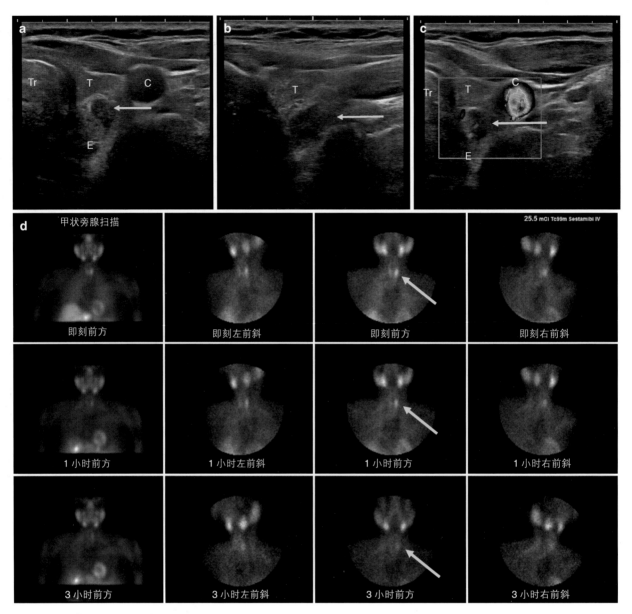

图6.4　a～c. 在甲状旁腺超声上，左侧甲状旁腺上腺瘤（箭头）被视为位于左侧甲状腺腺叶（T）上极后方、食管（E）上方和外侧的实性低回声肿块。a. 横向视图。b. 纵向视图。c. 横向视图彩色多普勒血流显示左上甲状旁腺腺瘤内没有血流（箭头），而左颈动脉中存在血流（C）。d～f. SPECT-CT（SPECT-CT sestamibi）的甲状旁腺扫描。在静脉注射25.5 mCi ^{99m}Tc-MIBI后，以标准方式进行甲状旁腺动态显像。d. 在即时图像（顶排）上，左侧叶下半部分（箭头）内的摄取对称增加，每侧叶内都有统一的示踪剂活动。在1小时延迟图像上（中排），甲状腺的每侧叶都有示踪剂清除，左侧叶下半部（箭头）水平的示踪剂活性持续增加。3小时延迟图像（下排）显示甲状腺进一步清除示踪剂，在甲状腺左侧叶下半部分持续局灶性摄取（箭头），与甲状旁腺腺瘤相符。没有发现异位示踪剂活动的病灶。生理示踪剂活性在唾液腺、心肌和肝脏中被识别。2小时SPECT-CT检查（e. 冠状位。f. 矢状位）显示甲状腺各叶示踪剂清除，左侧甲状腺腺叶下半部分示踪剂活性持续增加（箭头）。Tr，气管

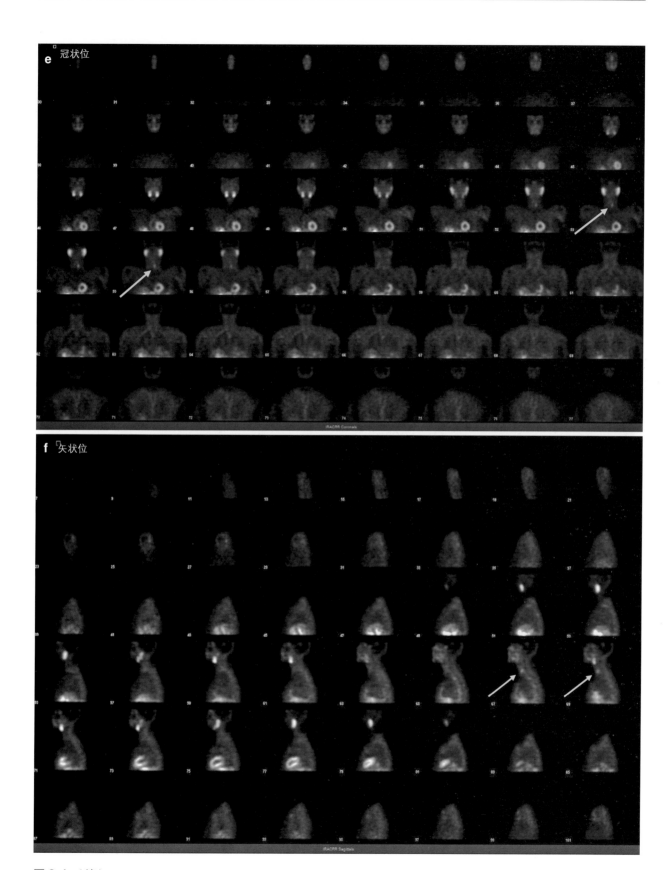

图6.4（续）

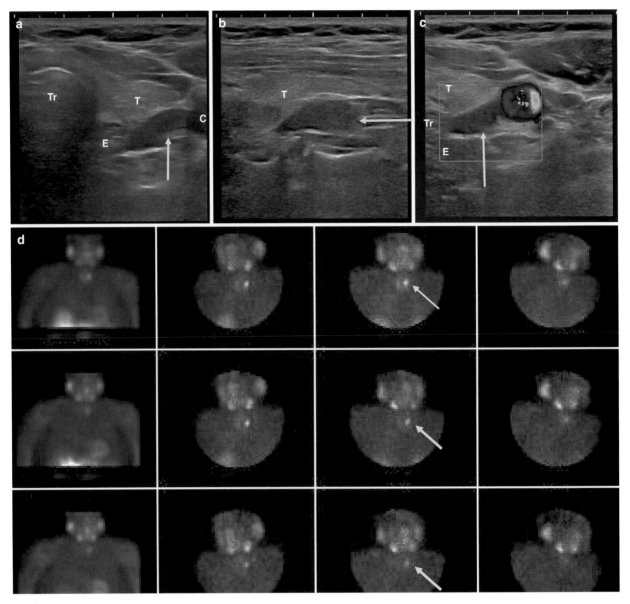

图 6.5　a～c. 在甲状旁腺超声上，左侧甲状旁腺上腺瘤（箭头）为位于左侧甲状腺腺叶（T）上极后方、食管（E）上方和外侧的实性低回声肿块。a. 横向视图。b. 纵向视图。c. 彩色多普勒血流横向视图显示左上甲状旁腺腺瘤（箭头）内没有血流，而颈动脉（C）中存在血流。d～h. SPECT-CT（SPECT-CT sestamibi）的甲状旁腺扫描。在静脉注射 25.5 mCi ^{99m}Tc-MIBI 后，以标准方式进行甲状旁腺动态显像。d. 在即时图像（顶行）上，甲状腺左侧叶上半部的示踪剂活性（箭头）增加，在其他地方，示踪剂活动是一致的。在 1 小时延迟图像上（中行），甲状腺各叶有部分示踪剂清除，甲状腺左侧叶上半部清除，甲状腺左侧叶上半部水平的示踪剂活性持续增加（箭头），符合甲状旁腺腺瘤。示踪剂的生理活动可以在唾液腺、心肌和肝脏中可以被识别。e～h. 2 小时 SPECT-CT 检查。e. 轴向 SPECT 图像。f. 矢状图像。g. 冠状图像。h. 融合 CT-SPECT 和 SPECT 图像，显示示踪剂从甲状腺的每侧叶被清除，在左侧叶上半部水平的示踪剂活性持续增加。没有发现异位示踪剂活动的病灶。i. 病理学：长约 2 cm 的甲状旁腺腺瘤的大体图像。C，颈动脉；Tr，气管

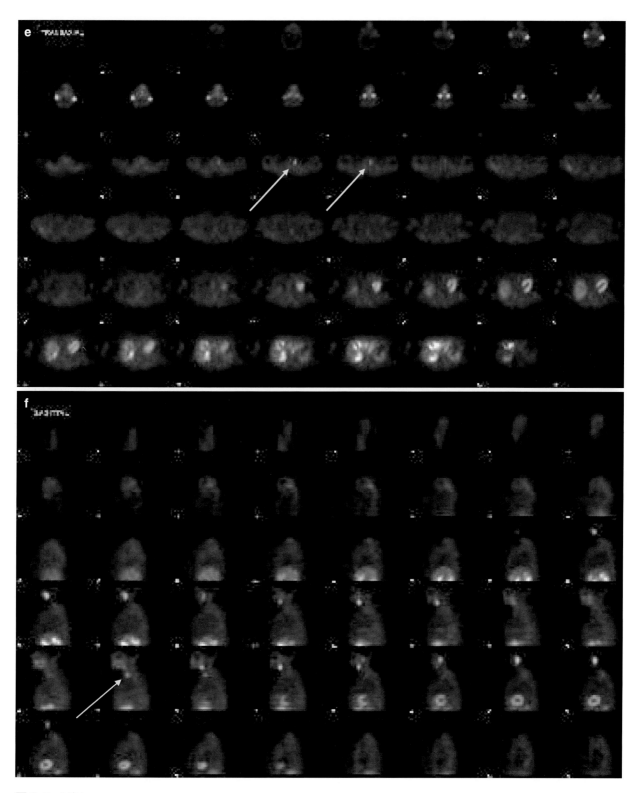

图6.5（续）

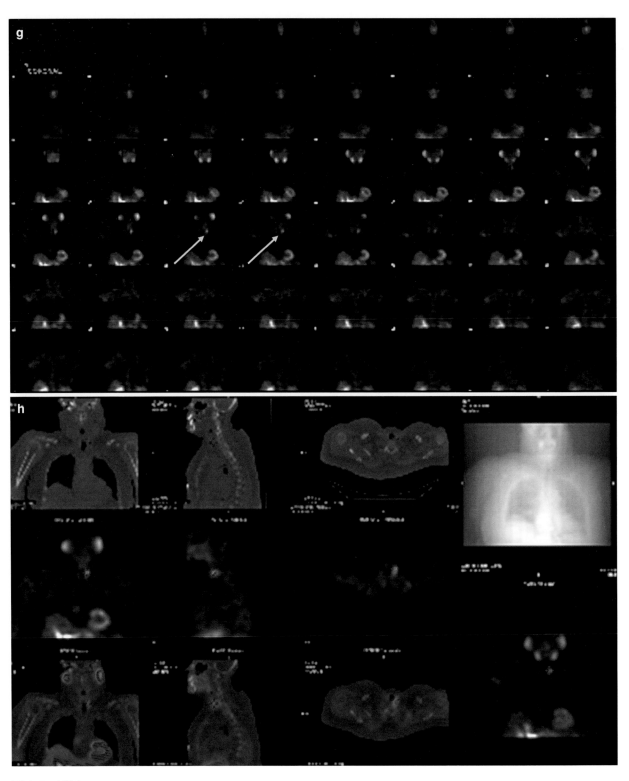

图6.5（续）

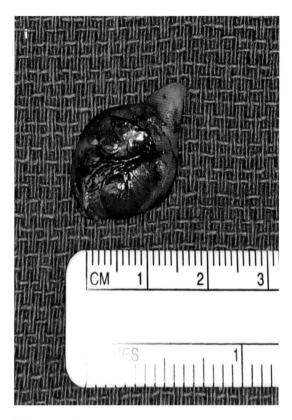

图6.5 （续）

------◆ 推荐阅读 ◆------

Eslamy HK, Ziessman HA. Parathyroid scintigraphy in patients with primary hyperparathyroidism: 99mTc sestamibi SPECT and SPECT/CT. Radiographics. 2008; 28: 1461–76.

Haber RS. Parathyroid ultrasound imaging. In: Pertsemlidis D, Inabnet 3rd WB, Gagner M, editors. Endocrine surgery. 2nd ed. Boca Raton, FL: CRC Press; 2017. p. 217–20.

Johnson NA, Tublin ME, Ogilvie JB. Parathyroid imaging: technique and role in the preoperative evaluation of primary hyperparathyroidism. AJR Am J Roentgenol. 2007; 188: 1706–15.

Kuzminski SJ, Sosa JA, Hoang JK. Update in parathyroid imaging. Magn Reson Imaging Clin N Am. 2018; 26: 151–66.

Lavely WC, Goetze S, Friedman KP, Leal JP, Zhang Z, Garret-Mayer E, et al. Comparison of SPECT/CT, SPECT, and planar imaging with single- and dual-phase（99m）Tc-sestamibi parathyroid scintigraphy. J Nucl Med. 2007; 48: 1084–9.

Machac J. Parathyroid radionuclide imaging. In: Pertsemlidis D, Inabnet 3rd WB, Gagner M, editors. Endocrine surgery. 2nd ed. Boca Raton, FL: CRC Press; 2017. p. 221–30.

Mitmaker EJ, Grogan RH, Duh QY. Guide to preoperative parathyroid localization testing. In: Randolph GW, editor. Surgery of the thyroid and parathyroid glands. 2nd ed. Philadelphia: Elsevier Saunders; 2013. p. 539–45.

Scheri RP, Sosa JA. Localization studies in primary hyperparathyroidism.In: Clark OH, Duh QY, Kebebew E, Gosnell JE, Shen WT, editors. Textbook of endocrine surgery. 3rd ed. New Delhi: Jaypee Brothers Medical Publishers; 2016. p. 723–36.

Shifrin AL. Advances in the diagnosis and surgical management of primary hyperparathyroidism. In: Shifrin AL, editor. Advances in treatment and management in surgical endocrinology. Philadelphia: Elsevier; 2019. p. 71–83.

Slough CM, Kamani D, Randolph GW. In-office ultrasonographic evaluation of neck masses/thyroid nodules. Otolaryngol Clin N Am. 2019; 52: 559–75.

左下甲状旁腺腺瘤
Left Inferior Parathyroid Adenoma

Alexander L. Shifrin and Pritinder K. Thind

第7章

左下甲状旁腺腺瘤是一种毗邻左甲状腺叶下极的肿块，可通过超声成像和 ^{99m}Tc-MIBI SPECT-CT 扫描发现，如图 7.1～图 7.4 所示。

图 7.1　a、b. 甲状旁腺超声显示左侧甲状旁腺腺瘤（箭头所示），它是一个位于左侧甲状腺腺叶（T）下极下方和中间的实性低回声肿块。a. 横向视图。b. 纵向视图。c～h. 在静脉注射 23.6 mCi ^{99m}Tc-MIBI 后，以标准方式进行甲状旁腺动态显像。c. 即时图像（顶排）显示甲状腺各叶内的示踪剂活性均匀。左侧叶下极下方有一个示踪活性增强的病灶（箭头）。未发现异位示踪活性病灶。在 1 小时延迟图像（中排）中，每侧叶的示踪剂清除轻微，左侧叶下极示踪剂活性持续增强（箭头）。在 3 小时延迟成像（最下面一行）中，甲状腺各叶内有轻度残留的示踪剂活性；左侧叶下极下方示踪活性增强的持续病灶与甲状旁腺腺瘤（箭头所示）相一致。未发现异位示踪活性病灶。d～f. 2 小时 SPECT-CT 检查。冠状 SPECT 图像（d）、轴向图像（e）、矢状图（f）显示甲状腺每侧叶的示踪剂清除，在左侧叶下极下方有一个持续的示踪剂活性增强的病灶（箭头）。未发现异位示踪活性病灶。示踪剂的生理活性可以在唾液腺、心肌和肝脏中被发现。g. SPECT 动态扫描图像。h. 轴向 CT 图像，箭头显示腺瘤。i. 病理学。甲状旁腺腺瘤的大体图像，长约 2 cm。C，颈动脉；Tr，气管

A. L. Shifrin (✉)
Department of Surgery, Jersey Shore University Medical Center,
Neptune, NJ, USA

P. K. Thind
University Radiology Group, New Brunswick, NJ, USA

Jersey Shore University Medical Center, Department of Radiology,
Neptune, NJ, USA

© Springer Nature Switzerland AG 2020
A. L. Shifrin et al. (eds.), *Atlas of Parathyroid Imaging and Pathology*, https://doi.org/10.1007/978-3-030-40959-3_7

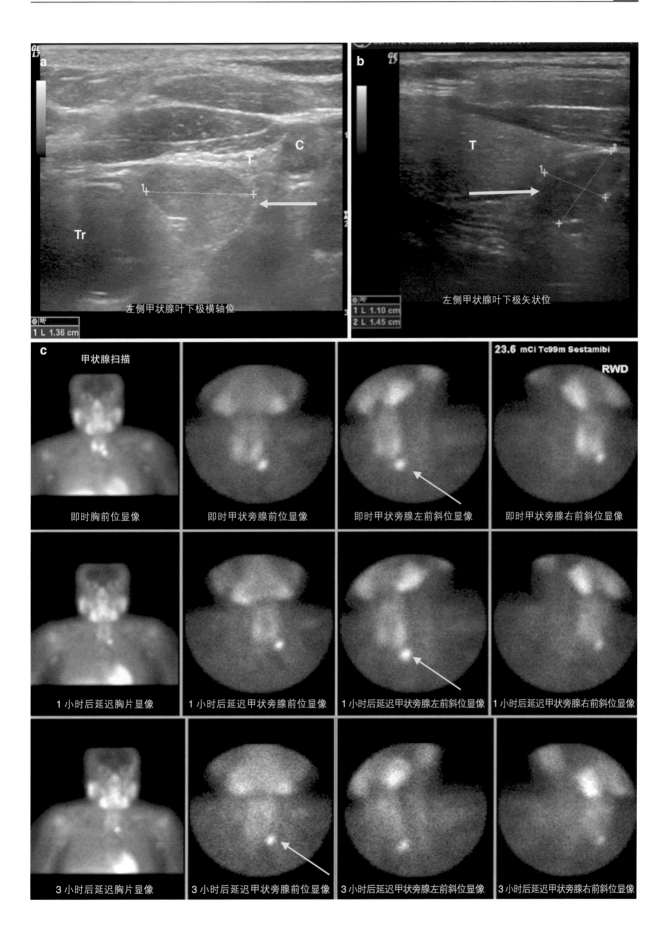

左侧甲状腺叶下极横轴位

左侧甲状腺叶下极矢状位

c　甲状腺扫描　　　　　　　　　　　　　　　　　　　　　　　　　23.6 mCi Tc99m Sestamibi　RWD

即时胸前位显像　　即时甲状旁腺前位显像　　即时甲状旁腺左前斜位显像　　即时甲状旁腺右前斜位显像

1小时后延迟胸片显像　　1小时后延迟甲状旁腺前位显像　　1小时后延迟甲状旁腺左前斜位显像　　1小时后延迟甲状旁腺右前斜位显像

3小时后延迟胸片显像　　3小时后延迟甲状旁腺前位显像　　3小时后延迟甲状旁腺左前斜位显像　　3小时后延迟甲状旁腺右前斜位显像

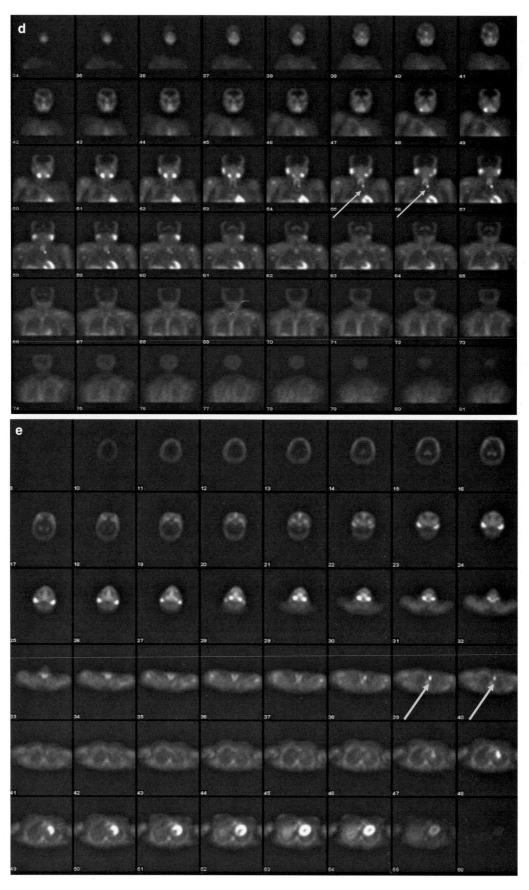

图 7.1 （续）

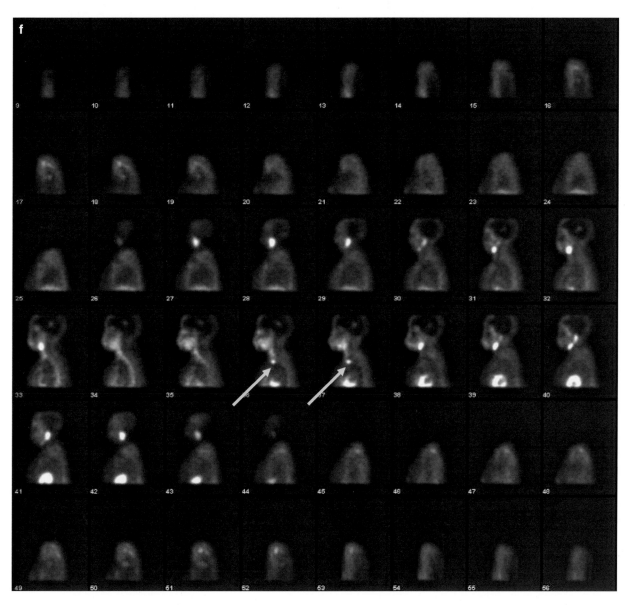

图 7.1 （续）

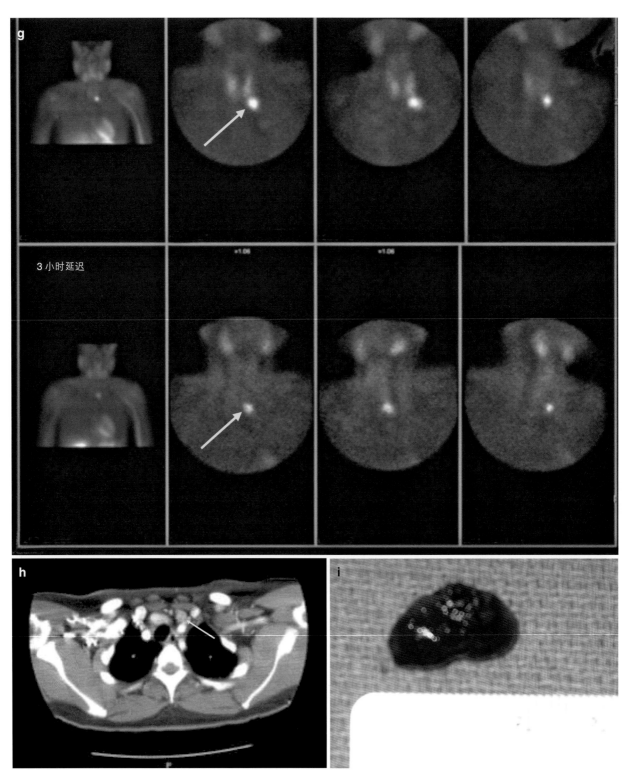

图 7.1 （续）

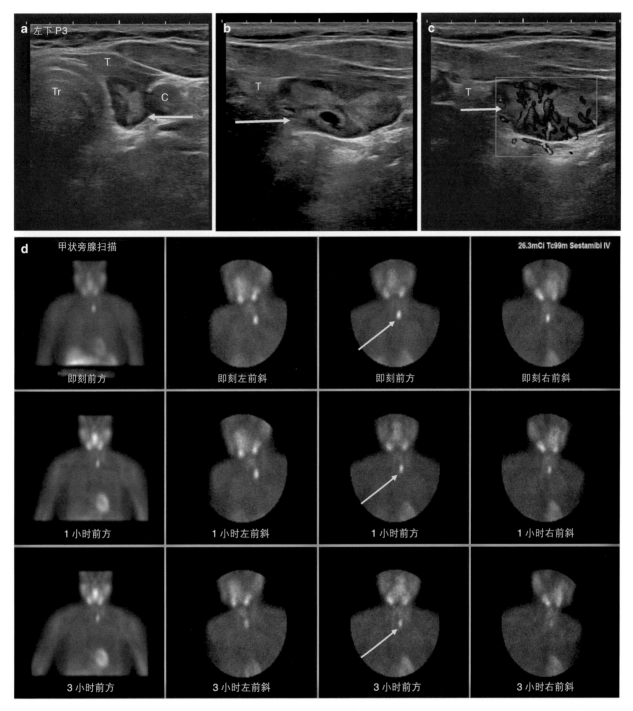

图 7.2　a～c. 甲状旁腺超声显示左侧甲状旁腺腺瘤（箭头），它是一个位于左侧甲状腺腺叶（T）下极下方的低回声实性肿块。a. 横向视图。b. 纵向视图。c. 彩色多普勒（纵向视图）显示左侧甲状旁腺腺瘤（箭头）。d～g. SPECT-CT 甲状旁腺扫描（SPECT-CT sestamibi）。在静脉注射 26.3 mCi ^{99m}Tc-MIBI 后，以标准方式进行甲状旁腺动态显像。d. 使用针孔校正技术，在颈前、LAO 和 RAO 投影中获得以颈部为中心的即时、1 小时延迟和 3 小时延迟图像。在即时图像上（顶排），甲状腺腺叶内有微弱的示踪活动。患者有甲状腺功能减退的病史。在左侧叶下极的预期位置可以看到示踪活性增加的焦点（箭头）。在 1 小时延迟成像（中排）中，甲状腺内有微弱的示踪剂活性，在左侧叶下极的预期水平（箭头），示踪剂活动持续增强。在 3 小时延迟成像（底排）中，在甲状腺左侧叶下极的预期位置（箭头所示）可见一个持续的示踪活性增强的病灶，与甲状旁腺腺瘤相符合。未发现异位的示踪活性病灶。示踪剂可以在唾液腺、心肌和肝脏中被发现。e～g. 2 小时 SPECT-CT 检查。冠状 SPECT 图像（e）、矢状位图像（f）、轴位图像（g）显示甲状腺腺叶内无示踪剂活性，但在左侧叶下极的预期水平上有一个持续的示踪剂活动增加的病灶（箭头所示）。C，颈动脉；Tr，气管

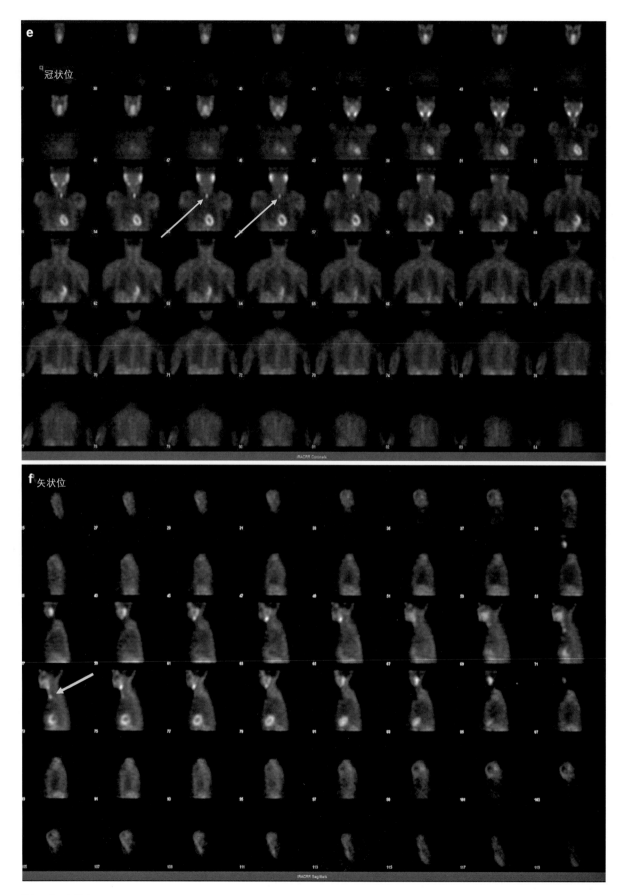

图 7.2（续）

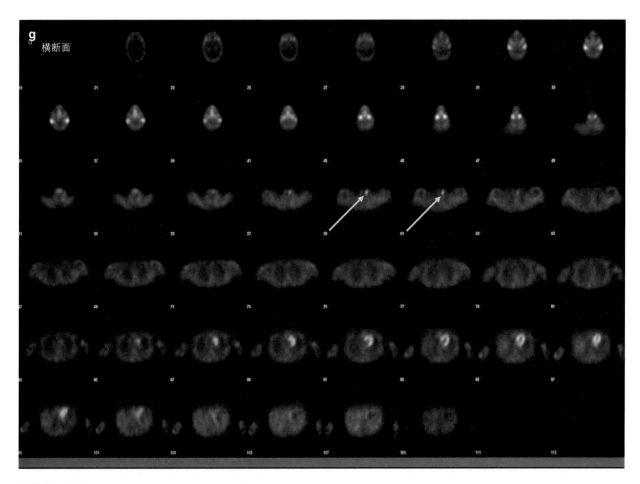

图7.2（续）

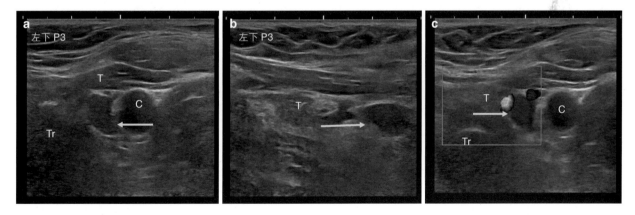

图7.3　a～c. 甲状旁腺超声显示左侧甲状旁腺腺瘤（箭头），它是一个实性低回声肿块，位于左侧甲状腺腺叶（T）下极下方和左侧颈动脉（c）中间。a. 横向视图。b. 纵向视图。c. 彩色多普勒（横切面）显示甲状旁腺腺瘤有一条小的供血血管（箭头）。d～g. SPECT-CT甲状旁腺扫描（SPECT-CT sestamibi）。在静脉注射26.7 mCi ^{99m}Tc-MIBI后，以标准方式进行甲状旁腺动态显像。d. 在即时图像上（顶排），甲状腺每侧叶内有均匀的示踪剂。左侧叶下极下方有一个示踪剂活性增加的焦点（箭头）。1小时延迟图像（中排）显示甲状腺各叶的部分示踪剂清除，在左侧叶下极下方有一个持续的示踪剂活性增强的病灶（箭头）。在3小时延迟成像（最下面一行）中，甲状腺各叶内有适当的示踪活性，左侧叶下极下方有一个持续增强的示踪活动焦点（箭头）。未发现异位示踪活性病灶。示踪剂可以在唾液腺、心肌和肝脏中被发现。e～g. 2小时SPECT-CT检查。e. 冠状SPECT图像。f. 矢状位图像。g. 轴位图像。显示甲状腺各叶的示踪剂清除，在左侧叶下极下方有一个持续的示踪活性增强的病灶（箭头）。未发现异位示踪活性病灶。Tr, 气管

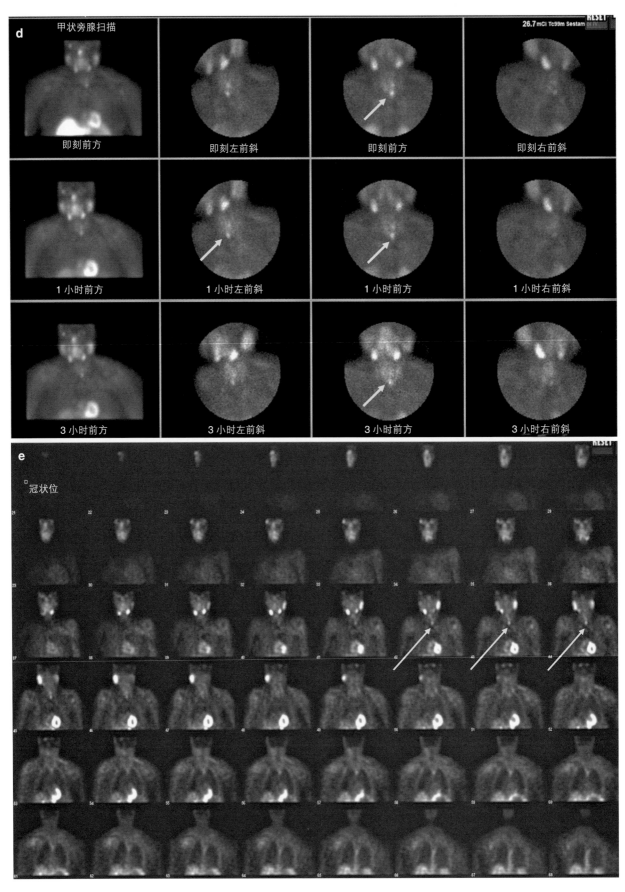

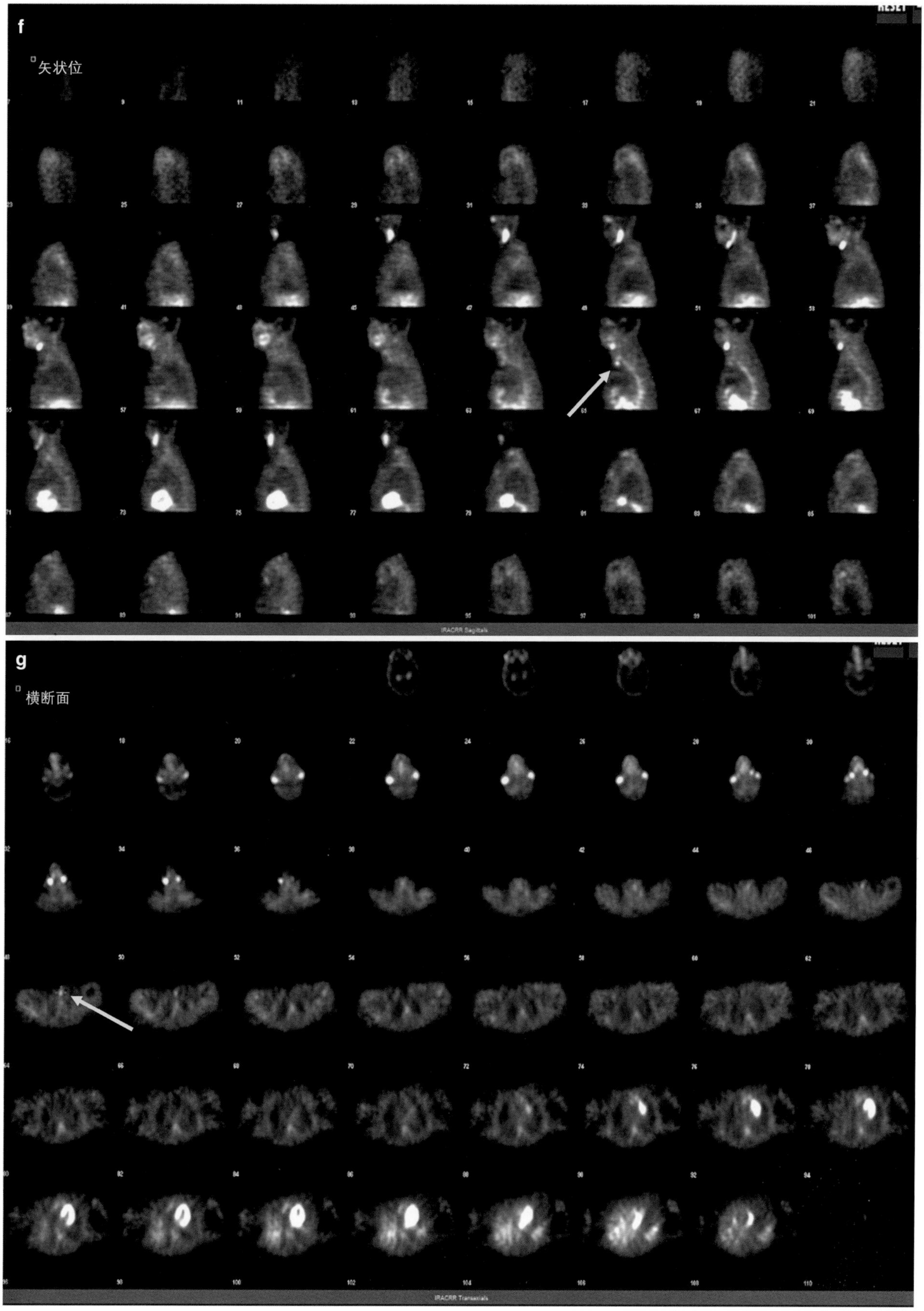

图7.3（续）

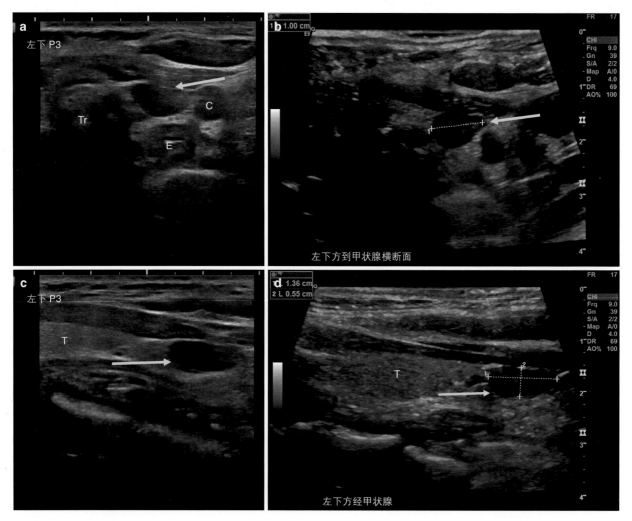

图 7.4　a～f. 甲状旁腺超声显示一个左侧甲状旁腺腺瘤（箭头），低回声实性肿块，位于左侧甲状腺腺叶（T）下极下方和食管（E）前方。a、b. 横向视图。c、d. 纵向视图。e、f. 多普勒血流（横切面）显示左侧甲状旁腺腺瘤（箭头）有一条供血血管，腺瘤内无血流，左侧颈动脉有血流（C）。g～l. SPECT-CT 甲状旁腺扫描（SPECT-CT sestamibi）。在静脉注射 25 mCi ^{99m}Tc-MIBI 后，以标准方式进行甲状旁腺动态显像。h. 在即时图像（顶排）中，甲状腺各叶内的示踪活性均匀，左侧叶下极下方有一个示踪活性增强的病灶（箭头）。在超声上，左侧叶下方有一软组织结节。1 小时延迟图像（中间一行）显示甲状腺各叶的部分示踪剂清除。左侧叶下极水平的示踪剂活性持续增强（箭头）。在 3 小时延迟成像 [最下面一行和（g）] 中，甲状腺各叶有足够的示踪剂清除，在甲状腺左侧叶下极水平处有一个持续的示踪活性增强的病灶，与甲状旁腺腺瘤相符（箭头）。未发现异位示踪活性病灶。i～l. 在 2 小时 SPECT-CT 检查中，可以看到甲状腺各叶的示踪剂清除，在左侧叶下极水平上持续存在示踪剂活性增加的病灶（箭头）。i. 冠状 SPECT 图像。j. 矢状位图像。k. 轴向图像。l. CT 图像（顶部）、SPECT 图像（中部）和 SPECT 与 CT 融合图像（底部）。Tr，气管

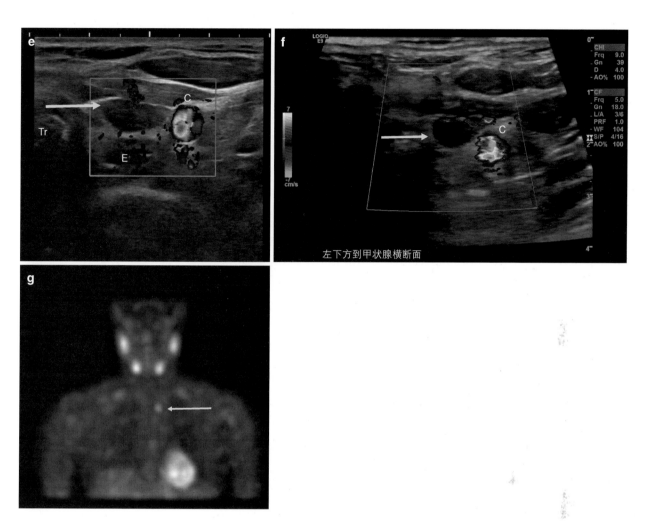

图 7.4 （续）

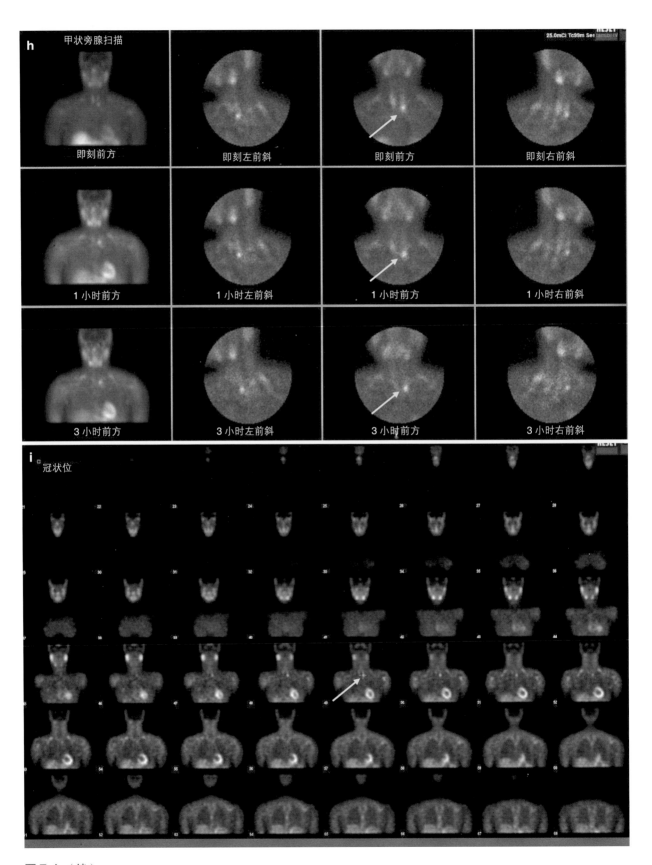

图 7.4 （续）

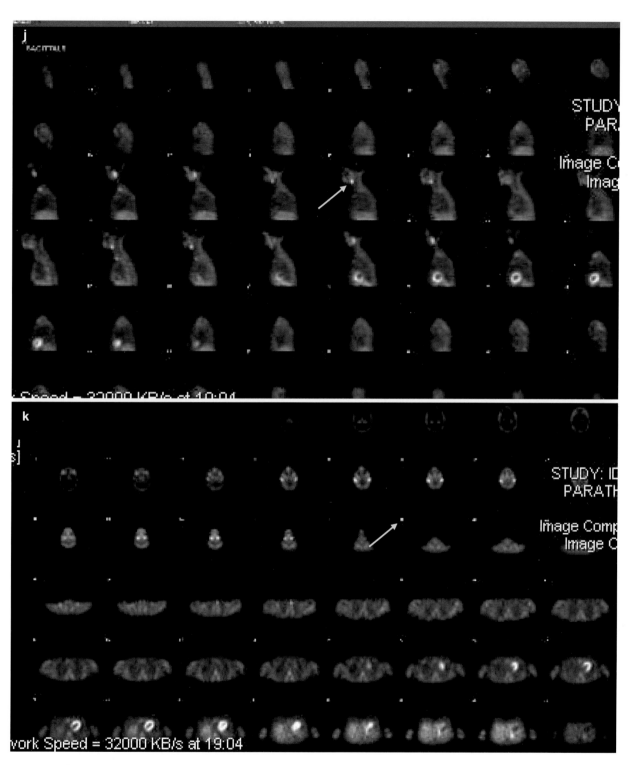

图 7.4 （续）

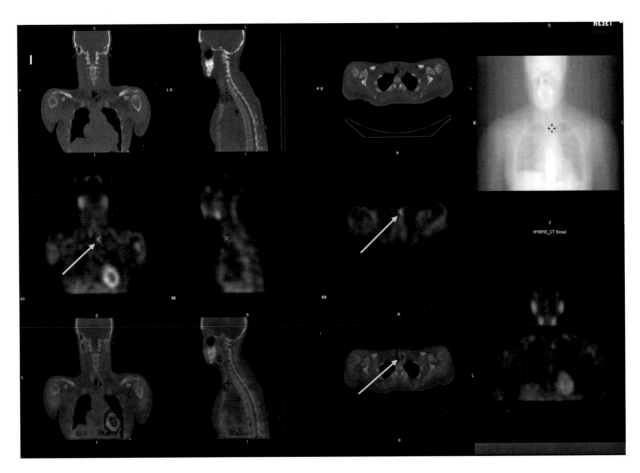

图7.4（续）

────────────────────────────── ● 推荐阅读 ● ──────────────────────────────

Eslamy HK, Ziessman HA. Parathyroid scintigraphy in patients with primary hyperparathyroidism: 99mTc sestamibi SPECT and SPECT/CT. Radiographics. 2008; 28: 1461–76.

Haber RS. Parathyroid ultrasound imaging. In: Pertsemlidis D, Inabnet 3rd WB, Gagner M, editors. Endocrine surgery. 2nd ed. Boca Raton, FL: CRC Press; 2017. p. 217–20.

Johnson NA, Tublin ME, Ogilvie JB. Parathyroid imaging: technique and role in the preoperative evaluation of primary hyperparathyroidism. AJR Am J Roentgenol. 2007; 188: 1706–15.

Kuzminski SJ, Sosa JA, Hoang JK. Update in parathyroid imaging. Magn Reson Imaging Clin N Am. 2018; 26: 151–66.

Lavely WC, Goetze S, Friedman KP, Leal JP, Zhang Z, Garret-Mayer E, et al. Comparison of SPECT/CT, SPECT, and planar imaging with single- and dual-phase（99m）Tc-sestamibi parathyroid scintigraphy.J Nucl Med. 2007; 48: 1084–9.

Machac J. Parathyroid radionuclide imaging. In: Pertsemlidis D, Inabnet 3rd WB, Gagner M, editors. Endocrine surgery. 2nd ed. Boca Raton, FL: CRC Press; 2017. p. 221–30.

Mitmaker EJ, Grogan RH, Duh QY. Guide to preoperative parathyroid localization testing. In: Randolph GW, editor. Surgery of the thyroid and parathyroid glands. 2nd ed. Philadelphia: Elsevier Saunders; 2013. p. 539–45.

Scheri RP, Sosa JA. Localization studies in primary hyperparathyroidism. In: Clark OH, Duh QY, Kebebew E, Gosnell JE, Shen WT, editors. Textbook of endocrine surgery. 3rd ed. New Delhi: JaypeeBrothers Medical Publishers; 2016. p. 723–36.

Shifrin AL. Advances in the diagnosis and surgical management of primary hyperparathyroidism. In: Shifrin AL, editor. Advances in treatment and management in surgical endocrinology. Philadelphia: Elsevier; 2019. p. 71–83.

Slough CM, Kamani D, Randolph GW. In-office ultrasonographic evaluation of neck masses/thyroid nodules. Otolaryngol Clin N Am.2019; 52: 559–75.

第 3 部分

甲状腺内甲状旁腺腺瘤，囊性甲状旁腺腺瘤和甲状旁腺癌

Intrathyroidal Parathyroid Adenoma, Cystic Parathyroid Adenoma, and Parathyroid Carcinoma

超声检查、sestamibi 扫描和 SPECT-CT sestamibi 扫描甲状旁腺腺瘤和囊性甲状旁腺腺瘤

Ultrasonography, Sestamibi Scan, and SPECT/CT Sestamibi Scan of Intrathyroidal Parathyroid Adenoma and Cystic Parathyroid Adenoma

第 **8** 章

Alexander L. Shifrin and Pritinder K. Thind

本章介绍了 8 例甲状旁腺腺瘤（图 8.1～图 8.6）、囊性甲状旁腺腺瘤（图 8.7 和图 8.8），都是通过超声和 SPECT-CT 成像确定的。

A. L. Shifrin (✉)
Department of Surgery, Jersey Shore University Medical Center, Neptune, NJ, USA

P. K. Thind
University Radiology Group, New Brunswick, NJ, USA

Jersey Shore University Medical Center, Department of Radiology, Neptune, NJ, USA

© Springer Nature Switzerland AG 2020
A. L. Shifrin et al. (eds.), *Atlas of Parathyroid Imaging and Pathology*, https://doi.org/10.1007/978-3-030-40959-3_8

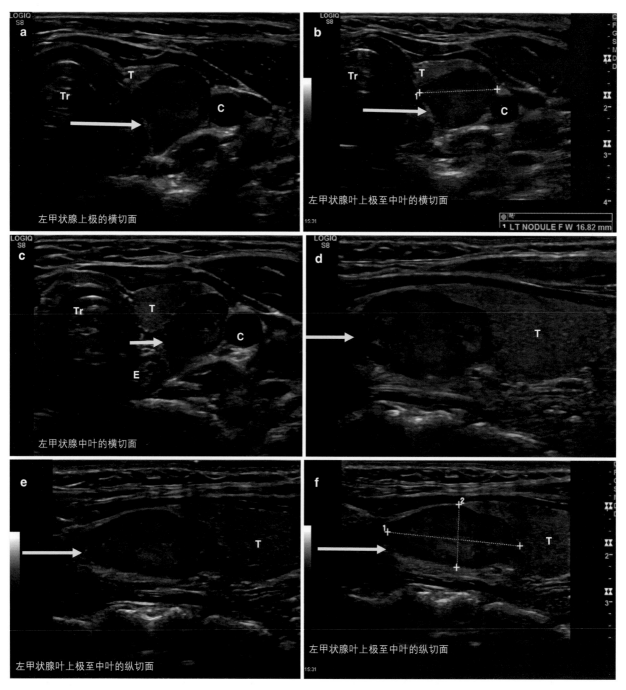

图 8.1 左上甲状旁腺腺瘤。a～g. 甲状旁腺超声显示左甲状腺叶上极内有一个界限清楚的实性低回声大的结节（箭头所示）。sestamibi 扫描结果为左侧甲状旁腺腺瘤。术中冰冻切片诊断和最终病理诊断一致。a. 左甲状腺叶上极横切面（T）。b. 上极至左甲状腺叶中部横切面。c. 左甲状腺叶中部横切面。d～f. 左甲状腺叶上极内侧至外侧纵切面。g. 彩色多普勒血流（纵向图）显示左侧甲状腺叶腺瘤周围的血流（箭头）。C，颈动脉；E，食管；Tr，气管。h～l. SPECT-CT 甲状旁腺扫描（SPECT-CT sestamibi）显示左侧甲状旁腺腺瘤（箭头所示）。h. 上排，在即时图像中，甲状腺左叶上半部水平的示踪剂活性增加。在其他地方，每侧叶内都有示踪剂。h. 中排，延迟 1 小时的图像显示甲状腺各叶轻度示踪剂清除，左叶上极水平活动持续增强。h. 下排，在 3 小时延迟成像中，甲状腺各叶有适当的示踪剂清除，左叶上极水平的活动持续增加，与甲状旁腺腺瘤相符。未发现异位示踪活性病灶。示踪剂可以在唾液腺、心肌和肝脏中被发现。i. CT、SPECT，以及 CT-SPECT 融合图。j. 矢状位 SPECT。k. 轴向 SPECT。l. 冠状 SPECT。在 2 小时 SPECT-CT 检查中，甲状腺各叶有进一步的示踪剂清除。左叶上半叶水平的示踪剂活性持续增强。未发现异位示踪活性病灶。在定位 CT 扫描中，甲状腺左叶上极水平有一个 1.54 cm × 1.1 cm 的非钙化软组织结节

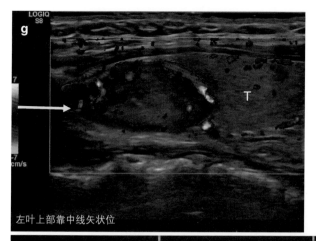

左叶上部靠中线矢状位

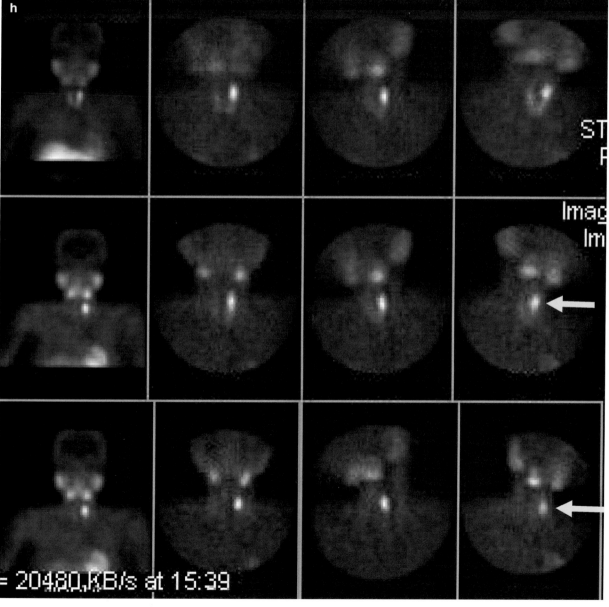

图8.1（续）

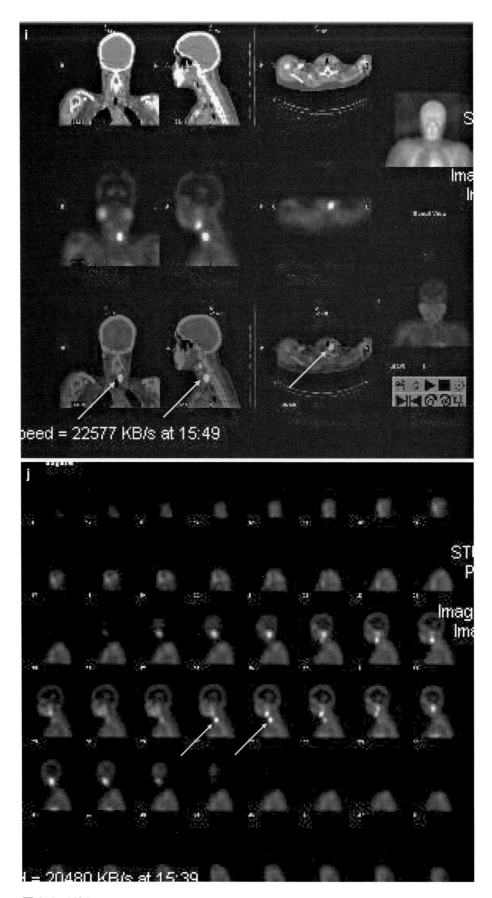

图 8.1 （续）

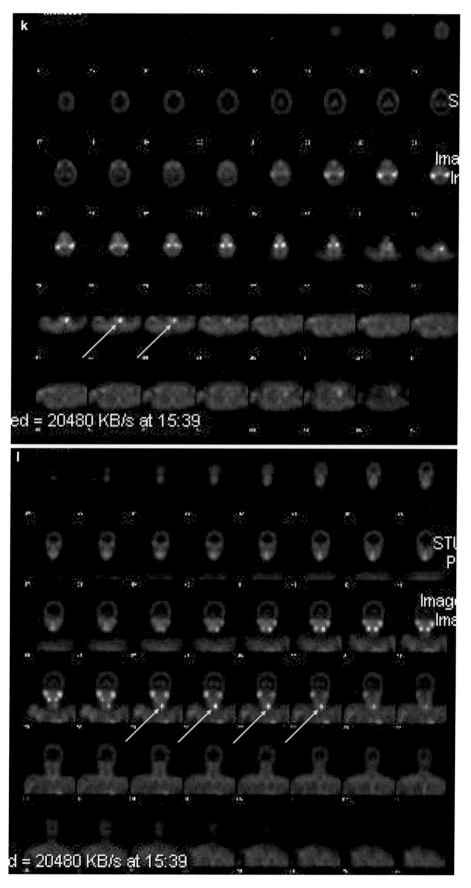

图8.1 (续)

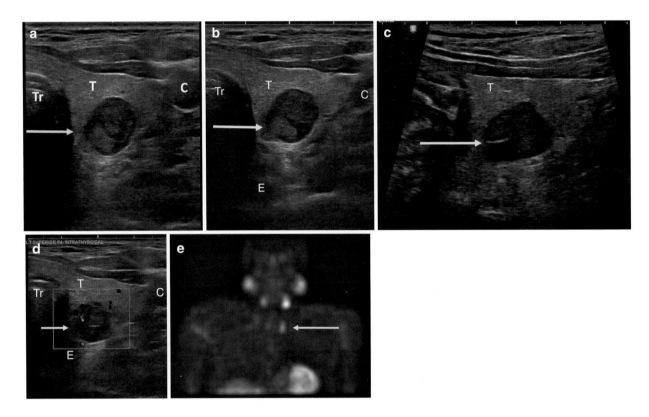

图 8.2　左上甲状腺内甲状旁腺腺瘤。a～d. 甲状旁腺超声显示左甲状腺叶上极内有一界限清楚的低回声实性结节（箭头所示）。sestamibi 扫描发现结果为左侧甲状旁腺腺瘤。a. 左甲状腺叶上极横切面（T）。b. 左甲状腺中叶上方横切面。c. 纵向视图示左侧甲状腺叶内侧、外侧、上极。d. 左上甲状腺内甲状旁腺腺瘤的彩色多普勒血流（横向图）（箭头所示），显示左侧甲状腺叶内腺瘤前部内侧的供血血管。C，颈动脉；E，食管；Tr，气管。e～j. SPECT-CT（SPECT-CT sestamibi）甲状旁腺扫描显示左侧甲状旁腺腺瘤（箭头）。在即时图像中，甲状腺没有增大。左叶中极内的示踪剂活性增加。未发现异位示踪活性病灶。在 1 小时延迟成像中，甲状腺的任何一叶都没有明显的示踪剂清除，在左叶的中极水平可见示踪剂活性持续增强的病灶。未发现异位示踪活性病灶。2 小时 SPECT-CT 检查（h. 轴向 SPECT 图像。i. 冠状图像。j. 矢状图）显示甲状腺每个叶的部分示踪剂清除，左叶中下极水平的示踪剂活性持续增强。未发现异位示踪活性病灶。在 3 小时延迟成像中，左叶中下极水平的示踪剂活性持续增强，与甲状旁腺腺瘤相符。示踪剂可以在唾液腺、心肌和肝脏中发现

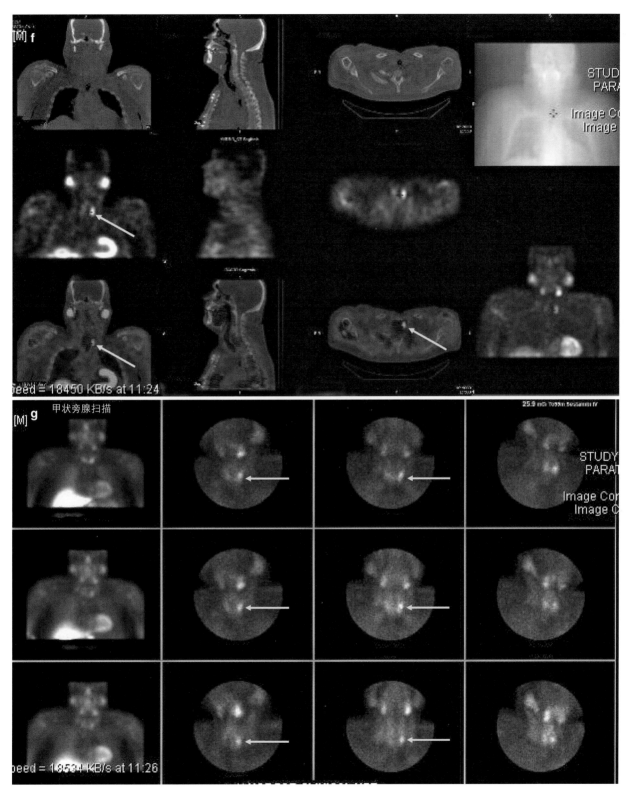

图8.2（续）

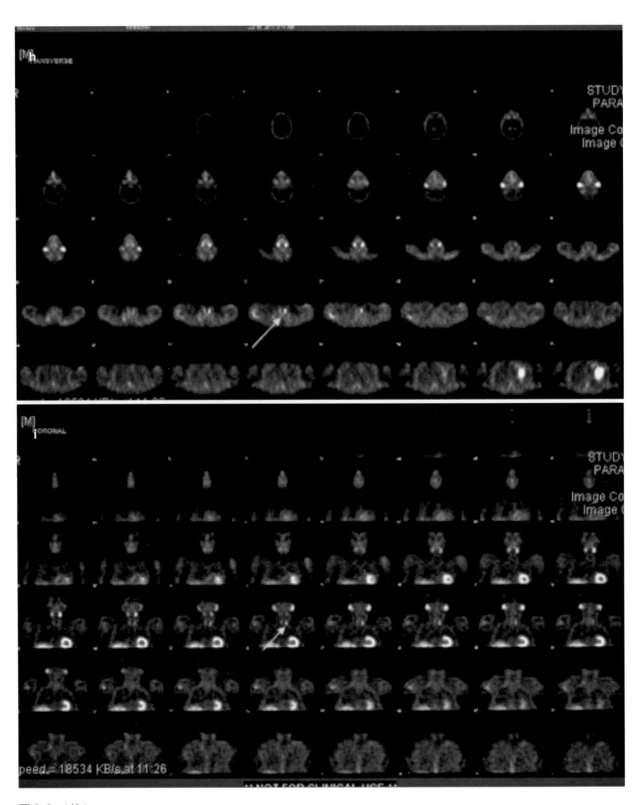

图 8.2 （续）

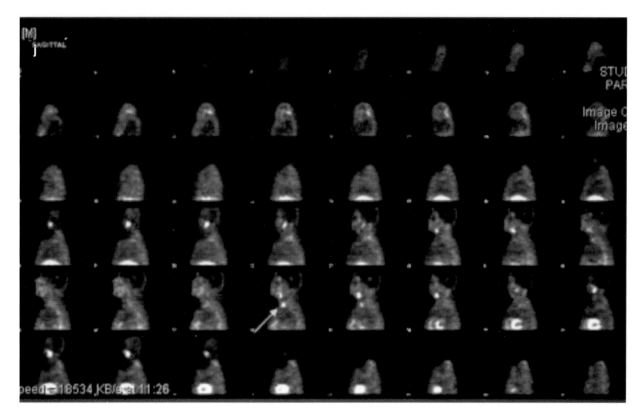

图 8.2 （续）

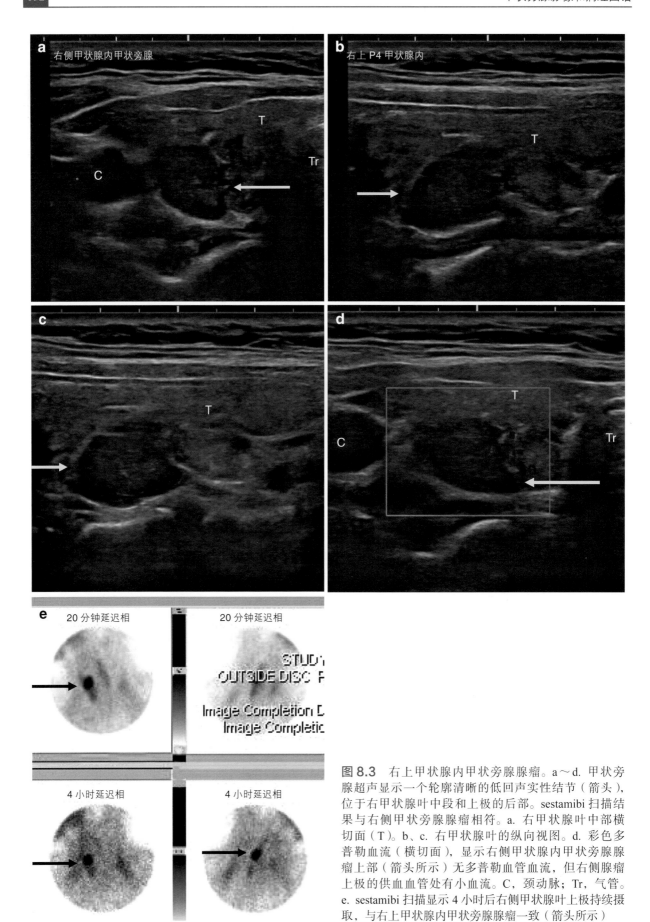

图 8.3 右上甲状腺内甲状旁腺腺瘤。a～d. 甲状旁腺超声显示一个轮廓清晰的低回声实性结节（箭头），位于右甲状腺叶中段和上极的后部。sestamibi 扫描结果与右侧甲状旁腺腺瘤相符。a. 右甲状腺叶中部横切面（T）。b、c. 右甲状腺叶的纵向视图。d. 彩色多普勒血流（横切面），显示右侧甲状腺内甲状旁腺腺瘤上部（箭头所示）无多普勒血管血流，但右侧腺瘤上极的供血血管处有小血流。C，颈动脉；Tr，气管。e. sestamibi 扫描显示 4 小时后右侧甲状腺叶上极持续摄取，与右上甲状腺内甲状旁腺腺瘤一致（箭头所示）

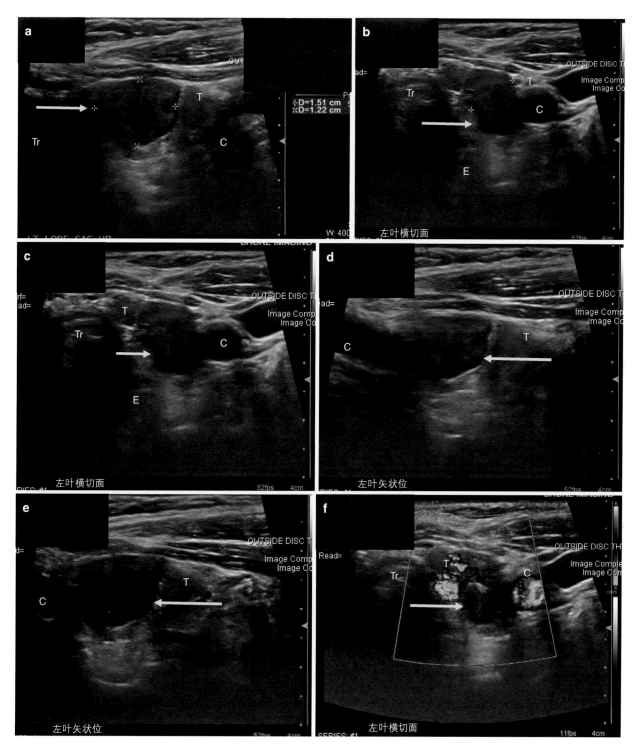

图8.4　左侧甲状腺内甲状旁腺腺瘤。a～g. 甲状旁腺超声显示左甲状腺叶下极内有一个大的轮廓清晰的低回声实性结节（箭头所示）。sestamibi扫描发现与左下甲状旁腺腺瘤相符。术中冰冻切片诊断以及最终病理诊断与甲状旁腺腺瘤一致。a. 左甲状腺叶中部（T），横切面。b、c. 甲状腺左叶下极横切面。d. 纵向观，横切面。e. 纵向观，中部。f、g. 彩色多普勒血流（横切面），显示左侧甲状旁腺腺瘤颈动脉（C）内的血流和供血血管内的小血流（箭头所示）。f. 横向观。g. 纵向观。E，食管；Tr，气管。h～l.　SPECT-CT甲状腺扫描（SPECT-CT sestamibi）。^{99m}Tc-MIBI扫描的即时图像（h、i）和延迟图像（j、k）显示左侧甲状旁腺腺瘤（箭头）。l. 经轴SPECT图像证实了这一发现（箭头）

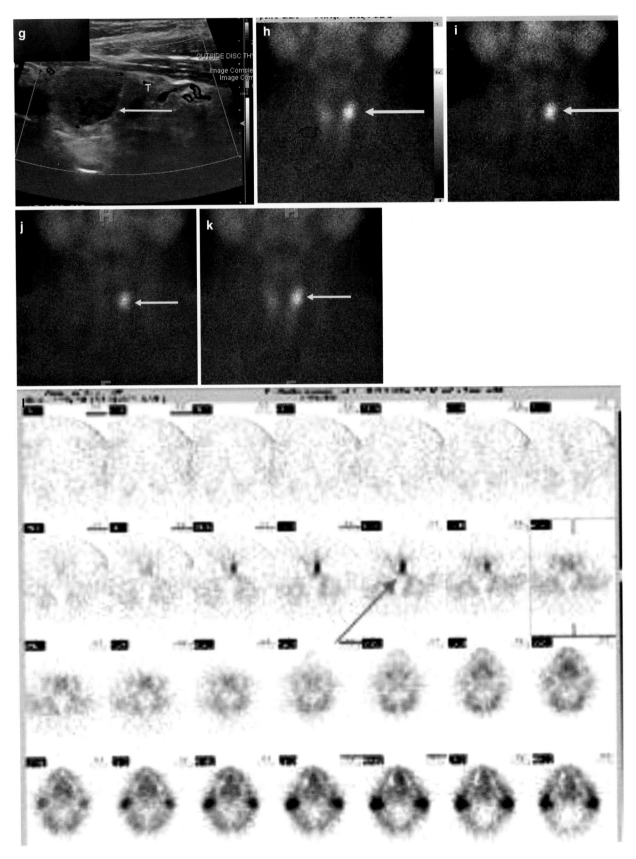

图 8.4 （续）

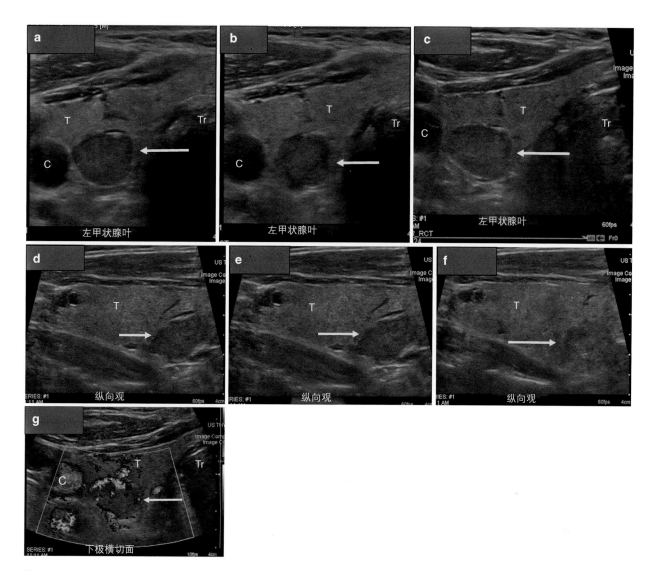

图 8.5　右侧甲状腺内甲状旁腺腺瘤。a～g. 甲状旁腺超声：右甲状腺叶下极内一个边界清、质硬均匀的低回声结节，大小为 1.37 cm×1.16 cm×1.02 cm。sestamibi 扫描发现与右侧甲状腺内甲状旁腺腺瘤相符。术中冰冻切片诊断和最终病理诊断与甲状旁腺腺瘤一致。a～c. 左甲状腺叶下极横切面。d～f. 纵向观。g. 彩色多普勒血流（横切面），显示右侧甲状旁腺腺瘤（箭头所示）。颈动脉（C）内可见血流，甲状旁腺腺瘤周围彩色多普勒血流增强，显示腺瘤内有小的供血血管流动。T，甲状腺叶；Tr，气管。h～l. 静态和 SPECT-CT ^{99m}Tc-MIBI 图像显示右侧甲状腺内甲状旁腺腺瘤（箭头所示）。静脉注射 24.7 mCi ^{99m}Tc-MIBI 后，获得了以颈部为中心的即时、1 小时和 3 小时延迟图像，以及使用小孔瞄准线的前部、LAO 和 RAO 投影。此外，在这些时候，在前部投影中获得了以颈和胸部为中心的静态平面图像。2 小时后，对颈部进行 SPECT-CT 检查。数据在矢状面（j）、冠状面（k）和横轴面（l）上重建。在即时图像中，甲状腺的右叶比左叶大。在每个下极的水平上都有示踪活性增加的焦点。右侧的摄取比左侧更明显，甲状腺峡部凸出。在 1 小时延迟成像中，甲状腺各叶的部分示踪剂清除，右叶下极水平的示踪剂活性持续增强。SPECT-CT 检查显示，甲状腺各叶下极水平的示踪剂活性增加，右叶下极的水平出现更为离散的病灶摄取。SPECT-CT 检查未发现异位示踪活性病灶。在 3 小时延迟成像中，甲状腺各叶均有示踪剂清除，右叶下极水平的示踪剂活性持续增强，与甲状旁腺腺瘤相符。未发现异位示踪活性病灶。示踪剂可以在唾液腺、心肌和肝脏中发现

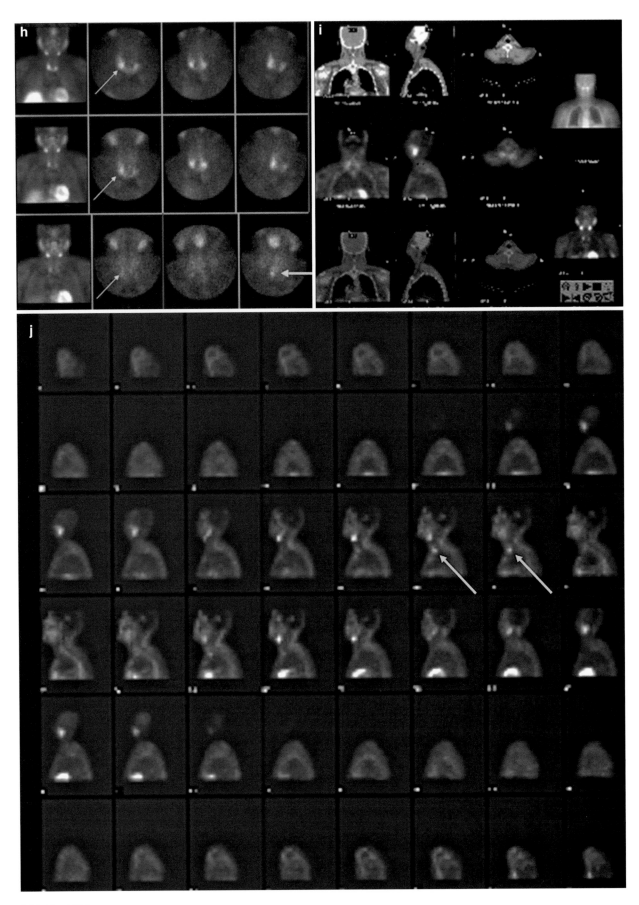

图 8.5 （续）

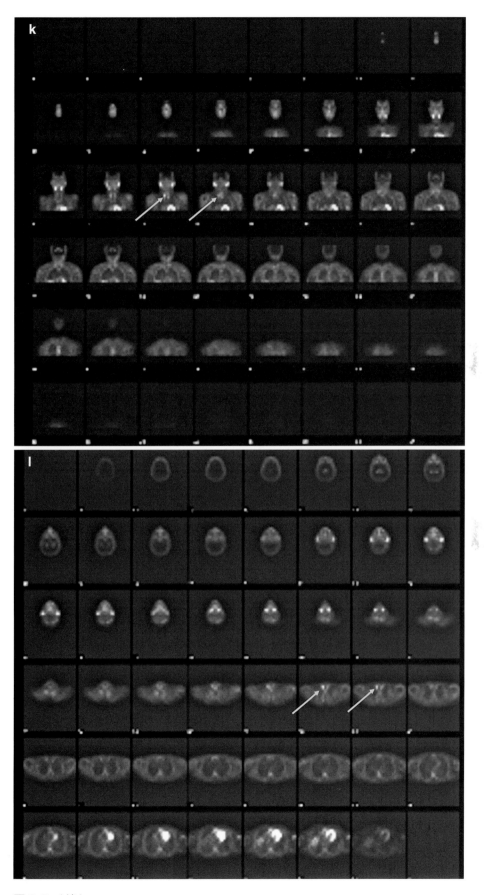

图8.5（续）

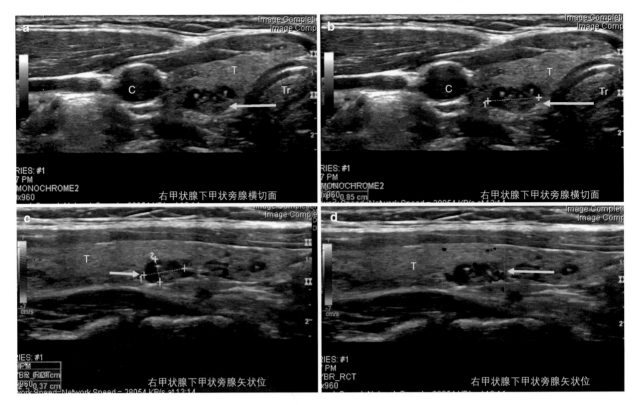

图 8.6 右侧甲状腺内甲状旁腺腺瘤。a～d. 甲状旁腺超声显示一个低回声实性结节（箭头），位于右甲状腺叶（T）中下极的后部。sestamibi 扫描发现与右侧甲状腺内甲状旁腺腺瘤相符。a、b. 右甲状腺叶的横切面。c. 甲状腺右叶的纵向视图。d. 彩色多普勒血流（纵向视图）显示腺瘤内有供血血管。C，颈动脉；Tr，气管。e～h. SPECT-CT（SPECT-CT sestamibi）甲状旁腺扫描，延迟视图上显示右侧甲状旁腺腺瘤（箭头）。在静脉注射 25.5 mCi ^{99m}Tc-MIBI 后，以标准方式进行甲状旁腺动态显像。使用小孔瞄准仪，在颈前、LAO 和 RAO 投影中获得以颈部为中心的即时、1 小时和 3 小时延迟图像。此外，在前部投影中获得了以颈部和胸部为中心的静态平面图像。2 小时后，进行以颈部和上胸部为中心的 SPECT-CT 检查。数据在矢状面（g）、冠状面（h）和横轴面重建。在即时图像上，在两侧叶的水平上没有示踪活性增加的离散病灶。延迟 1 小时的图像显示甲状腺各叶轻度示踪剂清除，右中极水平处活动增强。在 2 小时 SPECT-CT 检查中，甲状腺各叶有进一步的示踪剂清除，右叶水平有持续的摄取病灶。在 3 小时延迟成像中，与甲状旁腺腺瘤相容的甲状腺右叶内有一个持续的示踪剂滞留病灶。未发现异位示踪活性病灶。示踪剂可以在唾液腺、心肌和肝脏中被鉴定。患者左肩假体继发放射缺陷。动态扫描发现与超声波发现相对应

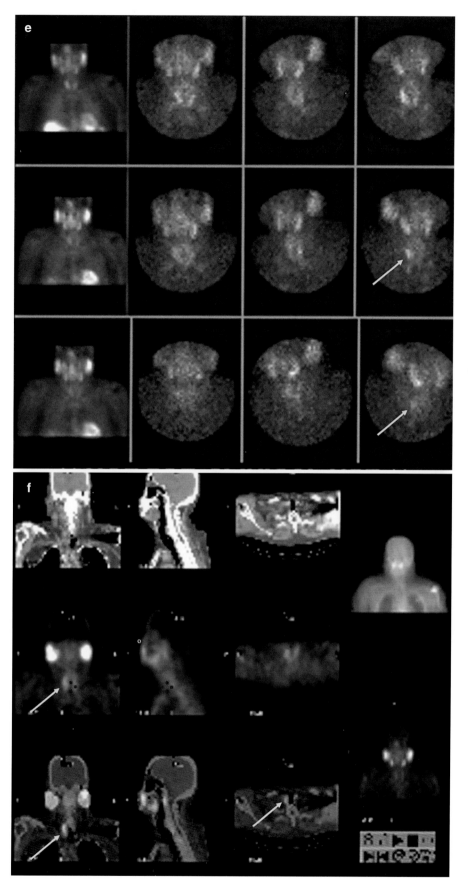

图8.6 （续）

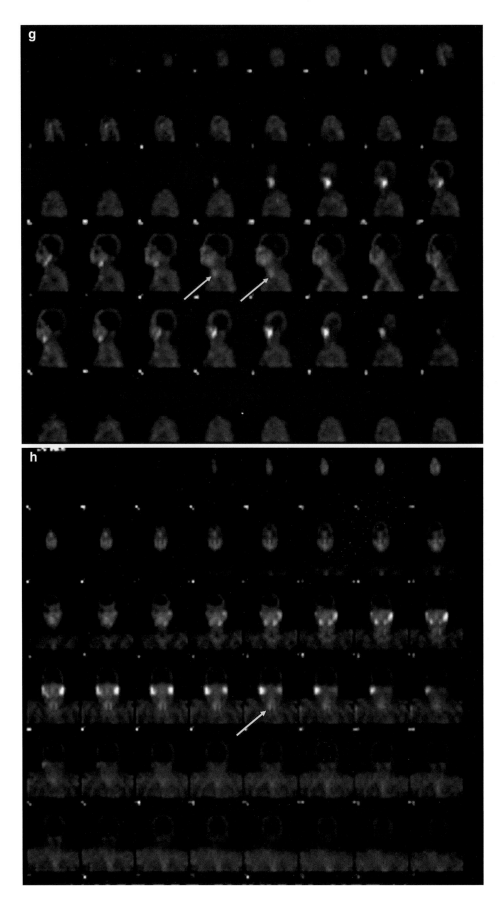

图 8.6（续）

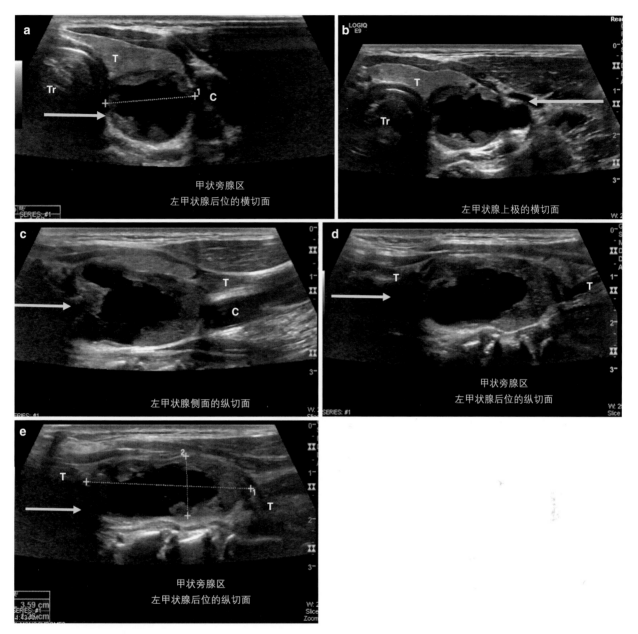

图8.7　左侧甲状腺上旁腺。a～g. 甲状旁腺超声显示一个 3.59 cm×1.26 cm×1.83 cm 的大结节，中央有一个囊性成分，周围有一个低回声的组织。sestamibi 扫描发现与甲状旁腺囊性腺瘤相符。a. 横切面，左甲状腺叶中部（T）。b. 左甲状腺叶下极横切面。c～e. 纵向观。f、g. 彩色多普勒血流显示左侧囊性甲状旁腺腺瘤周围实性边缘内血管增生（箭头所示）。f. 横向视图。g. 纵向视图。C，颈动脉；Tr，气管。h～l. 用 SPECT-CT（SPECT-CT sestamibi）进行甲状旁腺扫描，记录左侧甲状旁腺腺瘤（箭头所示）。静脉注射 25.9 mCi ^{99m}Tc-MIBI 后，以标准方式进行甲状旁腺动态显像。使用针孔准直技术，在颈前、LAO 和 RAO 投影中获得以颈部为中心的即时、1 小时和 3 小时延迟图像。此外，在这些时候，在前部投影中获得了以颈部和胸部为中心的静态平面图像。2 小时后，进行以颈部和上胸部为中心的 SPECT-CT 检查（j. 矢状位。k. 冠状面。l. 轴向视图）。即时图像显示，左甲状腺大部分甲状腺叶内的示踪剂摄取增加，并有一个轻微的中央放射区缺陷。在 1 小时延迟的图像中，每个叶都有示踪剂清除，左侧叶水平的示踪剂活性持续增加，伴有轻微的放射区缺陷。在 2 小时 SPECT-CT 检查中，左叶水平可见持续的示踪剂摄取。未发现异位示踪活性病灶。异常活动与定位 CT 扫描甲状腺左叶水平的低密度病变相对应。在 3 小时延迟的图像中，左叶水平有持续的示踪剂活性，有一个小的中央放射区缺陷。示踪剂可以在唾液腺、心肌和肝脏中发现。动态扫描发现与超声上发现的中央大囊性成分的异常相对应

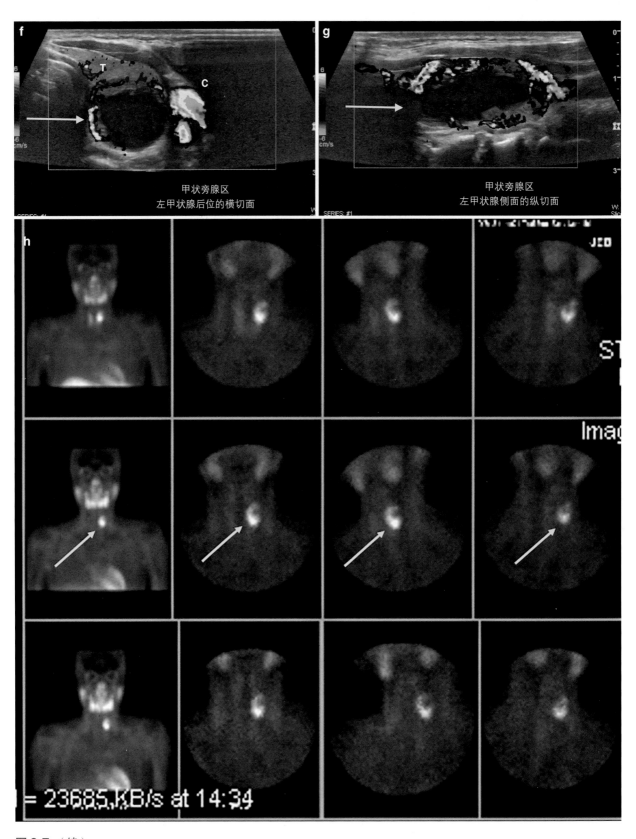

甲状旁腺区
左甲状腺后位的横切面

甲状旁腺区
左甲状腺侧面的纵切面

图 8.7（续）

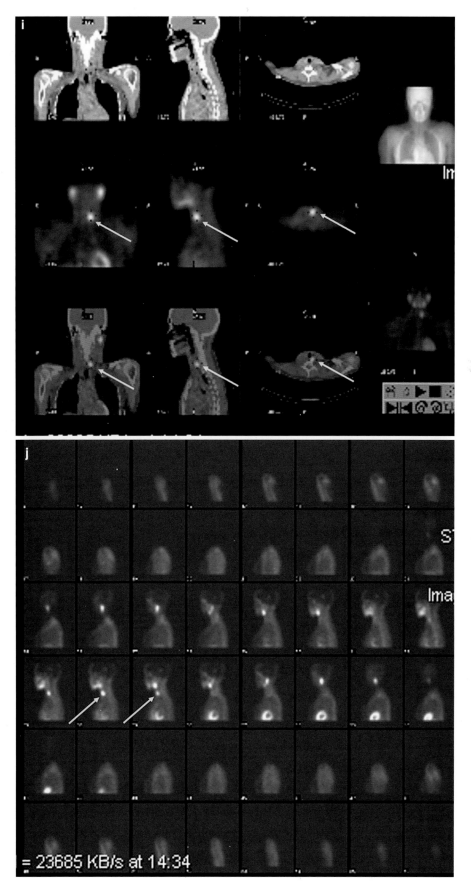

图8.7（续）

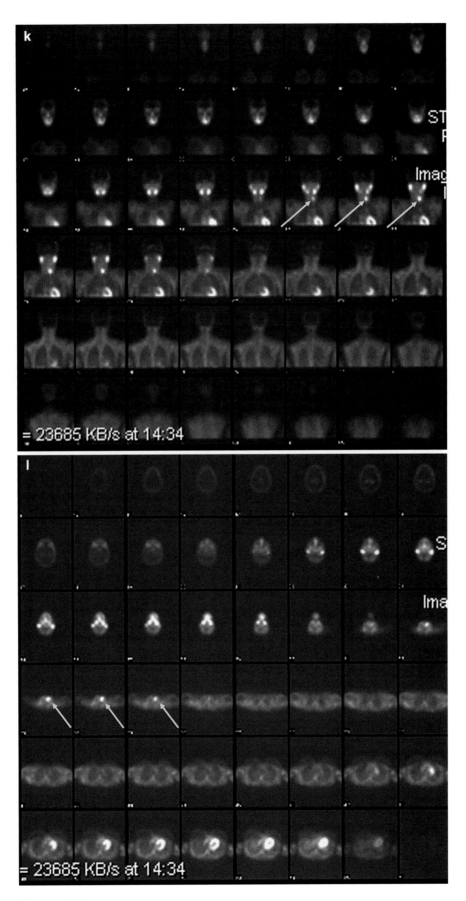

图 8.7（续）

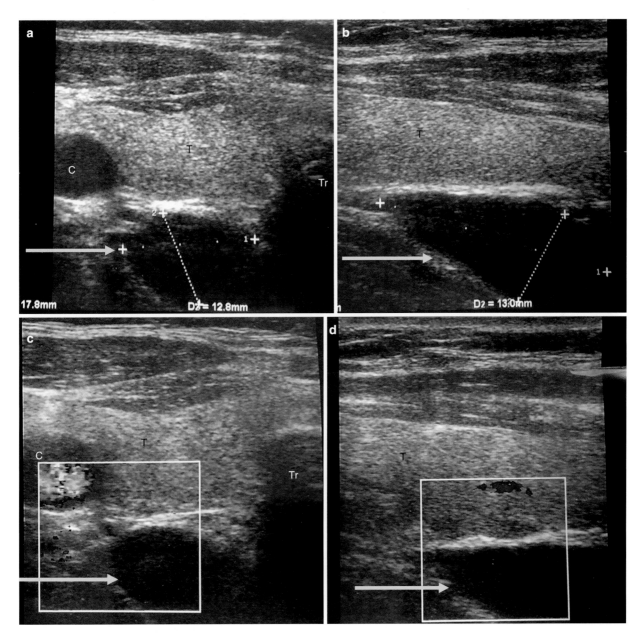

图8.8 右侧上囊性甲状旁腺腺瘤。a~d. 甲状旁腺超声显示右甲状腺叶（T）上极后方有一个大的、界限清楚的囊性低回声肿块。肿块呈黑色，类似充满液体的囊肿或颈动脉（C）。实性甲状旁腺腺瘤呈低回声状态，但不如囊肿那样黑。由于其体积较大，似乎从甲状腺上极下降至甲状腺下极，并在下水平甲状旁腺，与右侧下降的甲状旁腺腺瘤一致。sestamibi扫描发现与右侧囊性甲状旁腺腺瘤相符。a. 横向视图。b. 纵向视图。c、d. 彩色多普勒血流研究显示，与颈动脉内的血流相比，右侧上囊性甲状旁腺腺瘤（箭头所示）腺瘤内无多普勒血流。c. 横向视图。d. 纵向视图。Tr，气管。e. 甲状腺 sestamibi 扫描。在即时图像上（上排），甲状腺内有均匀的摄取。在 1 小时延迟图像（中间一排）中，右叶下极有一个保留示踪活性的细微焦点，这在 LAO 视图上最为清晰（箭头）。3 小时延迟图像（最下面一排）显示甲状腺的示踪剂被适当清除。甲状腺右叶下极有一些微小的摄取。然而，这里的活性很低，在即时和 1 小时的胶片上没有发现明显异常。这种外观并不特殊，不是典型的甲状旁腺腺瘤。然而，在 3 小时延迟成像的前视图、RAO 和 LAO 上，在甲状腺右叶下极水平（箭头所示）有一个持续的示踪活性焦点，与甲状旁腺腺瘤相匹配

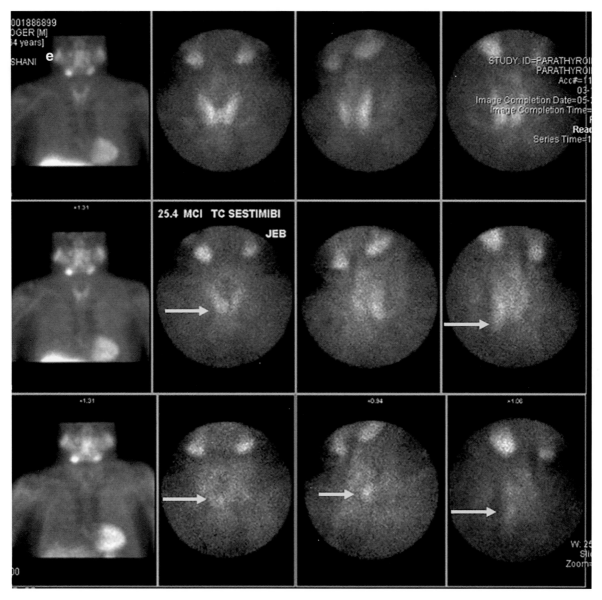

图 8.8（续）

● 推荐阅读 ●

Arora S, Balash PR, Yoo J, Smith GS, Prinz RA. Benefits of surgeon-performed ultrasound for primary hyperparathyroidism. Langenbeck's Arch Surg. 2009; 394(5): 861–7.

Deutmeyer C, Weingarten M, Doyle M, Carneiro-Pla D. Case series of targeted parathyroidectomy with surgeon-performed ultrasonography as the only preoperative imaging study. Surgery. 2011; 150(6): 1153–60.

Devcic Z, Jeffrey RB, Kamaya A, Desser TS. The elusive parathyroid adenoma: techniques for detection. Ultrasound Q. 2013; 29(3): 179–87.

Johnson NA, Carty SE, Tublin ME. Parathyroid imaging. Radiol Clin N Am. 2011; 49(3): 489– 509.Vi

Kamaya A, Quon A, Jeffrey RB. Sonography of the abnormal parathyroid gland. Ultrasound Q. 2006; 22(4): 253–62. Review.

Mazeh H, Kouniavsky G, Schneider DF, Makris KI, Sippel RS, Dackiw AP, Chen H, Zeiger MA. Intrathyroidal parathyroid glands: small, but mighty (a Napoleon phenomenon). Surgery. 2012; 152(6): 1193–200.

Papavramidis TS, Chorti A, Pliakos I, Panidis S, Michalopoulos A. Parathyroid cysts: a review of 359 patients reported in the international literature. Medicine (Baltimore). 2018; 97(28): e11399.

Sahli ZT, Karipineni F, Zeiger MA. A garden of parathyroid adenomas. BMJ Case Rep. 2017; 2017. pii: bcr-2017-221130.

Slough CM, Kamani D, Randolph GW. In-office ultrasonographic evaluation of neck masses/thyroid nodules. Otolaryngol Clin N Am.2019; 52(3): 559–75.

Yabuta T, Tsushima Y, Masuoka H, Tomoda C, Fukushima M, Kihara M, et al. Ultrasonographic features of intrathyroidal parathyroid adenoma causing primary hyperparathyroidism. Endocr J. 2011; 58(11): 989–94.

甲状旁腺癌的影像学检查
Imaging of the Parathyroid Carcinoma

Alexander L. Shifrin, Pritinder K. Thind, Hubert H. Chuang, and Nancy D. Perrier

甲状旁腺癌是一种罕见的甲状旁腺恶性肿瘤，占原发性甲状旁腺功能亢进症患者的 0.5% ～ 1%。由于其罕见，故很难确诊。患者的血清钙水平通常高于 14 ～ 16 mg/dL，而血清甲状旁腺激素水平则比正常范围高 10 ～ 15 倍。甲状旁腺癌患者的 5 年生存率为 78% ～ 85%，10 年生存率为 49% ～ 70%。目前还没有好的影像学研究可以明确诊断甲状旁腺癌，但一些影像学方法，如超声和 CT 扫描，对疑似诊断为甲状旁腺癌的患者的初步评估是有帮助的。sestamibi 扫描也可以帮助定位。本章介绍了 3 例术前疑似甲状旁腺癌的影像学研究，这些病例经术中和术后病理评估证实为甲状旁腺癌（图 9.1 ～ 图 9.3 ）。

A. L. Shifrin (⊠)
Department of Surgery, Jersey Shore University Medical Center, Neptune, NJ, USA

P. K. Thind
University Radiology Group, New Brunswick, NJ, USA

Jersey Shore University Medical Center, Department of Radiology, Neptune, NJ, USA

H. H. Chuang
Department of Nuclear Medicine, University of Texas, The University of Texas MD Anderson Cancer Center, Houston, TX, USA

N. D. Perrier
Department of Surgical Oncology, The University of Texas MD Anderson Cancer Center, Houston, TX, USA

© Springer Nature Switzerland AG 2020
A. L. Shifrin et al. (eds.), *Atlas of Parathyroid Imaging and Pathology*, https://doi.org/10.1007/978-3-030-40959-3_9

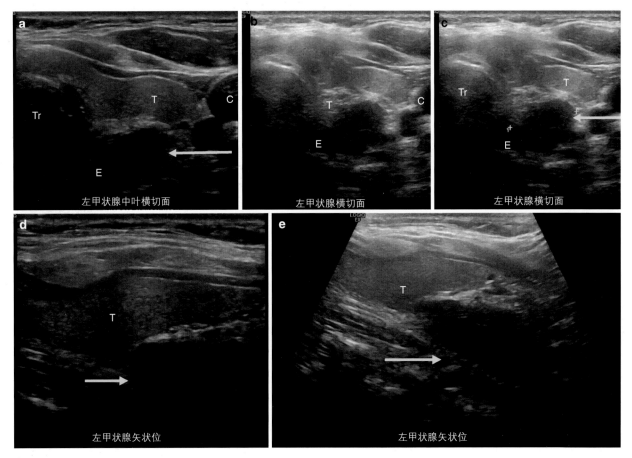

图 9.1 a～j. 甲状旁腺超声。左侧甲状上旁腺癌（箭头）。位于左甲状腺叶（T）上极后方的巨大、实性、低回声肿块（3.7 cm×2.1 cm×1.9 cm），边缘厚而高回声，边缘不规则，紧密附着于左甲状腺叶的后部，与食管壁界限不清（E）。术前，患者钙水平升高至 14～15 mg/dL（正常，8.5～10.2 mg/dL），甲状旁腺激素水平升高至 536 pg/mL（正常，14～64 pg/mL）。在手术探查中，肿块似乎已侵入食管壁浅层、喉返神经和甲状腺叶浅层。a. 横切面，左甲状腺叶中部。b. 横切面，左甲状腺叶中上极。c. 横切面，左甲状腺叶上极。d～g. 纵切面。h～j. 超声多普勒血流检查显示甲状旁腺腺瘤内无血流，肿块下侧有周围血管，颈动脉内有血流（C）。h. 超声多普勒血流检查横切面。i、j. 超声多普勒血流检查纵切面。C，颈动脉；Tr，气管。k～p. sestamibi 扫描。在静脉注射 26.1 mCi ^{99m}Tc-sestamibi 后，以标准方式进行甲状旁腺闪烁扫描。得到以颈部为中心，即刻、1 小时和 3 小时的延迟图像。使用针孔准直法获得 LAO 和 RAO 投影。此外，在此期间，还以颈部和胸部为中心，通过前投影获得静态平面图像。2 小时后，进行以颈部和上胸部为中心的 SPECT-CT 检查。在冠状面（n）、矢状面（o）和横轴面（p）对数据进行重新格式化。在即时图像上（k，最上面一行），甲状腺没有肿大。但与右侧相比，左甲状腺叶（特别是下 2/3）的活动持续不对称增加。在 1 小时延迟图像上（k，中排），甲状腺各叶的示踪剂清除最小，但左侧甲状腺叶（尤其是下 2/3）的活动度与右侧相比持续不对称地增高。在 2 小时 SPECT-CT 检查（l～p）中，甲状腺各叶示踪剂进一步清除，但左甲状腺叶下 2/3（箭头）处的示踪剂活性持续呈增强状态。l、m. 描绘的是 CT 融合图像，显示左甲状腺叶（L）下 2/3 处的示踪剂活性持续增高（箭头）。在延迟 3 小时的图像上（k，最下面一行），甲状腺各叶都有充分的示踪剂冲洗，左甲状腺下叶 2/3 的水平有持续摄取（箭头）。未发现异位示踪剂活动灶。在唾液腺、心肌和肝脏中发现了生理性示踪剂活性

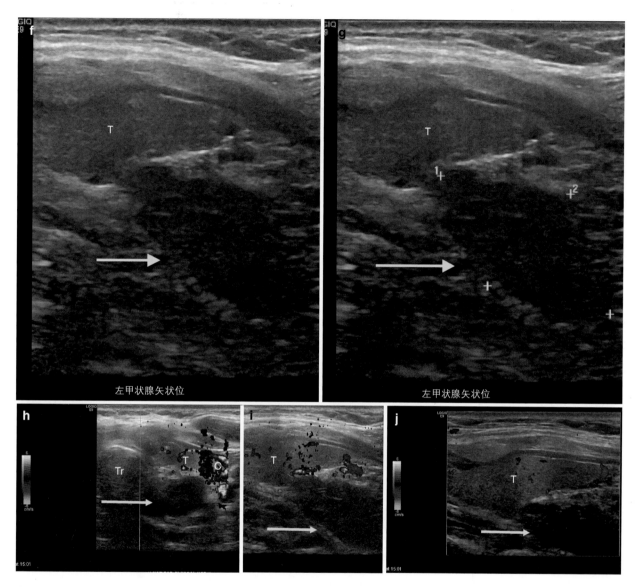

图9.1（续）

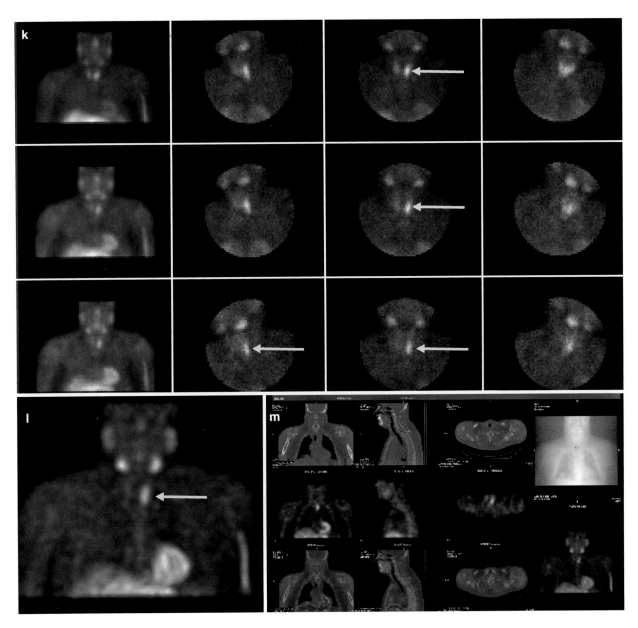

图 9.1 （续）

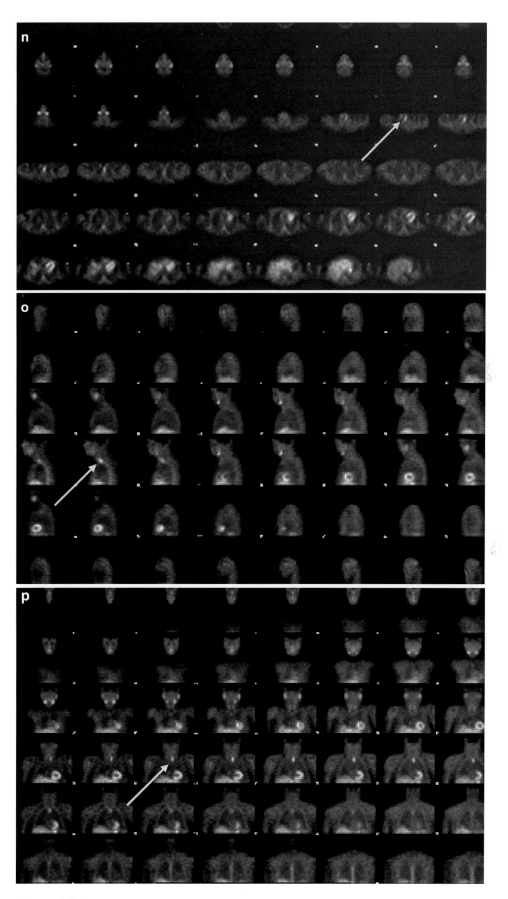

图9.1（续）

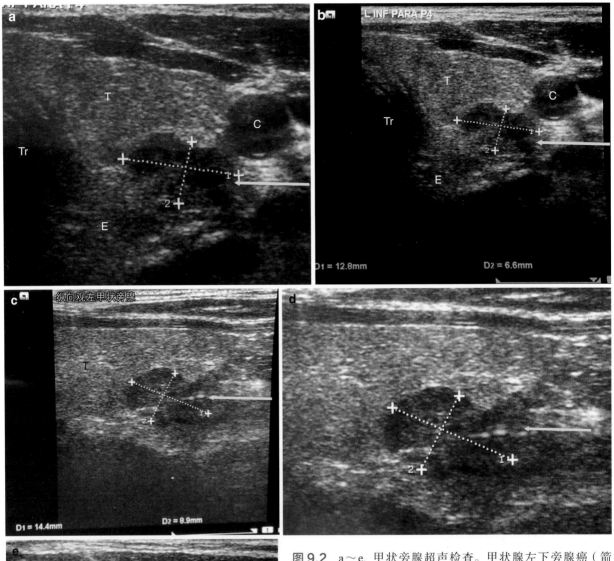

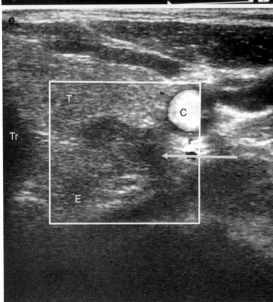

图 9.2　a～e. 甲状旁腺超声检查。甲状腺左下旁腺癌（箭头所示）。左甲状腺叶下极（T）后部局部为小（1.4 cm×0.89 cm×0.65 cm）实性低回声肿块，边缘不规则，呈浸润样。由于侵犯周围结构，如食管（E），后侧边缘难以区分。手术探查时，肿物似乎侵犯了食管壁浅表肌层，并侵犯甲状腺左叶。冷冻和常规病理切片都显示甲状旁腺癌。患者行甲状腺左叶及食管浅层肿瘤整体切除，随访 6 年以上无症状。a、b. 超声、横切面。c、d. 超声、纵向视图。e. 超声、多普勒血流检查显示甲状旁腺癌内无血流，左侧颈总动脉内有血流（C）气管。f. sestamibi 扫描。在静脉注射 25.6 mCi ⁹⁹ᵐTc-sestamibi 后，以标准方式进行甲状旁腺闪烁检查。使用针孔准直法在前方、LAO 和 RAO 投影中获得以颈部为中心的即时、1 小时和 3 小时延迟图像。此外，在这些时间段，还通过前方投影获得了以颈部和胸部为中心的静态平面图像。在即时图像上（f, 最上面一行），甲状腺没有肿大。在左叶下极水平有一个示踪剂活性增加的病灶（箭头）。在 1 小时图像上（f, 中排），甲状腺中的放射性药物被部分冲洗。在左侧甲状腺叶下极水平有一个持续的示踪剂活性增高灶（箭头）。在 3 小时延迟图像上（f, 下行），甲状腺左叶下极处有一个持续示踪剂活动灶（箭头）。未发现异位示踪剂活动灶。唾液腺、心肌和肝脏可视部分均有生理性示踪剂活动

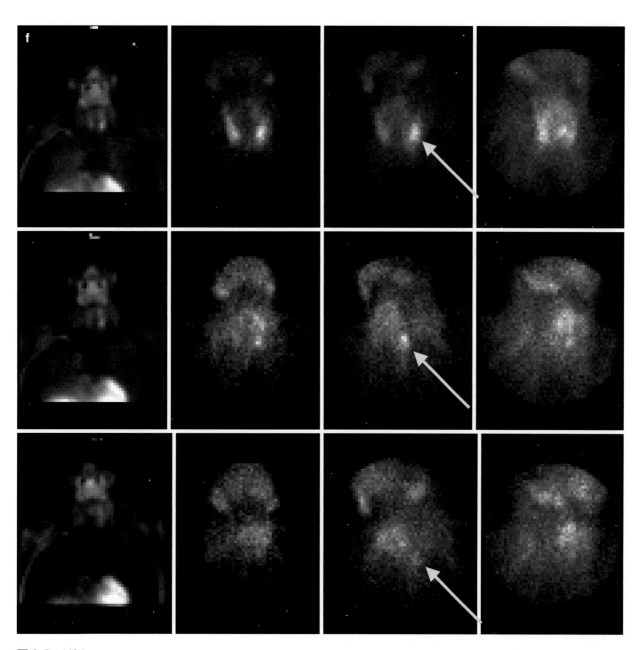

图9.2（续）

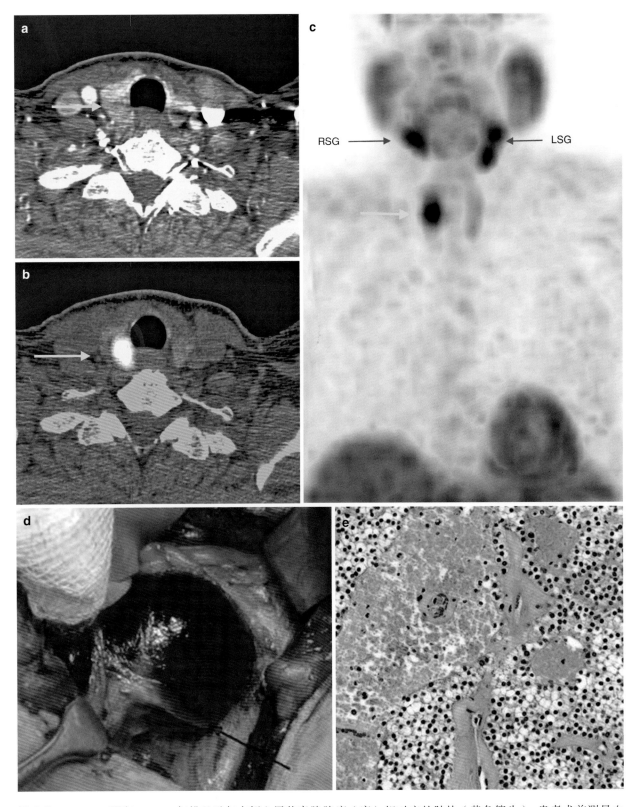

图 9.3 a. 4DCT 研究。4DCT 扫描显示与右侧上甲状旁腺腺瘤（癌）相对应的肿块（黄色箭头）。患者术前测量血钙为 10.9 mg/dL，白蛋白为 4.4 g/dL，甲状旁腺激素水平（PTH）为 167 pg/mL。b、c. sestamibi SPECT-CT 扫描。SPECT-CT（b）和 MIP 图像（c）的融合图像显示，右侧上甲状旁腺水平的摄取与甲状旁腺癌一致（黄色箭头）。偶然发现左侧颌下腺唾液腺（LSG）呈分叶状。RSG，右侧颌下腺；LSG，左侧颌下腺。d、e. 病理学。甲状旁腺癌的大体和显微图像。d. 甲状旁腺癌大体图像，2.0 cm，重 1.6 g，侵犯喉返神经（箭头）。癌肿与肌肉和甲状腺粘连，但未发现大面积侵犯。e. 有淋巴管侵犯和软组织扩展的甲状旁腺癌显微图像。H&E，放大 100 倍

推荐阅读

Al-Kurd A, Mekel M, Mazeh H. Parathyroid carcinoma. Surg Oncol. 2014; 23: 107–14.

Asare EA, Sturgeon C, Winchester DJ, Liu L, Palis B, Perrier ND, et al. Parathyroid carcinoma: an update on treatment outcomes and prognostic factors from the National Cancer Data Base（NCDB）. Ann Surg Oncol. 2015; 22: 3990–5.

Mohebati A, Shaha A, Shah J. Parathyroid carcinoma: challenges in diagnosis and treatment. Hematol Oncol Clin North Am. 2012; 26: 1221–38

Shifrin A, LiVolsi V, Zheng M, Erler B, Matulewicz T, Davis J, et al. Primary and metastatic parathyroid malignancies: a rare or under diagnosed condition? J Clin Endocrinol Metab. 2015; 100: E478–81.

Shifrin AL, LiVolsi VA, Zheng M, Lann DE, Fomin S, Naylor EC, et al. Neuroendocrine thymic carcinoma metastatic to the parathyroid gland that was reimplanted into the forearm in patient with multiple endocrine neoplasia type 1 syndrome: a challenging management dilemma. Endocr Pract. 2013; 19: e163–7.

第 4 部分

甲状旁腺颈部 CT 扫描

CT Scan of the Neck in Evaluation of Parathyroid Glands

开展成像研究

Motivation for Imaging Studies

L. Daniel Neistadt

第 **10** 章

单发腺体病变

在无创定位指导下进行微创甲状旁腺切除术已成为原发性甲状旁腺功能亢进症的标准手术方法。大约 80% 的情况下，原发性甲状旁腺功能亢进症是由单个甲状旁腺腺瘤引起的，因此，筛查研究准确识别通常会实现预期的有限手术，并通过术中甲状旁腺激素水平的下降来证实手术效果。如果术中甲状旁腺激素不下降，可转为 4 个腺体探查。如果诊断（或高度怀疑）多腺疾病，或者所有检查结果均为阴性，则计划进行 4 个腺体探查[1]。如果诊断出纵隔腺瘤且颈部未发现肿大甲状旁腺，则在颈部探查之前进行纵隔手术。

超声、^{99m}Tc-MIBI 扫描、增强 CT 扫描和 MRI 是可用于评估临床诊断为原发性甲状旁腺功能亢进症的患者的无创检查方式。甲状旁腺检查只应用于手术规划目的，不应为诊断甲状旁腺功能亢进症而进行。通常需要两种检查方式一致，因为这样的组合会提高定位成功率。

甲状旁腺切除术失败时需要相同的检查来指导手术方式，还会增加更具侵入性的放射学检查（血管造影或选择性静脉取样）。在这种情况下，需要两项检查一致。

多腺体病变

需要进行 4 个腺体探查的多腺体疾病通常是由于增生引起的，大约 15% 的原发性甲状旁腺功能亢进症患者会出现这种情况。同时发现 2 个腺瘤的比例约为 5%。在患有增生症的人群中，约 30% 有遗传性或家族性疾病（家族性甲状旁腺功能亢进症或 MEN1 综合征）。所有诊断方法在确定多腺体疾病方面的准确性通常低于对单个腺瘤的识别。计划中的单腺体切除手术的失败最终将转变为 4 个腺体的探查。

值得注意的是，切除单个增大的甲状旁腺可能会导致术中甲状旁腺激素水平降至正常（在大多数研究中意味着是单个腺瘤），但甲状旁腺功能亢进症可能仅在几年内复发，表明该病实际上是多腺体病变，通常是原发性增生，而异常的腺

L. D. Neistadt (✉)
Lenox Hill Radiology, Manhattan Diagnostic Radiology,
New York, NY, USA

© Springer Nature Switzerland AG 2020
A. L. Shifrin et al. (eds.), *Atlas of Parathyroid Imaging and Pathology*, https://doi.org/10.1007/978-3-030-40959-3_10

体并不总是同时活跃。

异位腺体

确定增生甲状旁腺异位位置（发生的概率高达 20%[2]）是规划手术方法的最有帮助的发现。术前确定可能的异位腺体位置是有价值的，即使最初的计划是四腺体探查也是如此。当第 4 个腺体位于从颈部入路难以触及的纵隔位置时，通过将探查方向引导至颈部和上纵隔上部的困难区域，或通过在 3 个腺体鉴别后结束探查，可以缩短手术时间。

尸检系列显示，在 3%～5% 的病例中，在远离 4 个已确定的腺体的位置存在一个多余的腺体（或极少数情况下，超过 5 个的腺体）[3, 4]。

诊断性术语

腺瘤和增生性病变的微观病理区别尚不明确。当明显表现出富含脂肪的正常甲状旁腺组织边缘被异常的高细胞甲状旁腺推移，但许多腺瘤可能没有这种可识别的正常组织残余。放射学描述最好是标记为"增大的腺体"，而不是"腺瘤"。将增大的腺体称为"腺瘤"是一种解释性最佳的猜测，只有通过手术和长期随访才能得到证实。在报告中使用简单、简短的"腺瘤"描述是方便的，但始终要了解这是一个最佳猜测。

甲氧基异丁基异腈

^{99m}Tc-MIBI 扫描通常与超声检查相结合，在大多数地区一直是常规的一线筛查。这就是本书第 1 部分和第 2 部分所采用的方法。

■ 放射性核素摄取机制

Tc 标记的甲氧基异丁基异腈黏附在线粒体上，线粒体在甲状旁腺嗜酸性细胞中大量存在，但在产生甲状旁腺激素的主细胞中则较少。摄取 Tc 标记的甲氧基异丁基异腈是有灌注的甲状旁腺组织和目标组织中嗜酸性细胞数量和代谢活性的函数。该检查对增生的敏感性较差，因为通常增生几乎完全是主细胞。

■ 影像学

增大的甲状旁腺或腺瘤被标记为图像上的热点。对于低活性背景下的孤立热点，核医学技术固有的低分辨率不会严重降低灵敏度。这种热点成像的主要问题是将甲状旁腺腺瘤与邻近也吸收了放射性核素的甲状腺组织和甲状腺结节分开。在上颈部，正常的唾液腺摄取可能会掩盖未下降的甲状旁腺腺瘤。

■ 处理甲状腺活性

通过给予甲状腺特异性试剂（^{123}I 或高锝酸盐）（双示踪技术）可以从图像中减去甲状腺组织摄取。在某些研究中，通过双同位素减法技术使用针孔相机成像来提高空间分辨率，可产生最佳精度。

在双相扫描技术中，延迟 2～3 小时的扫描可通过利用通常甲状旁腺比正常甲状腺组织对甲氧基异丁基异腈更慢洗脱率来识别甲状旁腺组织。甲状腺活性导致的持续热点效应洗脱可识别甲状旁腺组织，并且不受该技术低分辨率的限制。如果由于桥本甲状腺炎或嗜甲性甲状腺结节导致甲状腺组织洗脱缓慢，这项技术就不起作用。此外，10%～15% 的甲状旁腺腺瘤没有延迟洗脱[5]。大多数增生性腺体不会发生缓慢洗脱。这种处理甲状腺组织的双相技术比双示踪技术更常用，因为它在技术上更简单，耗时更少。可同时使用这两种技术。

■ 异位性甲状旁腺活性

当甲状旁腺靶标异位并且与甲状腺完全分离时，识别要容易得多，并且可能在早期甲状旁腺组织的摄取最大时鉴别出来。

■ sestamibi 扫描研究的价值

当腺瘤大于 500 mg 时，甲状旁腺腺瘤的识别率可达 90%，但对于较小的腺瘤，约为 50% 或更低。

放射性核素的定位仅指向一个区域；除非使用足够强大的 CT 技术，SPECT-CT 协议进行研究以提供诊断 CT 图像，否则外科医师无法获得解剖结构的详细信息。高质量的 CT 图像是通过与最先进的伽马相机链接的 16 层 CT 扫描仪获得的。使用高质量的 SPECT-CT，即使没有碘对比剂，也可以获得甲状腺和甲状旁腺的空间分离。

通常添加超声以获得良好的解剖细节，尽管它通常不会提供像 CT 扫描图像那样清晰的解剖参考点。

超声

超声是所有甲状旁腺筛查中安全且经济的常规方法，并且在 ^{99m}Tc-MIBI 扫描或 CT 扫描的指导下非常敏感。经验丰富的超声科医师可能会发现或证实 80%～90% 的甲状旁腺增大，但是放射科超声部门的大多数超声检查师没有足够的经验（以及放射科医师的反馈）来发现病变；准确性非常低。由具有超声经验的甲状旁腺外科医师进行的超声检查非常好，并且可能与最好的放射学超声检查师的水平相匹配[6]。

CT 扫描

对比 CT 扫描，特别是使用 4D 技术，在过去 10 年中已发展为一种高度准确的方式。当由经验丰富的放射科医师执行时，它已取代 ^{99m}Tc-MIBI 扫描作为首选方法。Hoang 等人在一篇论文中详细介绍了该技术[7]。

该技术与超声检查的常规配对是本书本部分内容中使用的筛查方法。

● 参考文献 ●

[1] Wilhelm SM, Wang TS, Ruan DT, Lee JA, Asa SL, Duh QY, et al. The American Association of Endocrine Surgeons guidelines for definitive management of primary hyperparathyroidism. JAMA Surg. 2016; 151: 959–68. https://doi.org/10.1001/jamasurg.2016.2310.

[2] Roy M, Mazeh H, Chen H, Sippel RS. Incidence and localization of ectopic parathyroid adenomas in previously unexplored patients. World J Surg. 2013; 37: 102–6. https://doi.org/10.1007/s00268-012-1773-z.

[3] Wang C. The anatomic basis of parathyroid surgery. Ann Surg. 1976; 183: 271–5.

[4] Akerström G, Malmaeus J, Bergström R. Surgical anatomy of human parathyroid glands. Surgery. 1984; 95: 14–21.

[5] Greenspan BS, Dillehay G, Intenzo C, Lavely WC, O'Doherty M, Palestro CJ, et al. SNM practice guideline for parathyroid scintigraphy 4.0. J Nucl Med Technol. 2012; 40: 111–8. https://doi.org/10.2967/jnmt.112.105122.

[6] Untch BR, Adam MA, Scheri RP, Bennett KM, Dixit D, Webb C, et al. Surgeon-performed ultrasound is superior to 99Tc-sestamibi scanning to localize parathyroid adenomas in patients with primary hyperparathyroidism: results in 516 patients over 10 years. J Am Coll Surg. 2011; 212: 522–9; discussion 529–31. https://doi.org/10.1016/j.jamcollsurg.2010.12.038.

[7] Hoang JK, Sung WK, Bahl M, Phillips CD. How to perform parathyroid 4D CT: tips and traps for technique and interpretation. Radiology. 2014; 270: 15–24. https://doi.org/10.1148/radiol.13122661.

增强CT的方法
Contrast CT Approach

第11章

L. Daniel Neistadt

CT 检查基础

起源于具有丰富毛细血管网络的腺体的甲状旁腺增生和甲状旁腺腺瘤血管丰富，动脉造影有血管染色，Dr. John Doppman 在 1969 年的报道中描述了这一点[1]。这种富血管增生在 CT 扫描上表现为突出的、独特的增强。

正常大小的腺体中丰富的微血管系统也会导致 CT 扫描显著增强。过度活跃的腺体的代谢活动增加可能也会增加血管分布，但在检测 CT 上，增强的血管方面可能不如潜在的血管解剖那么重要。腺瘤对腺体的长期抑制可能导致腺体（由 Wang[2] 描述）和毛细血管床萎缩，从而减少强化。

彩色或能量多普勒超声上可以检测到正常和增大的腺体的血管增生。卵形甲状旁腺位于血管蒂上，该血管蒂末端进入腺体，并可能随着扩大的腺体的血流量增加而扩大。在结节的一极进入的血管蒂，被称为"极血管征"，在 CT 和彩色多普勒上都可以识别（在大腺体中 60%～80% 的情况下），并有助于表征结节[3, 4]。

基于 CT 的筛查方法的准确性

Rodgers 等人[5] 2006 年报道了 75 例接受四维（4D）CT 扫描和单独的 ^{99m}Tc-MIBI 和超声检查的患者，这些检查在没有 CT 结果下解读。除了 10 次 CT 扫描外，所有其他 CT 扫描均在没有超声和 ^{99m}Tc-MIBI 扫描下读取。使用 4D CT，通过平扫、动脉和静脉相获得随时间的对比度增强（第 4 维），通过快速摄取和洗脱来识别异常的甲状旁腺。与 ^{99m}Tc-MIBI 成像（65%）和超声（57%）相比，CT 扫描在定向功能亢进的甲状旁腺（88%）方面具有更高的敏感性。CT 对颈部象限的定位敏感性为 70%，^{99m}Tc-MIBI 为 33%，超声检查为 29%。

本章还介绍了一种定位甲状旁腺位置的分类方案（称为 Perrier 分类方案；见第 17 章"定位甲状腺的'Perrier'分类法"），该方案被认为有助于放射科医师与外科医师和内分泌学家的沟通。

L. D. Neistadt (✉)
Lenox Hill Radiology, Manhattan Diagnostic Radiology,
New York, NY, USA

© Springer Nature Switzerland AG 2020
A. L. Shifrin et al. (eds.), *Atlas of Parathyroid Imaging and Pathology*, https://doi.org/10.1007/978-3-030-40959-3_11

Kutler 等人[6]在 2011 年报道了他们对 179 名患者的 10 年经验，这些患者接受了增强 CT 扫描，然后进行了定向相关超声检查，显示了将异常甲状旁腺定向到颈部的正确一侧的 94% 的敏感性和 96% 的特异性，并且有 82% 敏感性和 93% 特异性定向到特定象限。在 35 名多腺病患者中，有 24 名（69%）多腺体病变被检出（占总数的 20%）[6]。

这些作者中的放射科医师 Dr. Elias Kazam 开发了一种联合超声和增强 CT 相结合的，在这种交互方法中，CT 和超声在同一部位连续进行[6]。CT 将超声检查引导到关注的区域，超声检查证实了 CT 的解释，特别当 CT 表现由于体积小、被条纹伪影遮挡或运动模糊而处于临界状态时，尤其重要。在这种方法中，超声通常在 CT 扫描后进行。如果已经进行了超声检查，则如果先前的超声未解决 CT 提出的所有问题，则在 CT 扫描后对患者再次进行超声检查。

Kelly 等人[7]2014 年报道了对 208 名患者进行三相和四相 4D CT 扫描，识别病变的正确率是 82%。4D CT 正确地识别了 90% 患者的单侧疾病与双侧疾病，并在 86% 单侧病例中定位了甲状旁腺病变。

在最近的一项大型研究中，常规初筛中准确性在 4D CT 中添加高质量的 99mTc-MIBI SPECT-CT 未能显示出进一步提高。Yeh 等人[8]回顾性评估了 400 例 4D CT 和同时进行的最先进的 99mTc-MIBI SPECT-CT 术前定位（第一次手术）的患者。在单腺和多腺疾病患者中，与 99mTc-MIBI SPECT-CT 相比，4D CT 提供了更好的术前定位。与单独使用 4D CT 相比，两种方式的组合并不能改善诊断性能。

许多其他病例较少的研究和各种方案也对 CT 得出了类似的发现[9-12]。几项研究表明，99mTc-MIBI 扫描阴性患者中 CT 扫描的敏感性为 85%～95%[13-16]。

CT 的价值

CT 对大腺瘤和小腺瘤均具有很高的准确性，并且对检测多腺体疾病具有最佳敏感性。相对于解剖参考点，CT 扫描可提供优于 99mTc-MIBI 和超声的甲状旁腺的解剖细节和精确定位。因此，它为外科医师提供了最佳的术前指导。

平扫 CT

在具有造影剂过敏或肾脏损害而无法安全使用造影剂的患者中，作为超声和 99mTc-MIBI 的补充，平扫 CT 对于甲状旁腺的识别也是有帮助的。咽后和食管后结节位于通常不是淋巴结部位的区域，因此在甲状旁腺功能亢进症的情况下在这些位置发现的结节通常是甲状旁腺增大。在审视 99mTc-MIBI 扫描和超声表现时，仔细注意这些区域，将提高这些方式的灵敏度。

● 参考文献 ●

[1] Doppman JL, Hammond WG, Melson GL, Evens RG, Ketcham AS. Staining of parathyroid adenomas by selective arteriography. Radiology. 1969; 92: 527–30.

[2] Wang C. The anatomic basis of parathyroid surgery. Ann Surg. 1976; 183: 271–5.

[3] Bahl M, Muzaffar M, Vij G, Sosa JA, Choudhury KR, Hoang JK. Prevalence of the polar vessel sign in parathyroid adenomas on the arterial phase of 4D CT. AJNR Am J Neuroradiol. 2014; 35: 578– 81. https://doi.org/10.3174/ajnr.A3715.

[4] Lane MJ, Desser TS, Weigel RJ, Jeffrey RB Jr. Use of color and power Doppler sonography to identify feeding arteries associated with parathyroid adenomas. AJR Am J Roentgenol. 1998; 171: 819–23.

[5] Rodgers SE, Hunter GJ, Hamberg LM, Schellingerhout D, Doherty DB, Ayers GD, et al. Improved preoperative planning for directed parathyroidectomy with 4-dimensional computed tomography. Surgery. 2006; 140: 932–40. discussion 940–1

[6] Kutler DI, Moquete R, Kazam E, Kuhel WI. Parathyroid localization with modified 4D-computed tomography and ultrasonography for patients with primary hyperparathyroidism. Laryngoscope. 2011; 121: 1219–24. https://doi.org/10.1002/lary.21783.

[7] Kelly HR, Hamberg LM, Hunter GJ. 4D-CT for preoperative localization of abnormal parathyroid glands in patients with hyperparathyroidism: accuracy and ability to stratify patients by unilateral versus bilateral disease in surgery-naive and re-exploration

patients. AJNR Am J Neuroradiol. 2014; 35: 176–81. https://doi.org/10.3174/ajnr.A3615.

[8] Yeh R, Tay YD, Tabacco G, Dercle L, Kuo JH, Bandeira L, et al. Diagnostic performance of 4D CT and sestamibi SPECT/CT in localizing parathyroid adenomas in primary hyperparathyroidism. Radiology. 2019; 291: 469–76. https://doi.org/10.1148/radiol.2019182122.

[9] Chazen JL, Gupta A, Dunning A, Phillips CD. Diagnostic accuracy of 4D-CT for parathyroid adenomas and hyperplasia. AJNR Am J Neuroradiol. 2012; 33: 429–33. https://doi.org/10.3174/ajnr.A2805.

[10] Bahl M, Sepahdari AR, Sosa JA, Hoang JK. Parathyroid adenomas and hyperplasia on four-dimensional CT scans: three patterns of enhancement relative to the thyroid gland justify a three-phase protocol. Radiology. 2015; 277: 454–62. https://doi.org/10.1148/radiol.2015142393.

[11] Noureldine SI, Aygun N, Walden MJ, Hassoon A, Gujar SK, Tufano RP. Multiphase computed tomography for localization of parathyroid disease in patients with primary hyperparathyroidism: how many phases do we really need? Surgery. 2014; 156: 1300–6.; discussion 13006–7. https://doi.org/10.1016/j.surg.2014.08.002.

[12] Ramirez AG, Shada AL, Martin AN, Raghavan P, Durst CR, Mukherjee S, et al. Clinical efficacy of 2-phase versus 4-phase computed tomography for localization in primary hyperparathyroidism. Surgery. 2016; 160: 731–7. https://doi.org/10.1016/j.surg.2016.04.016.

[13] Harari A, Zarnegar R, Lee J, Kazam E, Inabnet WB 3rd, Fahey TJ 3rd. Computed tomography can guide focused exploration in select patients with primary hyperparathyroidism and negative sestamibi scanning. Surgery. 2008; 144: 970–6; discussion 976–9. https://doi.org/10.1016/j.surg.2008.08.029.

[14] Twigt B, Vollebregt A, de Hooge P, Muller A, van Dalen T. Additional imaging following a negative sestamibi scan in primary hyperparathyroidism. Int J Otolaryngol Head Neck Surg. 2012; 1: 93–8. https://doi.org/10.4236/ijohns.2012.13019.

[15] Lundstroem AK, Trolle W, Soerensen CH, Myschetzky PS. Preoperative localization of hyperfunctioning parathyroid glands with 4D-CT. Eur Arch Otorhinolaryngol. 2016; 273: 1253–9. https://doi.org/10.1007/s00405-015-3509-9.

[16] Zeina AR, Nakar H, Reindorp DN, Nachtigal A, Krausz MM, Itamar I, Shapira-Rootman M. Four-dimensional computed tomography (4DCT) for preoperative localization of parathyroid adenomas. Isr Med Assoc J. 2017; 19: 216–20.

CT技术
The CT Technique

第 12 章

L. Daniel Neistadt

概述

　　四维（4D）CT 方案使用在具有 1～2 mm 厚的高空间分辨率截面的所有 3 个平面中呈现的平扫，有动脉和静脉相。第 4 个维度是增强随时间的变化。甲状旁腺腺瘤或增生的甲状旁腺在至少一部分病变中迅速显著增强。这种显著的增强是 CT 诊断的关键必要特征。良好的增强是在静脉期快速洗脱。

正常大小甲状旁腺的识别

　　这种模式也适用于许多不会导致甲状旁腺功能亢进的、正常大小的甲状旁腺。识别微小结构中的这种模式可以识别许多正常大小的腺体。当在典型位置（不是典型的结节区域）识别出上甲状旁腺床中的结构时，缺乏相对显著的增强可能是由于丰富的脂肪含量、异常的灌注或代谢抑制。

灌注动态过程细节

　　该动态过程的细节由 Nael 等人[1]在对 30 名患者进行的动态 MRI 研究中阐明，该研究在快速短时间推注钆对比剂后每 4 秒进行一次扫描（本质是一种脉冲函数输入），远远超过了 CT 扫描可实现的时间分辨率。甲状旁腺腺瘤对比增强达到峰值的时间为 35 ± 13 秒，而甲状腺组织为 49 ± 23 秒，淋巴结为 64 ± 35 秒。甲状旁腺的流入（浓度–时间活动曲线的斜率）明显快于甲状腺组织，并且洗脱也明显更快。利用这些 MR 衍生参数对 CT 上甲状旁腺增强的隔室分析尚未发表。

　　在 19～40 秒的连续输注 CT 上，预计峰值增强将具有更宽的峰值，并且流入开始的时间将比 MRI 曲线更长。在许多患者中，无法达到峰值增强，因为它会晚于 CT 的 25～35 秒采样。在一个小的研究与 3 个对比后阶段（25 秒、50 秒和 80 秒）后输注 120 mL 的对比剂在 4 mL/s 后，扩大的甲状旁腺的冲洗完成在 80 秒[2]（仅在动脉期进行一次，无法评估甲状旁腺与甲状腺组织的洗入率）。

L. D. Neistadt (✉)
Lenox Hill Radiology, Manhattan Diagnostic Radiology,
New York, NY, USA

© Springer Nature Switzerland AG 2020
A. L. Shifrin et al. (eds.), *Atlas of Parathyroid Imaging and Pathology*, https://doi.org/10.1007/978-3-030-40959-3_12

在 CT 上，结节通常不洗脱，并且可能具有更大的延迟增强，这可能是由于淋巴结引流中的造影剂进入淋巴结的对比所致。

CT 扫描的表现

■ 探测器排数和重建的参数

CT 检查通常使用具有 0.6～1.5 mm 的厚准直（取决于检测器的数量）的 16 排或 64 排 CT 扫描仪进行。

64 排检测器机器速度更快，并且提供更清晰的动脉相位，但是较慢的 16 排检测器机器足以完成这项任务。从所有运行产生 1 mm 厚的轴向、矢状和冠状部分，并且可用于在放射学成像站执行成角度的重建。CT 检查通常使用具有 0.6～1.5 mm 的厚准直（取决于检测器的数量）的 16 排检测器或 64 排检测器 CT 扫描仪进行。

■ 扫描的方向

扫描通常是从颅底附近开始向尾侧到心脏底部附近结束，也可以在颅侧方向上进行扫描，追逐造影剂推注的颅侧方向，以实现颈总动脉强化，而下颈部的颈静脉几乎没有强化。但是，该技术还会导致扫描锁骨下静脉的致密影，这是条纹伪影的来源，而颈动脉的显著强化并不等同于甲状旁腺的显著强化，后者发生得更晚（基于 MRI 动力学）。向足侧的扫描方向是优选的，这为锁骨下静洗脱清留出了时间。此技术还导致上颈部的动脉期稍早，以避免当静脉强化明显时，增强甲状旁腺被忽略。

■ 技术调整

动脉期应具有足够稳健的技术以获得可靠的可解释的 1 mm 层厚的切片。球管热容量可能会限制其他运行的 X 线管输出，这将导致图像有颗粒感。肩部伪影可以通过用垫子抬高上背部（肩膀向后倾斜）并用皮带将肩膀向下拉动来减少。扫描应在患者平躺在扫描台上（而不是在头部支架中）的情况下进行，以使该位置接近手术和超声检查的位置。

●　参考文献　●

[1] Nael K, Hur J, Bauer A, Khan R, Sepahdari A, Inampudi R, Guerrero M. Dynamic 4D MRI for characterization of parathyroid adenomas: multiparametric analysis. AJNR Am J Neuroradiol. 2015; 36: 2147–52. https://doi.org/10.3174/ajnr.A4425.

[2] Raghavan P, Durst CR, Ornan DA, Mukherjee S, Wintermark M, Patrie JT, et al. Dynamic CT for parathyroid disease: are multiple phases necessary? AJNR Am J Neuroradiol. 2014; 35: 1959–64. https://doi.org/10.3174/ajnr.A3978.

个性化的 CT 期相
Individual CT Phases

L. Daniel Neistadt

平扫期

平扫期对于通过将与碘含量等同的高密度来帮助区分甲状腺组织和甲状旁腺组织至关重要。这对于区分包膜下甲状旁腺尤为重要，也对于识别异位的甲状腺组织很重要。密度小于 60 Hounsfield 单位（HU）的组织被认为不含碘。重建卷积核应提供最佳的组织密度区分，最好使用"软组织"算法或重建卷积核获得。如果图像有颗粒感，则使用较厚层厚的回顾性重建可能对定义低密度囊性结构非常有帮助。条纹伪影可能会增加或降低结节的表观密度，通过将其与相同水平的甲状腺或肌肉进行比较来对结节的密度进行视觉评估可能会有所帮助。

动脉期

■ 动脉期的时相

动脉期在造影剂输注期间进行，从快速 3 mL/s 或 4 mL/s 造影剂输注开始 20～45 秒，然后进行盐水冲洗。大多数研究使用 25～30 秒的延迟。也可以使用推注跟踪，但由于感兴趣区域的放置不当（技术人员错误）或由于条纹伪像触发扫描的早期开始，因此有时是不正确的。方案差异很大，但似乎都足以显示大多数患者的甲状旁腺组织显著增强。相对较晚的动脉期和相当多的静脉充盈可以使时相达到甲状旁腺增强的峰值。

在充分的研究中，颈动脉通常比颈静脉亮或相仿。颈动脉是动脉期血流便捷的标记，但是甲状旁腺动脉血 80% 来自甲状腺下动脉，或者来自甲状腺上动脉或来自甲状腺的血管——一种更迂回的途径，这些小血管大小不同。有时甲状腺下动脉缺失或变细，难以识别。小血管的变异可能解释了 MRI 动态研究中通过时间的较宽标准差。

■ 在动脉期对甲状旁腺的识别

甲状旁腺腺瘤或增生的甲状旁腺在动脉期表现为明显强化（通常大于 120 HU 密度），并且在

L. D. Neistadt (✉)
Lenox Hill Radiology, Manhattan Diagnostic Radiology,
New York, NY, USA

© Springer Nature Switzerland AG 2020
A. L. Shifrin et al. (eds.), *Atlas of Parathyroid Imaging and Pathology*, https://doi.org/10.1007/978−3−030−40959−3_13

滚动浏览图像时很容易被发现为亮点。增强程度通常是格式塔；许多可变因素会影响精确的感兴趣区域测量。Marmin 等人[1]对 30 名患者进行的研究，严格确定了腺瘤增强的阈值，从注射开始后 45 秒的动脉期腺瘤的 CT 值表现为 114 HU。

滚动查看动脉相横断位图像是研究的第一步。任何可疑结节应立即与对比前检查相关联，以确保其不是高密度，因为甲状腺组织（可能是异位组织）是含碘的。然后，应滚动检查矢状位动脉期数据集，以寻找脊柱前、甲状腺后和下表面以及甲状腺下方（尤其是带状肌肉）的凸出病变。注意的焦点是颈动脉的内侧，因为甲状旁腺几乎总是位于正常颈动脉的内侧或朝向内侧。

■ 条纹伪影掩盖了增强的甲状旁腺

条纹伪影经常改变增强下颈部甲状旁腺的表现；如果腺体的密度小于 120 HU，则可能不会被视为明显的亮点。伪影也可能增加可疑结节的表观密度。

条纹伪影通常发生在肩膀较宽的大体形患者中。并且由于静脉流入的高密度对比，也可能回流到颈部静脉中，尤其是如果输液是通过左臂进行的，并且左无名静脉被胸骨压迫的患者的体形较瘦和（或）明显脊柱后凸。在右或左锁骨下或无名静脉中产生高密度的条纹伪影可能是由于团注末端的造影剂潴留、输注速度稍慢、心输出量减少或异常的静脉解剖结构造成的。

造影剂输注后良好的盐水冲洗（75～100 mL）减少了输注结束的造影剂的潴留，这是条纹伪影的重要原因。使用以 4 mL/s 推注的 75 mL 造影剂团注（而不是更常用的 100～120 mL），在 19 秒结束推注，在 25 秒时动脉期开始之前；这通常避免了静脉中的高密度残留。使用 75 mL 推注，患有高动力心脏状态（由于兴奋）的患者，下颈部的颈动脉的明亮强化可能会减弱，并且动脉期看起来并不"好"，但这并不一定会影响甲状旁腺动脉期的良好强化，甲状旁腺的强化平均应在增量输入（MR 动态信息）35 秒内发生。

静脉期

■ 静脉期的时相

在不同的方案中，静脉期通常在输注开始后 60～90 秒开始，或在动脉期后 30 秒开始。某些方案同时使用 60 秒和 90 秒（3 个对比后阶段），这对于由于老年患者心输出量减少而导致的通过时间延长而动脉期提前的情况，具有捕获峰值强化的优势。在老年患者中额外进行一次检查所增加的辐射剂量与其说是令人担忧的，不如说是重复操作，仍可能出现质量较差或无法解释的风险，需要再次重复进行，而这种重复往往很难安排。

■ 静脉期甲状旁腺的表现

甲状旁腺或腺瘤在静脉期廓清。强化结节通常没有洗脱或进一步增强。淋巴结很少增强到超过 120 HU 密度，但如果超过 100 HU 密度，它们看起来就像没有达到峰值增强的甲状旁腺腺瘤。这些结节通常在延迟阶段被识别。区分轻度强化到中度强化的淋巴结是静脉期的主要价值。为了减少辐射暴露，某些方案舍弃了静脉期，但总体准确性几乎没有损失，尽管这些研究通常只评估了 50～60 名患者。

■ 静脉期质量的变化

如果延迟为 60 秒且造影剂推注缓慢或心输出量减少，则此延迟阶段可能最终成为动脉晚期；高密度造影剂仍可能填充推注一侧的锁骨下静脉。在这种情况下，甲状旁腺在 60 秒的时候可能不会显示出明显的洗脱。如果动脉期是早期的并且未获得峰值增强，则第二次扫描甚至可能显示甲状旁腺或腺瘤的增强更加明显。如果使用 75 mL 推注，通常不会在 60 秒的延迟下出现动脉晚期。如果推注 100～120 mL 的造影剂，则 80～90 秒的延迟可能永远不会是动脉期晚期。与 60 秒的运行相比，90 秒的晚期静脉期或延迟在区分淋巴结和甲状旁腺方面更可靠。90 秒时的扫描通常为了减少辐射剂量而舍弃，如果该研究是一项完美的研究，并且在25～30秒的运行中获得了峰值增强，这不是问题。当然，完美的研究并不像我们希望的那样频繁。

■ 静脉期在甲状旁腺结节识别中的价值

如果腺瘤邻接甲状腺或在甲状腺内，并且在动脉期与甲状腺实质等密度，则静脉期洗脱行为使得腺瘤相对于甲状腺实质表现为低密度，可能会使腺瘤更明显。当条纹伪影、颗粒状图像或桥本甲状腺炎掩盖了对比前结节的存在时，这一点很重要。静脉阶段也可能有助于区分正常大小的甲状旁腺和小血管，因为腺体中会发生洗脱，而静脉具有相对更大的增强作用。

● 参考文献 ●

[1] Marmin C, Toledano M, Lemaire S, Boury S, Mordon S, Ernst O. Computed tomography of the parathyroids: the value of density measurements to distinguish between parathyroid adenomas of the lymph nodes and the thyroid parenchyma. Diagn Interv Imaging. 2012; 93: 597–603. https://doi.org/10.1016/j.diii.2012.05.008.

[2] Raghavan P, Durst CR, Ornan DA, Mukherjee S, Wintermark M, Patrie JT, et al. Dynamic CT for parathyroid disease: are multiple phases necessary? AJNR Am J Neuroradiol. 2014; 35: 1959–64. https://doi.org/10.3174/ajnr.A3978.

假阳性和假阴性肿大甲状旁腺的来源

Sources of False Positive and False Negative Enlarged Parathyroid Glands

L. Daniel Neistadt

第 14 章

甲状腺组织和甲状腺结节是假阳性的来源

增强的甲状旁腺组织必须与正常甲状腺组织和甲状腺结节的类似增强小叶或赘生物分开。对比增强 CT 的大多数假阳性是由于甲状腺结节或甲状腺组织分叶造成的。碘含量使甲状腺小叶组织和许多甲状腺结节在对比前检查中显得相对高密度。造影剂对于发现甲状腺内或甲状旁腺下的低密度候选者以及识别密集的异位和结节性外生甲状腺组织是非常重要的，这一点相当普遍。预对比度运行中的伪影和颗粒状图像可能会掩盖碘含量的存在或不存在。较厚的重建可能有助于提高图像的质量。

相关的超声检查显示，甲状旁腺组织通常回声低且有血管，而典型的甲状腺组织和胶质结节往往回声较高。如果造影前的运行有许多伪影，这种超声关联将特别有帮助。甲状旁腺结节中的出血和纤维化可能会混淆超声解释，使结节出现回声或至少产生小的回声成分。有时，甲状旁腺腺瘤在超声检查中会无明显原因地出现弥漫性回

声，使超声检查的帮助性降低。在这种情况下，结节的血管或分布可确定结节为甲状旁腺组织。

甲状腺的增强速度比甲状旁腺组织稍慢，但这种差异只在非常早期的动脉期有帮助。

作为假阳性的异位甲状腺组织

异位甲状腺组织相当常见，有突出的强化，在动脉相上模拟甲状旁腺组织，但在造影剂之前是致密的。小的异位甲状腺组织在甲状腺下方和甲状腺韧带中经常出现，并可能沿着甲状腺胚胎下降的过程出现。

Sackett 等人[1] 在对 100 名连续患者的 180 侧甲状腺进行术中评估时，发现 53 名患者的甲状腺区有异位甲状腺，或在甲状腺的 83 个独立侧（46%）。在已确定有异位的患者中，30 人（57%）为双侧异位，其中 16 人（30%）仅在右侧，7 人（13%）仅在左侧。在已确定的甲状腺异位中，80% 通过甲状腺组织梗阻与甲状腺本身相连，但 20% 是完全独立的。大多数异位区域都

L. D. Neistadt (✉)
Lenox Hill Radiology, Manhattan Diagnostic Radiology,
New York, NY, USA

© Springer Nature Switzerland AG 2020
A. L. Shifrin et al. (eds.), *Atlas of Parathyroid Imaging and Pathology*, https://doi.org/10.1007/978 – 3 – 030 – 40959 – 3_14

很小，88%的异位区域直径小于1 cm。

增强前的检查应覆盖整个颈部和上纵隔；不应仅仅局限于甲状腺水平的覆盖。

桥本甲状腺炎作为假阳性和假阴性的来源

桥本甲状腺炎是慢性自身免疫性甲状腺炎的一种形式。桥本甲状腺实质的影像特征与CT和超声上的甲状旁腺组织的影像特征相似。在CT上，实质的碘储存不均匀，大幅减少，在病灶区可能完全不存在，在晚期病例中则弥漫性地没有。增强通常是中度至明显的，静脉冲洗与甲状旁腺组织行为相似。在超声检查中，桥本甲状腺炎实质是增粗的，回声较差（类似于或接近于带状肌的回声）。其血管增多，与甲状旁腺组织相同。桥本腺体经常呈分叶状或不规则状，结节状组织可能模仿与甲状腺相邻的甲状旁腺肿大或囊状。在某些情况下，这种表现非常显著，导致假阳性结果。

这些结节性病灶可能是增大的甲状旁腺或结节性桥本实质，应在报告中明确描述，因为如果切除明显增大的甲状旁腺后，甲状旁腺激素水平没有充分下降，它们可能会引导外科医师选择下一个次优的切除人选。

桥本甲状腺炎也可以完全掩盖包膜内和部分包膜下的甲状旁腺，导致假阴性，如第20章中的图20.23d所示。

桥本甲状腺炎也会导致纤维化和淋巴细胞浸润、萎缩，以及甲状腺细胞的嗜酸性变化。当只有淋巴细胞浸润时，组织学诊断为淋巴细胞性甲状腺炎。无症状（或无痛型）甲状腺炎和产后甲状腺炎是自身免疫性甲状腺炎的其他表现形式[2]。Graves病是一种相关的自身免疫性甲状腺疾病，具有与桥本甲状腺炎相同的超声成像特征，也可能耗尽碘储存，因此它具有类似的CT特征。

慢性自身免疫性甲状腺炎有两种临床形式：甲状腺肿胀型（桥本病）和萎缩型（称为萎缩性甲状腺炎）。没有明确的证据表明甲状腺肿胀型会演变成萎缩型[2]。因此，当萎缩性甲状腺炎明确存在时，不必担心一个大的、外生的桥本组织结节会模拟出一个实质性的甲状旁腺腺瘤。

在萎缩性慢性甲状腺炎中，微小甲状腺在动脉期有轻度或极少的增强，在静脉期有更好的增强。如果这种瘢痕形成过程是不均匀的，那么小甲状腺内的中度动脉相增强的焦点可能会从其他的甲状腺实质中脱颖而出，并模拟出一个非常小的甲状旁腺囊肿或一个轻微增大的甲状旁腺。这可能会产生轻微的轮廓分层，而邻近的大量甲状旁腺腺瘤将很容易被区分出来。在超声检查中，萎缩的腺体通常无回声（与甲状旁腺的回声相似），但可能因晚期纤维化而有高回声成分。

如果考虑到所有的变体，慢性自身免疫性甲状腺炎是常见的。尸检显示，在美国和英国，40%～45%的女性和20%的男性普遍存在某种程度的局灶性甲状腺炎。严重甲状腺炎的患病率（女性为5%～15%，男性为1%～5%）则要低得多[2]。

尽管轻度甲状腺炎可能在临床无关紧要，也可能无法进行临床诊断，但它可能会改变甲状腺的影像特征。某种程度的碘储存减少在CT上非常常见，这降低了缺碘的甲状旁腺包膜下的显著性。超声检查中，甲状腺实质的异质性或斑块状的回声减弱非常常见，也会掩盖包膜下结节。这些影像学检查结果通常被认为是非特异性的，但其中许多轻度实质性异常的病例可能是由于慢性自身免疫性甲状腺炎所致。这种猜测需要进一步研究。

由于正常甲状腺实质中的包膜下位置导致的假阴性

包膜下位置增大的甲状旁腺经常被遗漏，甚至在回顾时也可能无法识别。即使甲状腺实质的碘储量正常，对比前研究中的劣质图像也常常无法识别缺碘结节。如果这些肿大的腺体具有常见的无回声特征，超声可能会成功发现，但有些腺体是有回声的，难以与有回声的甲状腺实质区分。

淋巴结造成的假阳性或假阴性

在动脉期，正常大小的淋巴结通常是最小或轻度增强的，在滚动图像时被忽略。活跃的结节在动脉期可能看起来比较明亮，轻度到中度增强，密度超过 100 HU。它们可以模拟甲状旁腺，尤其是在动脉期早期，没有获得甲状旁腺增强的峰值时。虽然结节在静脉期通常没有洗脱或增强，但一些高血脂结节可能会洗脱，导致结果的假阳性。

结节血管进入结节腹腔，而甲状旁腺在两极有血管进入。1998 年[3]和 2014 年[4]在超声检查中描述的这种"极血管征"，可将活跃的结节与增大的甲状旁腺区分开来。然而，在实践中，这种区分可能是困难的，因为结节可能以一种旋转的方式，使其难以从结节的末端区分出脐部。

定向超声可能有助于区分结节，因为它显示无血管或仅在有回声的脐部有血管。始终牢记，偏心的回声病灶不一定是有脐部的结节。小的回声病灶在大部分回声不良的甲状旁腺肿大中是经常出现的。

甲状腺癌的病理增强结节（可能是隐匿性的）也可能看起来像甲状旁腺组织，是一种假阳性。

当出现多个淋巴结时，如桥本甲状腺炎的反应性结节，小的甲状旁腺腺瘤或轻度肿大的甲状旁腺可能被埋在结节中，其病灶强化容易被忽视或难以与结节间的正常血管分离。其结果是假阴性。在这种情况下，超声检查可能有助于区分甲状旁腺（有极性血管征）和结节，但需要一个技术高超的超声科医师。

作为假阴性来源的多结节性甲状腺肿

大多结节性甲状腺肿经常掩盖增大的甲状旁腺，部分原因是压迫腺体（假阴性）。仔细注意 CT 和声像图上的包膜下结节，寻找卵圆形和水滴形结节，可能会发现增大的甲状旁腺。在超声检查中发现可疑的结节，将引导人们关注 CT 上的这一区域，以确定结节是否缺碘，具有甲状旁腺组织的增强特征。在 CT 上发现一个可疑的结节，将引导超声评估到结节上，也许会发现一个典型的甲状旁腺结节，它比甲状腺结节小得多，可能在多个结节中被忽视或忽略了。这种对等分析需要超声科医师和放射科医师之间的交流。

作为假阴性来源的异位甲状旁腺

由于邻近大血管的搏动和运动伪影的遮挡，纵隔甲状旁腺可能被忽略。在这种情况下，目标 MR 血管造影可以发现细微的病变（见第 20 章病例 35）。轻微增大的异位纵隔病变在 1 cm 或更小的范围内很容易被忽视，被误认为是结节或在周围没有脂肪替代的胸腺组织中被忽略（见第 20 章病例 42）。早期 SPECT 的 sestamibi 扫描可显示细微的病变，特别是与 CT 或 MRI 上的小结节相关时。

未下降的明显增强的甲状旁腺很容易被忽视，被认为是增强的静脉。当在中、下颈部没有发现增大的甲状旁腺时，需要仔细关注所有平面。

••••••••••••••••••••••••••••• ● 参考文献 ● •••••••••••••••••••••••••••••

[1] Sackett WR, Reeve TS, Barraclough B, Delbridge L. Thyrothymic thyroid rests: incidence and relationship to the thyroid gland. J Am Coll Surg. 2002; 195: 635–40.

[2] Dayan CM, Daniels GH. Chronic autoimmune thyroiditis. N Engl J Med. 1996; 335: 99–107.

[3] Lane MJ, Desser TS, Weigel RJ, Jeffrey RB Jr. Use of color and power Doppler sonography to identify feeding arteries associated with parathyroid adenomas. AJR Am J Roentgenol. 1998; 171: 819–23.

[4] Bahl M, Muzaffar M, Vij G, Sosa JA, Choudhury KR, Hoang JK. Prevalence of the polar vessel sign in parathyroid adenomas on the arterial phase of 4D CT. AJNR Am J Neuroradiol. 2014; 35: 578–81. https://doi.org/10.3174/ajnr.A3715.

相关的超声检查
Correlative Ultrasound

L. Daniel Neistadt

在进行 CT 检查后，应始终进行常规超声检查[1, 2]。这是 Kazam 医师使用的方法，也是本部分内容中所有病例的方法。

甲状旁腺的超声特征

在超声检查中，相对于甲状腺而言，增大的甲状旁腺和甲状旁腺腺瘤通常以无回声为主，在彩色多普勒上通常可以看到血管影。血管通常位于上极，并可能呈弧形分布（血管弧形征），常与血管延伸至结节内（偶尔会发现）。血管可能很小，只在极点，也可能是弥漫性的。追踪结节的血管蒂是有帮助的，但需要非常专业的技术。对于囊内结节来说，完全环形的血管边缘是甲状腺结节的典型特征。

肿大的甲状旁腺通常呈拉长的椭圆形，其末端常呈锥形，为水滴状。结节的边界倾向于平坦，当柔韧增大的甲状旁腺组织受到邻近正常结构的限制时，当增大的甲状旁腺在被膜下时，其构造和质地与甲状腺结节相区别。相比之下，甲状腺结节往往是圆形的。

超声还有助于将外生性甲状腺结节、小型甲状旁腺腺瘤或与甲状腺相邻的增大的甲状旁腺区分开来。与甲状腺接触的甲状旁腺通常在界面上有一条高回声的细线。如果腺体在囊内或部分在囊内，则可能出现无线或不完整的线。当甲状旁腺增大时，它可能使甲状腺实质呈凹陷状，部分原因是探头的压力将甲状腺推向甲状旁腺。

小型甲状旁腺囊肿或增大的甲状旁腺在 CT 上表现为细微的分叶状。这些都很容易被忽视，但在超声检查中却表现明显。

尽管甲状旁腺腺瘤通常是弥漫性无回声的（至少 50%），但在增大的甲状旁腺或腺瘤内可看到回声成分，尤其是较大的结节。这些往往反映了出血和纤维化。在较大的腺瘤中也可见到囊性成分和偶尔的钙化。大约 90% 的情况下，结节的主要成分相对于甲状腺而言是低回声的。

两个不同回声的同心层，外围层（通常无回声）围绕中心区（通常有回声），被描述为"双同心回声征"，可能发生在 20% 的甲状旁腺腺瘤中

L. D. Neistadt (✉)
Lenox Hill Radiology, Manhattan Diagnostic Radiology,
New York, NY, USA

© Springer Nature Switzerland AG 2020
A. L. Shifrin et al. (eds.), *Atlas of Parathyroid Imaging and Pathology*, https://doi.org/10.1007/978-3-030-40959-3_15

（见第 20 章图 20.38b）。这一征象常与中心水肿和（或）血管扩张相关[3]。

偶尔，增大的甲状旁腺会出现弥漫性高回声。这种表现可能是由于罕见的脂腺瘤或非常罕见的水透明细胞腺瘤中含有大量脂肪所致（见第 20 章病例 46）。它也可能因不明原因而出现（见第 20 章病例 5）。

正常大小的甲状旁腺因脂肪含量随年龄增长而增加，可能占到正常腺体的 50%，因此常伴有回声。

肿大的甲状旁腺的形状和纹理特征与甲状旁腺激素水平或钙水平没有明显的相关性。识别内部回声模式的主要价值在于避免将结节识别为具有脂肪瘤的淋巴结而忽略了甲状旁腺腺瘤，这是一个常见的错误。

CT 引导下的超声检查

CT 扫描发现可疑结节，常常有助于超声识别深层的、增大的甲状旁腺。超声科医师可将注意力集中在这一关注的区域，采用较大的压力。当只有一个位置时，患者通常可以忍受这种压力，但当对所有象限进行调查时，则无法忍受这种压力。即使是非对比性 CT 扫描，也有助于引导超声科医师发现可疑的甲状旁腺肿大的结节。当担心肾脏受损或过敏而不能使用造影剂时，在超声检查前进行非造影 CT 仍有价值。

超声波技术

超声检查以甲状腺为中心并围绕甲状腺进行，但必须使用向后延伸的视野，以包括颈长肌在内。扫描应尽可能低至胸骨上切迹，并尽可能高至颈部的颈动脉三角，以寻找下甲状旁腺。

在甲状腺深度水平应使用高频线性换能器（15～18 MHz），而在甲状腺深处的区域应使用频率稍低的探头（如 9 MHz）。颈部应最大限度地伸展。初步检查应使用彩色多普勒，寻找颈动脉内侧的高血管病灶。

通过在胸锁乳突肌上向内侧施加压力，同时和（或）在不转动头部的情况下，可以帮助寻找 CT 上怀疑的食管后 / 咽后和气管后甲状旁腺腺瘤。在施加压力的过程中，腺瘤会从完全遮挡中慢慢显现出来。这些深部腺体的超声验证通常并不关键，因为增强的特征和位置（与甲状腺和结节完全分开）使 CT 诊断明确，但如果有遮挡的条纹伪影（来自运动、肩部或颈椎）或 CT 必须在没有对比剂的情况下进行，声像图的描述可能是必不可少的。

甲状旁腺相对于甲状腺的位置在超声检查中可能比 CT 检查中要低，因为超声检查时颈部最大限度的伸展会抬高甲状腺，而甲状旁腺则保持相对固定。

抬高甲状腺的吞咽动作可显示出相邻的增大的甲状旁腺沿甲状腺滑动，表明结节与甲状腺完全分离并确认为甲状旁腺结节。然而，甲状腺结节的移动并不排除甲状旁腺肿大的可能，因为肿大的甲状旁腺可能部分处于囊内，或因粘连（如桥本甲状腺炎）或位于甲状腺韧带内而与甲状腺相连。

参考文献

[1] Kutler DI, Moquete R, Kazam E, Kuhel WI. Parathyroid localization with modified 4D-computed tomography and ultrasonography for patients with primary hyperparathyroidism. Laryngoscope. 2011; 121: 1219–24. https://doi.org/10.1002/lary.21783.

[2] Zeina AR, Nakar H, Reindorp DN, Nachtigal A, Krausz MM, Itamar I, Shapira-Rootman M. Four-dimensional computed tomography (4DCT) for preoperative localization of parathyroid adenomas. Isr Med Assoc J. 2017; 19: 216–20.

[3] Acar T, Ozbek SS, Ertan Y, Kavukcu G, Tuncyurek M, Icoz RG, et al. Variable sonographic spectrum of parathyroid adenoma with a novel ultrasound finding: dual concentric echo sign. Med Ultrason. 2015; 17: 139–46. https://doi.org/10.11152/mu.2013.2066.172.tka.

甲状旁腺的形状、数量和大小
Shape, Number, and Size of Parathyroids

第 **16** 章

L. Daniel Neistadt

甲状旁腺的形状

正常大小的甲状旁腺有各种各样的形状：椭圆形、水滴形、薄饼形、球形、叶形、肠形、棒形、豆形[1,2]。有些腺体是双叶的。

腺体的颜色从浅黄色（脂肪含量高的细胞）到红褐色（实质内容密集的细胞）不等。甲状旁腺是柔软的，可塑性强。

稍微增大的甲状旁腺，甲状腺形态保持不变。随着它们的增大，它们与相邻的结构相融合，更倾向于表面扁平，末端呈锥形。

纤细的、棒状的、增大的上甲状旁腺通常与颈部的纵轴稍有偏移。它们的长度在常规矢状面和冠状面中可能被低估。有针对性的斜向重建可以显示其全长。细长的棒状腺体可被明显增强到与血管相同的程度（120～150 HU）。必须对可疑的结节进行追踪，以确定其与增强血管的关系。确定与增强血管的关联，特别是当小结节被很好地增强时。由于腺体是由小血管供应的，所以必须对候选结节进行反方向追踪，以确定它是否是

一个盲端，而不是一个血管局灶性扩张。

一个细长的结节，在常规切面上呈管状、血管状，在定制的斜切面上可能看起来呈盘状（与异位静脉完全不同）。当审查标准切片时怀疑是盘状的甲状旁腺时，沿结构的长轴方向进行定向改造，并在正交轴上旋转，直到它看起来像一个盘。

在超声检查中，细长的甲状旁腺可能具有与血管（静脉）相同的彩色多普勒信号，可能被超声科医师忽略。与浅表静脉相似的副甲状腺可以通过施加压力使相邻的静脉塌陷来加以区分。

甲状旁腺数量

通常有 4 个甲状旁腺，但约有 10% 的情况下会出现多余的腺体。通常有第 5 个腺体，但偶尔也会发现更多的腺体，特别是在有 MEN 综合征和有继发性或第三性增生的个体。

Akerström 等人[1]在对 503 个尸检病例的详细研究中，发现 13% 的病例有 4 个以上的腺体。3% 的人确定有 3 个腺体，可能是由于缺少第 4

© Springer Nature Switzerland AG 2020

A. L. Shifrin et al. (eds.), *Atlas of Parathyroid Imaging and Pathology*, https://doi.org/10.1007/978-3-030-40959-3_16

个腺体，因为这些案例中腺体的总重量较小。

甲状旁腺的大小

正常的甲状旁腺长度为 2～7 mm，宽度为 2～4 mm，厚度为 0.5～2 mm。它们的重量通常为 30～40 mg。任何单个腺体超过 60 mg 就被认为是增大的和不正常的。

在我们使用的方法中，腺体的体积是由以下长椭球体公式计算的（长度 × 宽度 × 厚度 × 0.52），而重量是在假设比重为 1.0 的情况下得出的。采用这种方法，一个甲状旁腺的正常重量上限被认为是 50 mg[3]。这一尺寸估计取决于甲状旁腺的增强，但增大部分的腺体可能不会增强。腺瘤将脂肪移至腺体的周边，将导致观察到的腺体尺寸小幅下降。通常静脉期的测量值会比动脉期的测量值大 1～2 mm，因为静脉期周边组织实现了增强。对于小的腺瘤或轻微增大的腺体，1～2 mm 的低估将产生相对较大的计算体积差异。鉴于这些不确定因素，对边缘性增大或上部正常的腺体（45～50 mg）应有所怀疑。

人们会认为，对于长棒状和圆盘状腺体的体积来说，扁椭圆体公式不是一个合适的几何近似值。在实践中，通过辛普森规则计算小腺体的体积，将腺体连续的 1 mm 厚的切片的面积测量值相加（在只有几个切片的小腺体中是可能的），得到的体积与用原椭圆体估计得到的值非常接近。

尽管努力精确测量腺体，但与病理报告中的腺体重量经常存在差异。在某些情况下，这可能是由于假设为前椭圆体，并且在计算时没有包括组织的比重。病理报告中的线性测量值可能与图像上的测量值接近，而测量的重量却与计算的重量有很大差别。这种差异需要进一步的系统研究，至少对于小的和轻微增大的腺体，准确的尺寸与诊断异常与正常腺体有关。也许一个使用正交线性测量和对比前密度（考虑到脂肪含量）的经验公式可以为腺瘤和增生性腺体提供一个良好的重量估计。

● 参考文献 ●

[1] Akerström G, Malmaeus J, Bergström R. Surgical anatomy of human parathyroid glands. Surgery. 1984; 95: 14–21.
[2] Wang C. The anatomic basis of parathyroid surgery. Ann Surg. 1976; 183: 271–5.
[3] Kutler DI, Moquete R, Kazam E, Kuhel WI. Parathyroid localization with modified 4D-computed tomography and ultrasonography for patients with primary hyperparathyroidism. Laryngoscope. 2011; 121: 1219–24. https://doi.org/10.1002/lary.21783.

甲状旁腺的位置
Location of Parathyroid Glands

L. Daniel Neistadt

上甲状旁腺

上甲状旁腺（见第 20 章病例 1～13）起源于第 4 鳃囊，附着于甲状腺降部的后缘。梨状窝的下端也起源于第 4 鳃囊，上旁腺可仍附着于梨状窝的后壁，即咽后甲状旁腺（见第 20 章病例 9～11）。咽后旁腺的发生率为 1%～2%。

上旁腺通常附着于移行甲状腺的后表面，沿甲状腺后表面或甲状腺中上极后内侧面的囊下位置分布。它们可能与甲状腺分离并落后，紧贴颈长肌，通常附着于喉返神经的外侧和后方的血管蒂上。若其进一步增大，也可沿颈长肌下降到甲状腺下极甚至更低的后纵隔。

80% 的上旁腺位于喉返神经与甲状腺下动脉交界处上方 1 cm 处，直径约 2 cm 的区域[1, 2]。（见第 20 章病例 2）。80% 患者双侧上旁腺的位置是大致对称的[2]。

从 CT 来看，除少数位于被膜下的腺体，正常大小的上旁腺通常见于甲状腺中上极的后内侧。此区域不常出现淋巴结，因此与血管分离的强化结节多是甲状旁腺。与正常大小的甲状旁腺相似，增大的甲状旁腺也有着良好的增强，其强化程度与血管较为相似，使区分显得尤为困难，但通常腺体的增强略小于血管的增强，为区分其创造了可能。

下甲状旁腺

下甲状旁腺（见第 20 章病例 14～20）与胸腺一道起源于第 3 咽囊，其位置较上旁腺更为不固定。它们与胸腺一起下降，通常终止于甲状腺下极下缘或下外侧缘，最终与胸腺分离。80% 患者双侧下旁腺的位置是大致对称的[2]。

下旁腺也可能沿着胸腺下降至更低的位置，止于甲状腺韧带（通常在甲状腺下方 1 cm 内）或位于胸腺纵隔内。若有多生旁腺，则常见于胸腺中。甲状腺韧带在 CT 和超声上不能明确定位，只能在手术中探查；它位于甲状腺下极和胸腔入口之间，和带状肌位于同一层面。

下旁腺的血管蒂位于喉返神经的前内侧（而

L. D. Neistadt (✉)

Lenox Hill Radiology, Manhattan Diagnostic Radiology, New York, NY, USA

© Springer Nature Switzerland AG 2020

A. L. Shifrin et al. (eds.), *Atlas of Parathyroid Imaging and Pathology*, https://doi.org/10.1007/978-3-030-40959-3_17

上甲状旁腺的血管蒂位于喉返神经的后外侧）。随着它们的增大，它们可能停留在原位或沿一侧气管向前下降。对于气管-食管沟附近的腺体，腺体可能在神经的前面或后面。该神经不能在CT或超声上成像，只能在手术中定位。

下甲状旁腺可能无法下降而停留在上颈部，与颈动脉鞘紧密相贴。

与正常大小的上甲状旁腺不同，下甲状旁腺很难识别，因为需要将其与一些小淋巴结相鉴别。它们或位于包膜下，或埋藏在胸腺组织中，也可能是异位的。

描述正常大小甲状旁腺位置的价值

所有可以识别的小旁腺或正常大小旁腺都应该在报告中被准确描述，因为没有被完全强化或者被低估的缘故，它们实际上可能比报告的更大。此外，成功识别 3 个非常小的腺体（不常见）可以告诉外科医师在哪里寻找第 4个腺体，这类腺体可能位于囊下而难以被区分（研究中常见的遗漏之一）。一个相对占优势的腺体可能是一个小的腺瘤，可以作为手术中首先被探查的部位，以指导手术。如果第一个靶腺看起来正常，或者切除后没有降低术中甲状旁腺激素水平（由于多腺体疾病的原因），则下一个最佳的选择将是那些之前描述的正常大小的腺体。

描述不寻常位置（咽后或食管后）的旁腺十分重要，因为外科解剖这些腺体需要花费相当长的时间，知道去哪寻找将大大缩短手术时间。

异位腺瘤

Roy 等[3] 分析了威斯康星大学 10 年来 1 562例患者，发现 22% 的患者有异位腺瘤（90% 为单发，10% 为双发）。排除四腺增生或再次手术的患者后，他们发现，38% 的异位甲状旁腺腺瘤位于胸腺中，31% 位于食管后，18% 位于甲状腺内。

■ 甲状腺内甲状旁腺

完全甲状腺内甲状旁腺腺瘤，可起源于上或下甲状旁腺，十分罕见（见第 20 章的案例 21、22 和 28）。这些腺体并不在手术中容易分离的甲状腺包膜下，也并非可能延伸于多发甲状腺结节之间的甲状腺裂隙中的腺体。在 4D CT 上，甲状腺内甲状旁腺腺瘤具有典型的甲状旁腺组织特征（缺碘，中度强化，静脉期洗脱），但不能排除它们是缺碘的甲状腺结节。它们在超声中则更明显，通常表现为一个细长的卵形结节，回声很差，而且有血管。结节可能有出血和（或）纤维化引起的延伸回声，但通常周边仍无回声，在与甲状腺实质的交界面有一条较细的高回声线。Ye等[4] 研究了 10 年来的 1 060 名患者，在 15 例甲状腺内甲状旁腺腺瘤中发现了 13 例这种薄而高回声的线条。

■ 底侧甲状旁腺

未下降的甲状旁腺腺瘤紧贴着颈动脉随胸腺一起下降。它们最终的位置可能相当高，接近下颌下腺的水平，并且经常伴有胸腺组织，见第 20章的案例 29～32。

■ 纵隔甲状旁腺

前纵隔甲状旁腺源于随胸腺下降的下极腺体。主动脉肺窗（AP）、中纵隔异位腺体较少见，而后纵隔的甲状旁腺通常起源于上级腺体，没有胸腺旁组织[5]。一些少见的 AP 窗口增大的甲状旁腺可能来源于下甲状旁腺，因为胸腺组织可以延伸到 AP 窗口[6]（见第 20 章的案例33～36 和 42）。

增大的异位纵隔甲状旁腺常为多余的甲状旁腺。若在术中已经辨别出 3 个甲状旁腺，在第 4个甲状旁腺探查失败时，精确细节可能有助于指导寻找可能未下降的异位甲状旁腺或纵隔甲状旁腺。若探查第 4 个腺体失败，通常需要在纵隔寻找第 5 个腺体。

纵隔甲状旁腺腺瘤通常可以通过 sestamibi 扫描和 CT 扫描的一致性成功识别。如果非门控 CT 上的结节增强被脉动和运动伪影所遮盖，带门控 MR 血管造影的 MRI 可能显示与大血管分离的高血管结节。

Benjamin Wei 等人[7]报道了 17 例接受视频辅助胸腔镜手术（VATS）或纵隔镜检查的患者，其术前研究包括 sestamibi 扫描、CT 扫描或选择性静脉采样。当两项研究一致时，治愈率达到 100%。其中有 2 名患者没有检测到甲状旁腺组织，他们只有一项阳性研究（选择性静脉采样）。

■ 不寻常位置的甲状腺

罕见的是，甲状旁腺腺瘤可能来自迷走神经中先天性异位的甲状旁腺组织[8]。Noussios 等[9]广泛回顾了关于异常位置的其他病例报告，还包括梨状窦和心包。

沟通位置

精确定位增大的甲状旁腺是 CT 扫描的主要优势，可提供最佳的术前定位，清晰显示参考点和与血管的关系。报告中应详细说明肿大的腺体相对于这些参考点的位置（高质量的 SPECT-CT 的 sestamibi 扫描可以提供类似的定位精度）。腺体与参考点的距离和关系包括与甲状腺、气管、食管、结肠长肌、颈动脉、环状软骨、胸骨上切迹、锁骨头（如果邻近）、甲状腺下动脉（如果可能）以及颈动脉球和舌骨（如果在颈部较高）的关系。

图像展示应包括病变在轴向、矢状面和冠状面的标记图片，最好是在一个平面上，以便外科医师交叉关联图像，而无须搜索一系列的图像。放射科医师进行的斜向重建有助于将甲状旁腺结节与整个甲状腺叶联系起来，而甲状腺叶的纵轴通常在旁矢状面。一些方案将斜面翻转作为标准，但每个患者的最佳倾斜度是不同的，斜面视图最好由放射科医师制作。特殊的重建也有助于描述与主要血管或气管的关系。

定位甲状腺的"Perrier"分类法

Rodgers 等人[10]（资深作者 Dr. Nancy Perrier）发表的关于 4D CT 扫描的原始论文和得克萨斯大学 M. D. Anderson 癌症中心的 Perrier 等人[11, 12]随后发表的文章介绍了一种分类方案，以定位甲状旁腺的位置，目的是帮助放射科医师与外科医师沟通（图 17.1 和图 17.2）。其他人称之为"Perrier"分类法，该命名法是基于象限和相对于喉返神经和甲状腺实质的前后深度。

该系统使用字母 A～G 来描述确切的腺体位

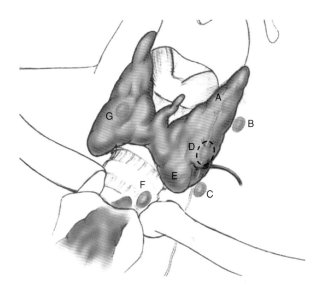

图 17.1 图示使用命名法描述腺体一维位置（转载自 Perrier 等人[11]；已获授权）

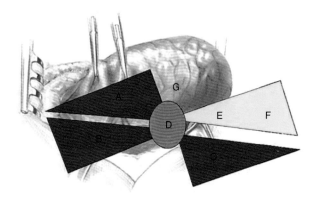

图 17.2 随着甲状腺实质的内旋和牵引，甲状旁腺通常可以在典型的象限内找到。A 型腺体靠近甲状腺实质；B 型腺体位于沿甲状腺组织的气管食管沟中；C 型腺体位于甲状腺组织下方的气管食管沟中；D 型腺体紧邻喉返神经；E 和 F 型腺体位于喉返神经的前方和内侧；G 型腺体位于甲状腺实质中（转载自 Perrier 等人[11]；已获授权）

置。随后对 271 名患者的研究[13]确定了腺瘤位置的频率，在括号里显示：

A 型甲状旁腺（13%）是指起源于上位的腺体，在喉返神经的外侧面，靠近甲状腺实质的后表面或压在甲状腺囊内。

B 型腺体（17%）是一个气管食管沟后方的上位腺体，与甲状腺实质的上位部分处于同一横切面。腺体与甲状腺组织的后表面之间的接触很少或没有。颈部较高处的未下降腺体，位于甲状腺上极上方，靠近颈动脉分叉处或下颌骨，也可被归为 B 型腺体，并标为 B+ 型。

C 型腺体（14%）是一个气管食管沟后方的上位腺体，位于甲状腺下极的水平或下方。这使得 C 型腺体位于喉返神经的后方（在许多情况下位于喉返神经的下方）。颈动脉鞘内的腺体是 B 型或 C 型腺体，取决于其与甲状腺的颅尾关系。对于比通常情况下更靠下的腺体，可以加一个负号。

D 型腺体（12%）——"困难"或"危险"，位于甲状腺实质后表面的中间区域，靠近喉返神经和甲状腺下动脉或甲状腺中静脉交界处。由于这个位置，解剖起来很困难。D 型腺体可能是上位腺体或下位腺体，这取决于它与神经的确切关系，一般来说，影像学上无法确定。

E 型腺体（26%）——容易识别，是靠近甲状腺实质下极的下位腺体，与甲状腺实质和气管前半部分位于外侧位。

F 型腺体（7%）——下降型，是一个下降到胸腺韧带或上胸腺的下位腺体；它可能看起来是"异位"或在上纵隔内。前后视图显示 F 型腺体位于气管的前方。

G 型腺体（0.4%）是一种罕见的、甲状腺内的甲状旁腺腺体。

甲状旁腺相对喉返神经的位置

手术的一个主要问题是保留喉返神经的功能。详细说明甲状旁腺病变的位置有助于确定其与神经走向的接近程度，由于神经不能直接看到，所以通过 CT 可以粗略猜测。Perrier 分类法强调了这些有问题的病变，将其归类为"D 型腺瘤"，这可能是该分类法最有用的方面，在总结印象中缩短了交流时间。

异常的右锁骨下动脉与非返折的右喉返神经有关，这是一个需要向外科医师传达的重要特征。在报告中对是否存在畸形血管进行常规说明是一个很好的补充。

如果没有主动脉（Kommerell）憩室或反位，有右侧主动脉弓和左锁骨下动脉异常的患者会有非返折的左喉返神经。如果在畸形左锁骨下动脉的起源处有一个 Kommerell 憩室，则有喉返神经[14]。

参考文献

[1] Wilhelm SM, Wang TS, Ruan DT, Lee JA, Asa SL, Duh QY, et al. The American Association of Endocrine Surgeons guidelines for definitive management of primary hyperparathyroidism. JAMA Surg. 2016; 151: 959–68. https://doi.org/10.1001/ jamasurg.2016.2310.

[2] Akerström G, Malmaeus J, Bergström R. Surgical anatomy of human parathyroid glands. Surgery. 1984; 95: 14–21.

[3] Roy M, Mazeh H, Chen H, Sippel RS. Incidence and localization of ectopic parathyroid adenomas in previously unexplored patients. World J Surg. 2013; 37: 102–6. https://doi.org/10.1007/s00268-012-1773-z.

[4] Ye T, Huang X, Xia Y, Ma L, Wang L, Lai X, et al. Usefulness of preoperative ultrasonographic localization for diagnosis of a rare disease: intrathyroid parathyroid lesions. Medicine (Baltimore). 2018; 97: e10999. https://doi.org/10.1097/MD.0000000000010999.

[5] Arnault V, Beaulieu A, Lifante JC, Sitges Serra A, Sebag F, et al. Multicenter study of 19 aortopulmonary window parathyroid tumors: the challenge of embryologic origin. World J Surg. 2010; 34: 2211–6. https://doi.org/10.1007/s00268–010–0622–1.

[6] Doppman JL, Skarulis MC, Chen CC, Chang R, Pass HI, Fraker DL, et al. Parathyroid adenomas in the aortopulmonary window. Radiology. 1996; 201: 456–62.

[7] Wei B, Inabnet W, Lee JA, Sonett JR. Optimizing the minimally invasive approach to mediastinal parathyroid adenomas. Ann Thorac Surg. 2011; 92: 1012–7. https://doi.org/10.1016/j. athoracsur.2011.04.091.

[8] Doppman JL, Shawker TH, Fraker DL, Alexander HR, Skarulis MC, Lack EE, Spiegel AM. Parathyroid adenoma within the vagus nerve. AJR Am J Roentgenol. 1994; 163: 943–5.

[9] Noussios G, Anagnostis P, Natsis K. Ectopic parathyroid glands and their anatomical, clinical and surgical implications. Exp Clin Endocrinol Diabetes. 2012; 120: 604−10. https://doi.org/10.1055/s-0032-1327628.

[10] Rodgers SE, Hunter GJ, Hamberg LM, Schellingerhout D, Doherty DB, Ayers GD, et al. Improved preoperative planning for directed parathyroidectomy with 4-dimensional computed tomography. Surgery. 2006; 140: 932−40. discussion 940−1

[11] Perrier ND, Edeiken B, Nunez R, Gayed I, Jimenez C, Busaidy N, et al. A novel nomenclature to classify parathyroid adenomas. World J Surg. 2009; 33: 412−6. https://doi.org/10.1007/ s00268-008-9894-0.

[12] Grubbs EG, Edeiken BS, Gule MK, Monroe BJ, Kim E, Vu T, Perrier ND. Preoperative parathyroid imaging for the endocrine surgeon. In: Khan AA, Clark OH, editors. Handbook of parathyroid diseases: a case-based practical guide. New York: Springer; 2012. p. 19−40.

[13] Moreno MA, Callender GG, Woodburn K, Edeiken-Monroe BS, Grubbs EG, Evans DB, et al. Common locations of parathyroid adenomas. Ann Surg Oncol. 2011; 18: 1047−51. https://doi. org/10.1245/s10434-010-1429-x.

[14] Masuoka H, Miyauchi A, Higashiyama T, Yabuta T, Kihara M, Miya A. Right-sided aortic arch and aberrant left subclavian artery with or without a left nonrecurrent inferior laryngeal nerve. Head Neck. 2016; 38(10): E2508−11. https://doi.org/10.1002/hed.24492.

多腺疾病
Multigland Disease

第18章

L. Daniel Neistadt

原发性甲状旁腺增生

多腺体疾病，与双腺体瘤相比，更常见于原发性增生，需要计划进行四腺体探查。在原发性增生中，过度活跃的甲状旁腺通常会增大，但它们可能是正常大小的，而且不一定都同时过度活跃。其大小范围相当大。

在确定了一个主要的、明显增大的腺体后，接下来要寻找小的、正常大小的腺体。根据所有尺寸的计算，发现另外一个略微增大的甲状旁腺，通常表明有多腺体疾病。如果略微增大的腺体没有完全被增强所定义，或者位于被甲状腺组织遮盖的囊下位置，那么多腺体状态就会被错过。

1个或多个正常大小的甲状旁腺（有时是全部4个）通常可以在高质量的研究中被识别。如果在高质量的CT和由经验丰富的超声科医师进行的高质量的后续超声检查中没有发现肿大的腺体或凸出的腺体，并且没有甲状腺疾病，我们可以做出"可能是正常大小的高活性腺体引起的原发性增生"的诊断。

评估多腺体疾病可能性的评分系统

许多研究表明，多腺体疾病的敏感性低于单腺体疾病的检测率。最近的一项大型研究将多腺体与单腺体疾病区分开来的比例为96%[1]，这是一个独特的结果。

Sepahdari 等人认识到多腺体疾病中的甲状旁腺经常相对较小，而且在检测到第一个病变后容易忽略其他病变，因此开发了一个评分系统，根据回顾性数据显示多腺体疾病的可能性[2]，该系统由 Sho 等人对 71 名患者的前瞻性研究中得到验证[3]。根据 4D CT 成像结果和 Wisconsin 指数［血清钙（mg/dL）和甲状旁腺激素水平（pg/mL）的乘积］计算出多腺体疾病的综合评分（范围从 0 到 6）。4D CT 多腺体疾病评分（范围为 0～4）是通过单独使用 CT 数据得到的：

- 在 CT 上发现的候选病变数量及评分：
  — 单个病变：0
  — 多个病变：2
  — 无病变：2

L. D. Neistadt (✉)
Lenox Hill Radiology, Manhattan Diagnostic Radiology,
New York, NY, USA

© Springer Nature Switzerland AG 2020
A. L. Shifrin et al. (eds.), *Atlas of Parathyroid Imaging and Pathology*, https://doi.org/10.1007/978−3−030−40959−3_18

- 最大病变的 CT 最大直径及评分：
  - —>13 mm：0
  - —7～13 mm：1
  - —<7 mm 或无病变：2
- Wisconsin 指数（WIN）及评分：
  - —>1 600：0
  - —800～1 600：1
  - —<800：2

多腺体疾病的综合评分为 4、5 和 6，其多腺体疾病的特异性分别为 72%、86% 和 100%。4D CT 多腺体疾病评分为 3 和 4，其特异性分别为 74% 和 88%。这种方法相对容易应用，因为它不试图计算可视化腺体的体积或通过特殊的有针对性的重构找到腺体的最大长度。

多腺体疾病患者的病变明显较小（$P<0.01$），在 4D CT 上有 2 个病变或没有病变的可能性较大（$P<0.01$）。多腺体疾病患者的异常甲状旁腺的平均大小为 7.5 mm（SD 3.3），而单腺体疾病患者为 11.2 mm（SD 7.4）。

请注意，确定 2 个典型的甲状旁腺肿大的大型候选病变，可得到 2 分的低 CT 评分。这种评分方法适用于有边界或边界不清的第 2 甲状旁腺的研究子集；该评分有助于提高对多腺疾病的怀疑。

继发性甲状旁腺增生

继发性甲状旁腺增生（来自肾脏疾病）和第三性甲状旁腺增生通常采用药物治疗，但如果治疗不成功，可能需要进行四腺探查的手术。寻找可能的单个腺瘤——大多数定位研究的主要动机，在此并不适用，除非最初的探查失败，否则通常不认为有必要进行成像。

进行定位研究的一个主要价值是划定异位腺体，这在慢性肾病伴继发性甲状旁腺功能亢进的患者中相对常见。通常位于胸腺的异位腺体在这些患者中的发生率增加；一项回顾性研究发现 30% 的患者有异位腺体[4]。

腺体可能相当肿大，但这种肿大可能不均匀；1 个或多个腺体的大小可能接近正常。腺体经常有钙化。许多钙化是环状的，可能反映了结节性增生，这是增生的特点，对医疗没有反应。如果患者不能进行静脉造影，钙化可作为甲状旁腺结节的标志。肿大的甲状旁腺可能呈分叶状，并深深压迫到甲状腺实质，有时会有类似多结节性甲状腺肿，有一系列融合的结节。上部和下部肿大的腺体可能相互碰撞。

如果患者正在透析，可以在透析当天安全地进行造影检查，在透析前进行检查。在这种情况下，患者可能会出现液体过多的情况，这将在动脉晚期稀释输注的对比剂。此外，静脉通路经常不畅，导致输液速度相对缓慢，可能会降低动脉期的增强程度。

即使造影剂未被稀释且输液速度较快，继发性增生中增大的甲状旁腺通常也不会像原发性增生中典型的高活性甲状旁腺那样表现出明显的增强。这种差异可能反映了结节性增生腺体中微血管的扭曲。这是个推测。

● 参考文献 ●

［1］ Kelly HR, Hamberg LM, Hunter GJ. 4D-CT for preoperative localization of abnormal parathyroid glands in patients with hyperparathyroidism: accuracy and ability to stratify patients by unilateral versus bilateral disease in surgery-naive and re-exploration patients. AJNR Am J Neuroradiol. 2014; 35: 176–81. https://doi.org/10.3174/ajnr.A3615.

［2］ Sepahdari AR, Bahl M, Harari A, Kim HJ, Yeh MW, Hoang JK. Predictors of multigland disease in primary hyperparathyroidism: a scoring system with 4D-CT imaging and biochemical markers. AJNR Am J Neuroradiol. 2015; 36: 987–92. https://doi.org/10.3174/ajnr.A4213.

［3］ Sho S, Yilma M, Yeh MW, Livhits M, Wu JX, Hoang JK, Sepahdari AR. Prospective validation of two 4D-CT-based scoring systems for prediction of multigland disease in primary hyperparathyroidism. AJNR Am J Neuroradiol. 2016; 37: 2323–7.

［4］ Pattou FN, Pellissier LC, Noël C, Wambergue F, Huglo DG, Proye CA. Supernumerary parathyroid glands: frequency and surgical significance in treatment of renal hyperparathyroidism. World J Surg. 2000; 24: 1330–4.

罕见的甲状旁腺病症

Rare Parathyroid Presentations

L. Daniel Neistadt

甲状旁腺囊性病变

甲状旁腺囊性病变（见第 20 章病例 24、43～45）并不常见。该实体的广义定义是任何甲状旁腺病变，其大体上是囊性的，显微镜下主要是囊性成分，无论是由甲状旁腺细胞衬垫的，还是其壁上含有甲状旁腺组织的，或者含有大量液体且甲状旁腺激素（PTH）水平升高的。囊肿可能是功能性的（存在临床上的原发性甲状旁腺功能亢进症）或非功能性的。大多数功能性甲状旁腺囊肿是囊性变性或出血成为甲状旁腺腺瘤。

McCoy 等人[1]的研究发现，1 769 名患者中有 48 人（3%）出现甲状旁腺囊性病变。这些囊肿主要是功能性囊肿（85%）。囊肿抽吸物为透明（60%）或混浊 / 有色。几乎所有的非功能性囊肿都有透明液体。功能性和非功能性囊肿在甲状旁腺上部和下部都同样常见。囊肿的大小为 1～8 cm。尽管采用了谨慎的技术，34 名患者中仍有 10 名患者的这些易碎囊肿在切除过程中发生破裂。

Ippolito 等人[2]在回顾真正的囊肿时排除了退化的腺瘤，只考虑了无功能的囊肿，这种囊肿非常罕见（2 505 例甲状旁腺切除术和 22 009 例甲状腺切除术中的 0.16%）。所有这些囊肿都在下甲状旁腺或纵隔内。

甲状旁腺癌

甲状旁腺癌比较少见，见于原发性甲状旁腺功能亢进症的 0.5%～2% 的病例。患者通常表现为明显的高钙血症（>14～15 mg/dL），但也有 28% 的患者出现轻度高钙血症（<12 mg/dL）[7]。

甲状旁腺癌的病变通常较大，局部侵入邻近的软组织；偶尔也会有包膜，类似腺瘤。由于囊内的纤维带穿过腺体，腺体可能呈分叶状。病变的大体手术表现为邻近软组织的侵犯和转移[7]。这些大体特征的放射学表现是恶性肿瘤的唯一明确的放射学指示。

Nam 等人[3]对 7 名癌变患者（累积了 20 年）与 32 名连续的良性腺瘤进行了超声研究，结果显

L. D. Neistadt (✉)
Lenox Hill Radiology, Manhattan Diagnostic Radiology,
New York, NY, USA

© Springer Nature Switzerland AG 2020

A. L. Shifrin et al. (eds.), *Atlas of Parathyroid Imaging and Pathology*, https://doi.org/10.1007/978－3－030－40959－3_19

示癌变的尺寸更大（3.5 cm vs. 1.9 cm），钙化、异质性纹理、不规则形状、非环形边缘和局部浸润的发生率更高。Sidu 等[8] 对 69 例甲状旁腺良性或恶性病变大于 15 mm 的患者的超声检查进行了回顾性研究，发现在 8 例癌变患者中，存在钙化和浸润可预测癌变。

案例报告描述了肿瘤坏死和出血引起的复杂的囊性特征，但也有描述大的非囊性结节。

对于非常大的囊性和实性病变，应在一定程度上怀疑是癌变（特别是如果它们有钙化），并仔细检查边缘是否有局部浸润的证据，这将使癌变的可能性提高到一个很高的水平。

甲状旁腺癌的例子出现在第 9 章。具有良好图像的病例报告也可在网上公开获取[9, 10]。它们显示了各种不同的外观，大多数是具有大的囊性空间的大型病变。

脂肪腺瘤

甲状旁腺脂肪腺瘤（最初被描述为错构瘤）是一种罕见的病变，由成熟的脂肪组织（超过 50% 的腺体）或肌样基质中的甲状旁腺实质（主要细胞和一些嗜酸性细胞）组成。由于正常的甲状旁腺可以有丰富的脂肪成分，因此在显微镜下进行区分可能相当困难。

这些病变在超声上呈高回声，在 CT 上多为脂肪密度，因此，相当难以（也不是绝对不可能）将其与正常脂肪和脂肪性胸腺组织相区别。诊断的唯一方法可能是通过脂肪结构与 sestamibi 扫描的阳性相吻合（10 余年前我遇到过一个这样的病变，当时 CT 和超声检查的脂肪结构与报告的 sestamibi 结果相关，导致诊断为脂肪腺瘤，并经手术病理证实。诊断性的 sestamibi 扫描图像没有提供给我审查）。

已发表的这种实体的诊断图片很少，本书中也没有实例。有良好图片的病例报告可在网上公开获取[4, 5]。它们显示的主要是脂肪密度的病变，有增强的小结节成分或小的 sestamibi 摄取灶。

副甲状腺肿大

在原发性或继发性甲状旁腺功能亢进症中，甲状旁腺细胞少量可能嵌入颈部和上纵隔的软组织中。这可能是由于手术过程中细胞的播种或胚胎期甲状旁腺的过度生长造成的。其结果可能是甲状旁腺手术后复发的甲状旁腺功能亢进症。

如果结节足够大，可能会被发现，因为它们具有甲状旁腺组织的成像特征。纤维化在 CT 和超声上可以完全模拟甲状旁腺组织的特征；sestamibi 的相关性对于锁定手术后的甲状旁腺组织的播种是至关重要的。如果这种实体是可疑病变，那么 sestamibi 研究（最好是 SPECT-CT）应该是这种类型调查的第一步。

为了避免这种并发症，甲状旁腺外科医师避免对可疑的甲状旁腺腺瘤进行针式活检，并在做清洁切除时一丝不苟，以避免甲状旁腺细胞的溢出。从理论上讲，针式活检有通过针道播种的风险，但更重要的是，针式活检会导致出血和腺瘤周围的继发性纤维化，使解剖更加困难，并增加囊膜破裂的风险，使甲状旁腺细胞溢出。

透明细胞增生和腺瘤

这种非常罕见的情况（<0.3%）的特点是空泡化的透明细胞的增生，这些细胞有丰富的细胞质糖原（在正常的甲状旁腺中，这种类型的细胞是由首领细胞转化而来，通常见于胚胎和胎儿，随着年龄的增长而减少）。腺体往往较大，形状不规则，上腺体大于下腺体。增生的细胞可能浸润到颈部周围的软组织。在大体的病理检查中，伪足是常见的。

少数报道的病例在超声和 sestamibi 扫描中识别出肿大的甲状旁腺；通常肿大程度为中度至显著。sestamibi 的摄取令人好奇，因为据说该药物被嗜酸性细胞吸收。透明细胞可能也会摄取 sestamibi，或者可能存在一些分散的嗜酸性细胞。PTH 的产量每克都少于典型的主细胞，这种差异可能解释了在检测之前甲状旁腺的大量增长。

Kuhel 等人[6]报道了一例独特的同步水透明细胞双甲状旁腺腺瘤（1 500 mg 和 500 mg），完全被透明细胞所取代，只有一圈微小的甲状旁腺组织。甲状旁腺在检查和活检时均正常。报告认为这可能是一个独特的新实体[6]。

第 20 章中的病例 46 中出现了可能的第 2 例透明细胞双甲状旁腺腺瘤。其详细的影像学特征为病理诊断提供了线索。在超声检查中，水透明细胞腺瘤有高回声纹理，而在对比前 CT 中，腺瘤是高密度的，包括周边地区（这种模式与中心血肿的高密度不一致）。这一发现可能反映了细胞内的糖原，因为在 1 型糖原贮积症中，肝脏和肾脏的细胞内糖原的类似情况在 CT 上给出了肝脏和肾脏皮质的高密度，在超声上肝脏和肾脏的回声增强。

参考文献

[1] McCoy KL, Yim JH, Zuckerbraun BS, Ogilvie JB, Peel RL, Carty SE. Cystic parathyroid lesions: functional and nonfunctional parathyroid cysts. Arch Surg. 2009; 144: 52–6.; discussion 56. https://doi.org/10.1001/archsurg.2008.531.

[2] Ippolito G, Palazzo FF, Sebag F, Sierra M, De Micco C, Henry JF. A single-institution 25-year review of true parathyroid cysts. Langenbeck's Arch Surg. 2006; 391: 13–8.

[3] Nam M, Jeong HS, Shin JH. Differentiation of parathyroid carcinoma and adenoma by preoperative ultrasonography. Acta Radiol. 2017; 58: 670–5. https://doi.org/10.1177/0284185116666418.

[4] Aggarwal A, Wadhwa R, Aggarwal V. Parathyroid lipoadenoma: a rare entity. Indian J Endocrinol Metab. 2018; 22: 174–6. https://doi.org/10.4103/ijem.IJEM_273_17.

[5] Gowda KK, Matippa P. Parathyroid lipoadenoma: a diagnostic pitfall during frozen section evaluation of parathyroid lesions. Int Clin Pathol J. 2016; 3: 193–4. https://doi.org/10.15406/icpjl.2016.03.00070.

[6] Kuhel WI, Gonzales D, Hoda SA, Pan L, Chiu A, Giri D, DeLellis RA. Synchronous water-clear cell double parathyroid adenomas a hitherto uncharacterized entity? Arch Pathol Lab Med. 2001; 125: 256–9.

[7] Baloch Z, Livolsi V. Parathyroids: morphology and pathology. In: Bilezikian JP, Marcus R, Levine L, Marcocci C, Silverberg SJ, Potts J, editors. The Parathyroids: basic and clinical concepts. 3rd ed. Cambridge, MA: Academic; 2015. p. 23–36.

[8] Sidhu PS, Talat N, Patel P, Mulholland NJ, Schulte KM. Ultrasound features of malignancy in the preoperative diagnosis of parathyroid cancer: a retrospective analysis of parathyroid tumours larger than 15 mm. Eur Radiol. 2011; 21(9): 1865–73. https://doi.org/10.1007/s00330-011-2141-3.

[9] Halenka M, Karasek D, Frysak Z. Case report: four ultrasound and clinical pictures of parathyroid carcinoma. Case Rep Endocrinol. 2012; Article ID 363690: 5 pages. https://doi.org/10.1155/2012/363690.

[10] Walton AR, Formby MR, Kumar RAS. Multimodality imaging in parathyroid carcinoma: a tale of two nodules. Radiol Case Rep. 2015; 10(1): 914. https://doi.org/10.2484/rcr.v10i1.914. eCollection 2015.

案例展示
Illustrative Cases

L. Daniel Neistadt

这些病例包括简单的甲状旁腺肿大的例子和许多棘手的病例，有些病例在手术随访时有意外的发现。

上部腺体

■ 病例 1：正常的上部腺体

图 20.1 显示了正常大小的甲状旁腺不亢进的例子。正常的右上甲状旁腺（a 中的黄色箭头）位于甲状腺右叶中上极的后内侧（Perrier 方案中的 B 型位置[1]）。在与甲状旁腺纵轴成角度的冠状旁切面中，甲状旁腺显得更大，有一个锥形的下延（橙色箭头），尺寸为 6 mm × 3.5 mm × 2 mm（22 mg 计算）。斜切面（右下图）显示了甲状旁腺与整个右叶的关系。右侧甲状腺下动脉（红色箭头）在甲状旁腺前方走行。该腺体明显可与甲状腺分离。在一个大型尸检系列中，上甲状旁腺的发病率为 77%，而在同一系列中，22% 的上部腺体位于上极后方的囊下位置，1% 的腺体位于咽后或食管后靠近中线的位置[2]。正常的左上甲状旁腺（图 20.1b）位于接近镜像的位置（绿色箭头），尺寸为 6 mm × 3 mm × 2.5 mm（23 mg），甲状腺下动脉（红色箭头）沿其腹侧边缘穿过。

■ 病例 2：正常位置的典型甲状旁腺腺瘤，具有典型的增强模式

图 20.2 是一个典型的 20 mm × 6 mm × 4 mm 的右侧甲状旁腺上腺瘤（计算重量为 250 mg），位于甲状腺右叶中上极的后内侧，在 Zuckerkandl 小结节（绿色箭头）的正上方，毗邻颈长肌、环咽和食管的侧壁（根据 Perrier 分类法[1]，这是一个 B 型腺体）。该结节具有细长的构造，其纵轴比甲状腺右叶的纵轴更向内侧倾斜。这种增大的甲状旁腺和甲状腺叶纵轴的角度差异很常见，有助于区分增大的腺体和甲状腺。腺瘤在造影前具有典型的低密度（橙色箭头），并具有明显的动脉相增强（黄色箭头），延迟洗脱良好（深蓝色箭头）。结节下端的极性血管（红色箭头）缠绕在 Zuckerkandl 结节上，似乎来自甲状腺下

L. D. Neistadt (✉)
Lenox Hill Radiology, Manhattan Diagnostic Radiology,
New York, NY, USA

A. L. Shifrin et al. (eds.), *Atlas of Parathyroid Imaging and Pathology*, https://doi.org/10.1007/978-3-030-40959-3_20

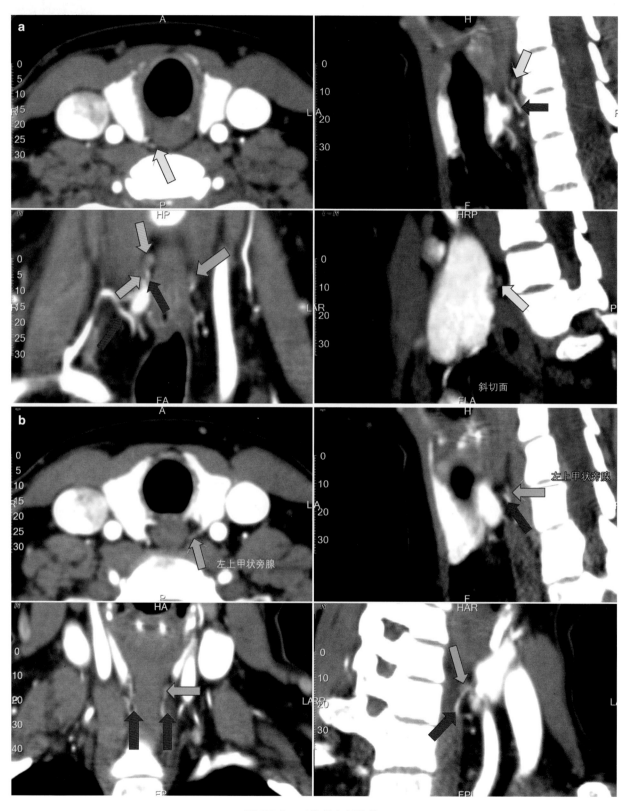

图 20.1　正常的上部腺体

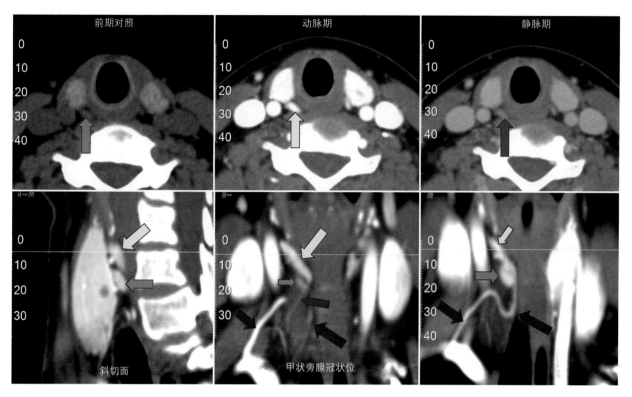

图 20.2 典型的上甲状旁腺腺瘤位于正常位置，具有典型的增强模式

动脉的分支（暗红色箭头）。甲状腺下动脉在更厚（5 mm 厚）的切片上显示得很清楚（右侧，下图），它在上侧和内侧运行，穿过气管食管沟（紫色箭头）——喉返神经的位置，继续在上侧绕过 Zuckerkandl 小结，靠近上侧的甲状旁腺瘤。腺瘤的下端位于甲状腺下动脉与喉返神经交叉处（一个手术标志）的上方，略低于 2 cm。这是上甲状旁腺腺瘤的典型位置[3,4]。

手术 腺瘤被切除，术中甲状旁腺激素（PTH）降至正常。腺瘤的重量为 254 mg（CT 估计为 250 mg）。

■ **病例 3：上甲状旁腺增大，位置稍高，与左叶广泛接触**

图 20.3 显示了一个增大的左侧上甲状旁腺，尺寸为 14 mm × 7 mm × 4 mm（204 mg），它位于甲状腺左叶上极的后内侧，与环咽／下咽的左侧壁广泛接触（这是 Perrier 分类中的 A 型腺体[1]）。

在对比前（图 20.3a），增大的甲状旁腺的密度（43 HU）低于富含碘的甲状腺实质，在侧视图中与甲状腺相对突出（蓝色箭头）。腺体表现出明显的动脉期增强，达到 280 HU（黄色箭头），相对于甲状腺而言密度过高，而在静脉期冲淡到 96 HU 的密度（红色箭头），相对于甲状腺而言密度过低。在超声检查中，这相当于一个无回声的结节，有微量的血管（橙色箭头）和小的高回声成分，与出血或纤维化的病灶相符，在动脉相上对应一个微小的、相对低衰减的焦点（绿色箭头）。在镜像位置，一个边缘大小的右上甲状旁腺（紫色箭头），尺寸为 8 mm × 5 mm × 2 mm（42 mg），位于甲状腺右叶上极的后内侧，与环咽部右后侧壁接触，只有非常轻微的强化，密度与邻近肌肉相似。对比前密度很低（−8 HU），与丰富的脂肪含量一致，动脉期密度为 70 HU（增加 78 HU，与甲状旁腺的典型增强相似）。延迟洗脱的密度为 49 HU。

手术 切除的左上甲状旁腺为 280 mg，右上甲状旁腺增大到 60 mg，冷冻切片显示为增生，与原发性增生一致。较小的腺体看起来并没有严

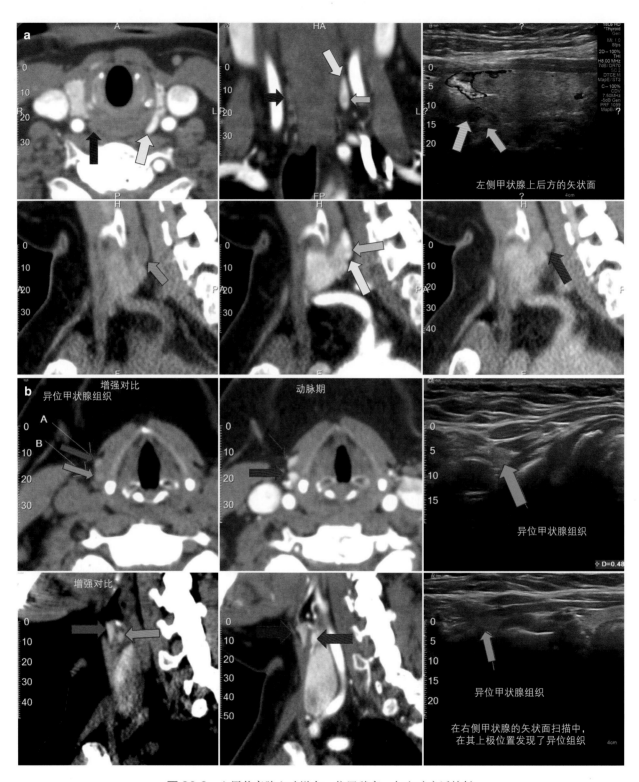

图 20.3　上甲状旁腺上叶增大，位置稍高，与左叶广泛接触

重的脂肪，但在冰冻切片上可以看到脂肪，不过很难量化。血管供应正常，有典型的甲状腺下动脉梗阻（在 CT 上正常且强化）。两个下甲状旁腺大小正常，因为 PTH 充分下降，没有切除。

经验　仔细检查上甲状旁腺床，可能很少发现弥漫性富含脂肪的增生腺体，开始时密度很低，后来增强到肌肉密度。在快速检查中，它们并不像明亮的病变那样突出，但如果充分增大，在预对比图像上可识别为脂肪或非常低的密度。在动态 MR 研究中，增大的腺体中脂肪含量的增加与对比剂的冲洗速度慢有关[5]，增加了区分脂肪性下甲状旁腺与脂肪置换结节的难度，后者总是与下甲状旁腺存在于同一区域。脂肪性、增生性增强的下甲状旁腺与结节的区分是不可能的。

图 20.3b 显示了两个小的异位甲状腺组织休止点，位于甲状腺软骨右片上方 2 mm 处的甲状腺右叶上极的水平。该组织有突出的强化，类似于甲状旁腺的强化（红色和深红色箭头），但

也有与甲状腺组织的碘含量一致的对比前高密度（蓝色和深蓝色箭头）。定向超声至少能识别其中一个病灶，并具有与甲状腺相同的回声纹理（绿色箭头）。这可能是锥体叶组织，与甲状腺不相连（不常见）。如果没有对比前的检查，这些病灶可能是不寻常的隐伏甲状旁腺组织的候选。

经验　每当在动脉相位运行中发现可疑的异位甲状旁腺时，应立即检查造影前的相关资料，以确保它不是甲状腺组织。

■ 病例 4：甲状旁腺肿大，囊下型

图 20.4 显示了一个小的甲状旁腺腺瘤或增大的左上甲状旁腺，大小为 9 mm × 7 mm × 3 mm（约 100 mg），沿左上极内侧表面，位于气管食管沟外侧的中心。在动脉相轴位图像上很难与甲状腺分开，但在对比前切片上轮廓清晰，在冠状视图上看起来是分开的（橙色箭头）。结节与实质之间缺乏完整的透明线，表明其位于囊内。这是 Perrier 分类中的 A 型腺体[1]。它来自这个位

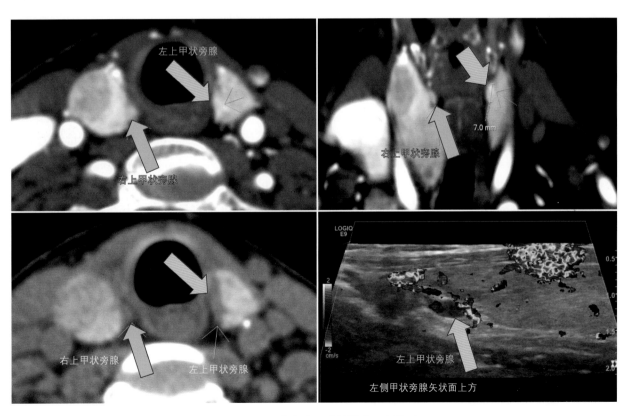

图 20.4　甲状旁腺上腺体增大，包膜下

置的正常囊下腺体；在一个大型的尸检系列中发现，上甲状旁腺发病率为 22%[2]（注意，A 型腺体可能与甲状腺相邻，可能不是囊下腺）。正常大小的囊下腺体在此位置通常不明显。

增大的甲状旁腺上部在这个内侧位置并不常见，必须与甲状腺结节和静脉丛相区别。随后的超声检查（右下）显示腺瘤的典型外观，呈水滴状，与甲状腺有高回声界面（即不是典型的甲状腺结节，也不是静脉团）。

此外，在近镜图像位置，在增大的右叶中上极的内侧，可以看到一个略微增大的右侧甲状旁腺（55 mg）（绿色箭头）。

手术 在左上极内侧向咽下区域发现一个轻度增大的 130 g（12 mm × 8 mm × 7 mm）的甲状旁腺，并被切除。术中 PTH 开始为 94 pg/mL，最终降至 15 pg/mL。发现一个正常大小的左下甲状旁腺。右侧下腺未被发现。由于右叶有几个大结节，可能包含右下甲状旁腺，所以进行了右叶切除术。右侧甲状旁腺上部（非囊状）看起来增大，但由于 PTH 下降至正常，因此被留在原位。

■ 病例 5：甲状旁腺腺瘤，在超声上有异常的回声特征

图 20.5 中的患者是一名 20 岁的男子，患有甲状旁腺功能亢进症。他还患有甲状腺功能减退症，并使用 synthroid（左旋甲状腺素）治疗。在图 20.5a 中，可以看到在甲状腺左叶上极后方有一个左上甲状旁腺腺瘤。它的尺寸为 15 mm × 10 mm × 6 mm（470 mg），具有典型的甲状腺组织 CT 增强模式（黄色箭头），除了在动脉期腺瘤顶端有一个小的、无增强的病灶（橙色箭头），在延迟时有增强。这是在 Perrier 位置 A[1]。超声检查时，甲状旁腺腺瘤呈弥漫性高回声（绿色箭头），与甲状腺实质的高血管性（深绿色箭头）相似，除了顶端有一个小的、无回声的低血管成分（红色箭头）——与 CT 上的延迟增强成分相吻合，可能代表出血灶。甲状旁腺组织的回声增强并不典型，其通常以无回声为主。慢性自

身免疫性甲状腺炎是存在的，在正常的高回声背景下，无数的淋巴细胞微结产生了异质性的粗大回声，实质血管适度增加。

手术 这是一个典型的腺瘤，重量为 0.7 g。切除后 PTH 为 192 pg/mL，适当降至 17 pg/mL。组织学上未见异常。

在甲状腺左叶下极下方（图 20.5b）有几个增生的、均匀的回声结节（橙色箭头），对甲状腺炎有反应，其回声与甲状旁腺瘤相似，但在高增益设置下无明显血管。在 CT 上，淋巴结有轻度强化（蓝色箭头），在静脉期增加（紫色箭头），是淋巴结强化的典型模式。

经验 在少数情况下，超声检查中增大的甲状旁腺会出现弥漫性高回声和血管像而非低回声。桥本甲状腺炎引起的反应性淋巴结可能有类似的纹理，但没有血管像。在这种情况下，CT检查结果可以解决超声检查的模糊性问题。

■ 病例 6：双重腺瘤（右上和左下处于不确定的位置）

大的上甲状旁腺腺瘤可能落在颈部较低的位置，并可能延伸至后纵隔。它们通常位于食管旁的深部，难以通过超声识别，图 20.6 就是这种情况。一个典型的、相当常见的、低位的甲状旁腺上腺瘤（图 20.6a 中的黄色箭头），重量约为 1 g，延伸至食管后方，显示极性血管征（红色箭头）。这是 Perrier 分类中的 C 型腺体[1]。在随意滚动轴位切片时，很容易忽略这一点；应该在滚动轴位时注意观察这一区域。滚动浏览矢状面，观察椎体前区，是一个很好的双重检查。冠状面视图必须有正确的角度，以便更容易看到异常情况。这个腺瘤在手术中被切除了。

沿着左叶后缘的第二个腺瘤（图 20.6b）（绿色箭头）位于气管食管沟的中心，在右侧上位甲状旁腺腺瘤的上部水平（这是 Perrier 分类方案中的 O 型腺瘤）。这个位置的甲状旁腺可能是上位或下位甲状旁腺，取决于它是在喉返神经的后方

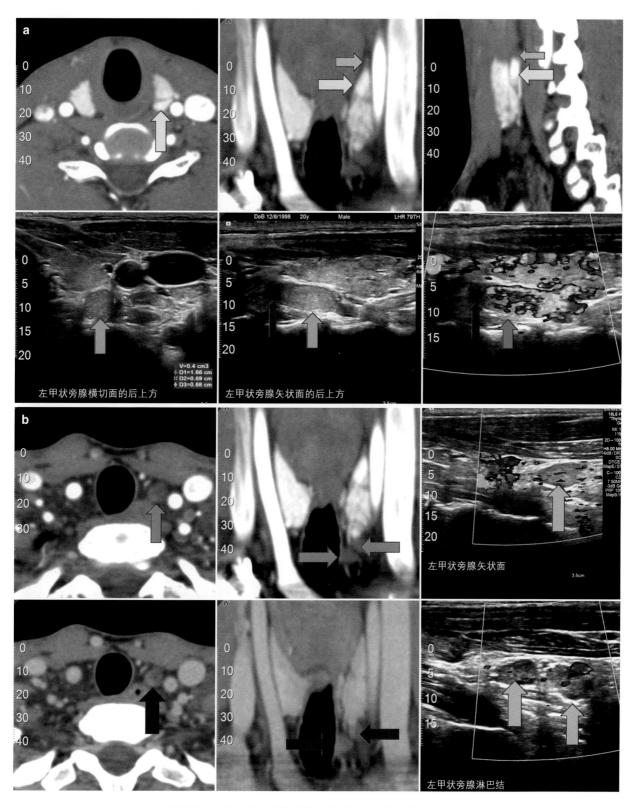

左甲状旁腺横切面的后上方

左甲状旁腺矢状面的后上方

左甲状旁腺矢状面

左甲状旁腺淋巴结

图20.5 右超声上有异常的回声特征的上部甲状旁腺腺瘤

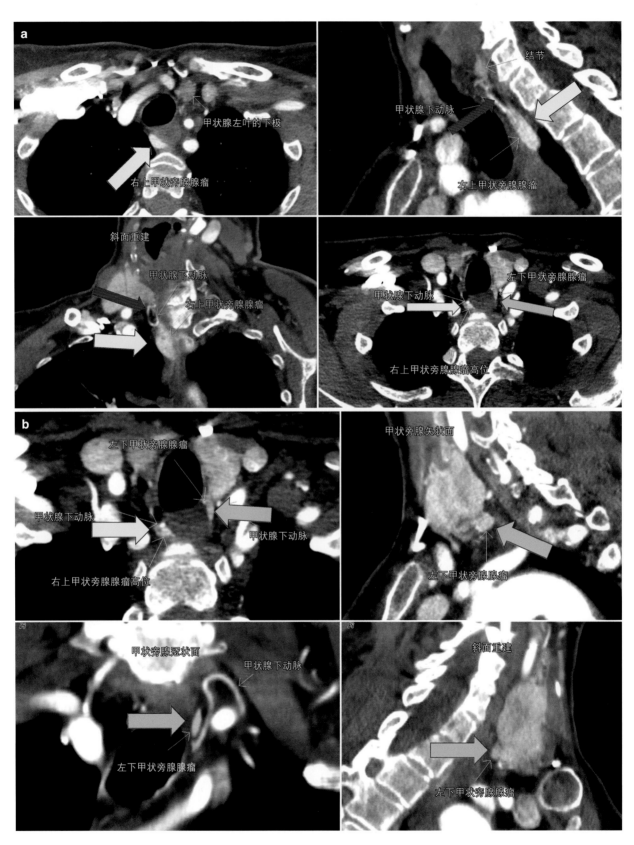

图 20.6　双腺瘤（右上、左下位置不明）

还是前方。CT 或超声波无法确定该神经的位置。在手术中，这个腺瘤被确定为在神经的前方，因此是一个左下甲状旁腺腺瘤。

■ 病例7：D 型甲状旁腺腺瘤

图 20.7a 所示患者为 76 岁女性，在左侧气管食管沟外侧有一个孤立的增大的甲状旁腺（黄色箭头），毗邻气管左侧壁。结节的大部分位于穿过沟槽的冠状面前方，结节位于甲状腺左叶中下极的稍后方，不与甲状腺叶接触。甲状腺下动脉（红色箭头）位于增大的甲状旁腺上极的尾端。根据 Perrier 分类法[1]，这是一个 D 型甲状旁腺腺瘤，如果在喉返神经后方，则来自上腺，如果在神经前方，则来自下腺。这个腺瘤被认为来自下腺，因为它大部分在气管食管沟的前面。值得注意的是，患者有佝偻病，为了舒适起见，患者的颈部是弯曲的，有一个头部支架。这种姿势可能会使移动的腺瘤向前方移动。请注意，腺体在静脉期（输液开始后 60 秒）的横向尺寸比动脉期（输液开始后 30 秒）大（橙色箭头），反映了结节周边的延迟完全增强。在静脉期，腺体大小为 8 mm × 6 mm × 4 mm，计算出的重量为 100 mg，而动脉期为 60～65 mg。

手术　在喉返神经背侧发现了一个重量为 110 mg（9 mm × 6 mm × 5 mm）的左上甲状旁腺腺瘤。其大小与静脉相位测量的 CT 上的大小一致。在甲状腺左下极下方约 1.5 cm 处发现一个正常的左下甲状旁腺（该腺体在影像学上没有得到识别）。

回过头来看（图 20.7b），一个典型的左下甲状旁腺并没有被发现。该区域唯一确定的结节是在左下极下方 5 mm 处的一个微增强的小结节（绿色箭头），在静脉相上与相邻的静脉（蓝色箭头）有明显的区分，在对比前的脂肪密度（−40 HU），没有明显的洗脱。通过 CT 检查，这种外观是典型的脂肪结节，但其位置与下甲状旁腺的位置相吻合（因为手术时颈部更加伸展，抬高了甲状腺）；它很可能是正常的左下甲状旁腺。

它长期被抑制和萎缩。

经验　D 型腺瘤在手术前不应该被划分为上腺或下腺。气管旁的位置不一定表示是下腺，尤其是当患者的头部被固定在头架上，颈部被弯曲时。正常大小的甲状旁腺增强效果不佳提示可能存在慢性抑制，支持腺瘤而非增生，但在手术前无法与小结节区分开来，仅在非淋巴结区有帮助。这种关于 CT 检测代谢抑制的推测需要进一步的前瞻性研究，将 CT 扫描与详细的手术结果相联系。

■ 病例8：低位双侧上甲状旁腺腺瘤

图 20.8 中的患者是一位 78 岁的女性，患有症状性甲状旁腺功能亢进症。巨大的双侧甲状旁腺上腺（图 20.8a 中的橙色箭头）延伸至后上纵隔。在一家医疗中心进行的 CT 扫描中，右上腺的尺寸为 2.8 cm × 1.5 cm × 1 cm（计算值为 2.2 g），左上腺的尺寸为 3.5 cm × 0.8 cm × 1.3 cm（计算值为 1.9 g）（Perrier C 型位置[1]）。动脉期为早期动脉期，静脉不透明，腺瘤有早期红晕，符合血管增生的标准。外科医师要求复查以确定下极腺体；正常大小的下甲状旁腺（绿色箭头）在气管旁位置。在不同的医疗中心进行的 SPECT-CT 扫描显示腺瘤在彩色融合图像上有摄取量（红色箭头）。

在没有 CT 覆盖的情况下，单独的 SPECT 更加清晰（图 20.8b 中的红色箭头），在非对比 CT 部分对应的是一个无定形结构（黄色箭头），核医学读者将其解释为右侧食管旁摄取和单独的食管摄取"意义不明"。建议使用造影剂进行 CT 检查。这两个腺瘤在 4D CT 高分辨率非对比片也没有很好的界定（橙色箭头），只是在对比剂后的运行中（蓝色箭头），在食管的两侧（紫色箭头）有很好的界线。

经验　对比剂增强了 SPECT-CT 阅片研究的置信度。在 SPECT 上的双腺瘤与 CT 平扫的相关性研究是一个不确定的研究。

两个切除腺瘤的手术标本（图 20.8c）与腺体纵轴的冠状旁像非常吻合。基线甲状旁腺激

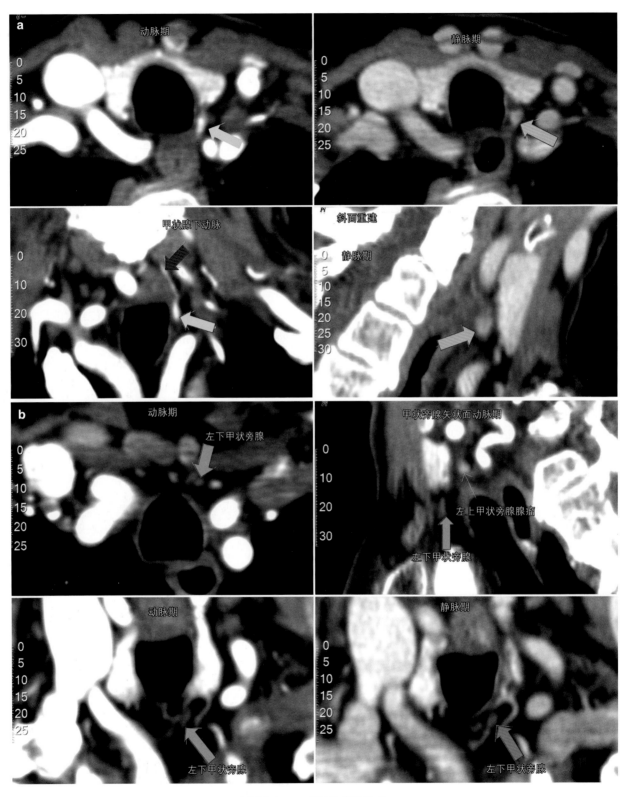

图 20.7　D 型甲状旁腺腺瘤

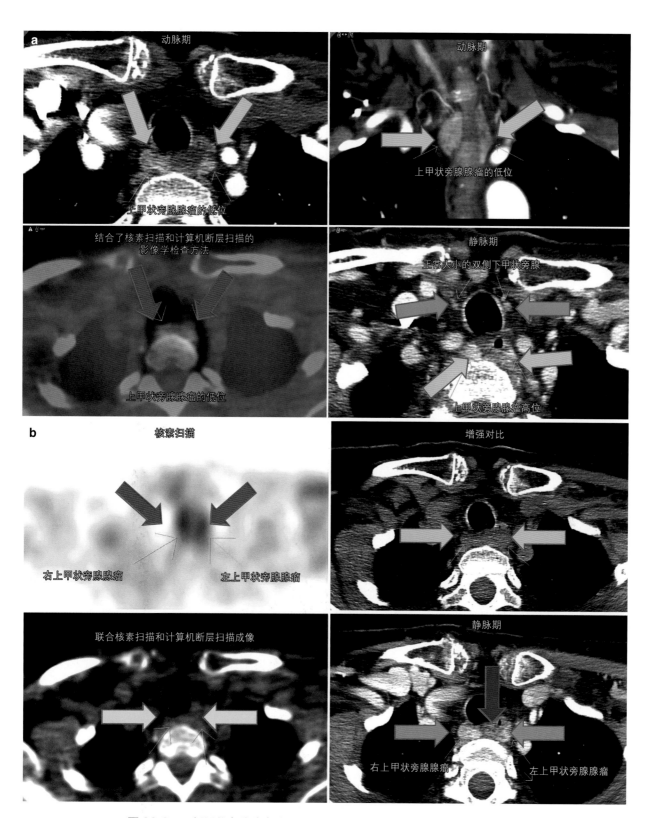

图 20.8 双侧甲状旁腺腺瘤（© Dr. Daniel Kuriloff, Lenox Hill Hospital, NYC）

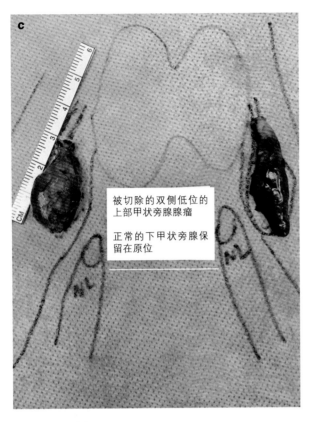

c

被切除的双侧低位的上部甲状旁腺腺瘤

正常的下甲状旁腺保留在原位

图 20.8（续）

素 300 pg/mL 降至 24 pg/mL。下甲状旁腺大小正常，都在胸腺组织的上角内。右侧上腺增大为 2.6 cm × 1.1 cm × 0.5 cm（计算体积 0.744 mL），病理重量 1 697 mg。左侧上甲状旁腺肿大为 2.1 cm × 1.1 cm × 0.9 cm（计算体积 1.08 mL），重 1 051 mg。左侧腺瘤的这一报告长度比标本照片上的短；这一差异可能是印刷错误，也可能反映了从体内受限的位置释放后形态的缓慢变化，从一个细长的锥形结构变为一个椭圆形结构（与原椭圆体更匹配）。

■ 病例 9：高位上甲状旁腺腺瘤，位置略微异位

图 20.9 显示了一个符合腺瘤特征的左侧上甲状旁腺。在图 20.9a 中，孤立的、增大的腺体（29 mm × 9 mm × 3.5 mm，475 mg）（黄色箭头）位于甲状腺左叶极上端的内侧，并延伸到上极上方，与下咽后壁的左侧接触，在甲状腺软骨左极的正后方 5 mm 处。这被认为是上位甲状旁腺的

异位；属于 Perrier B 型腺瘤[1]。一个正常大小、细长（12 mm × 3 mm × 2 mm，37 mg）的右侧甲状旁腺上腺（绿色箭头）位于近镜下图像位置，表现为轻度至中度动脉相增强；超声上没有描述。在超声检查中（图 20.9b），腺瘤具有典型的回声不良的血管特征，尺寸为 20 mm × 5 mm × 4 mm（208 mg），彩色多普勒显示有轻微的血管。

手术 剥离很艰难，很难进入，但由于术前影像学的指导，手术很成功。病理报告为红褐色的甲状旁腺腺瘤，大小为 1.8 cm × 1 cm × 0.3 cm，重 0.542 g。

■ 病例 10：位于上极上方的高位咽后甲状旁腺腺瘤上极上方的腺瘤

在图 20.10 中，一个尺寸为 9 mm × 11 mm × 4 mm（206 mg）的右上甲状旁腺（黄色箭头）正好位于增大的甲状腺右叶的最上端，位于舌骨（红色箭头）的水平，沿下咽后壁。这是 Perrier 分类中的 B+ 型腺体[1]。在一个大的尸检系列中，甲状旁腺上部的发病率为 1%[2]。

甲状旁腺呈双叶状，内侧 2/3 动脉期明显增强，在静脉期冲淡（通过感兴趣区测量），双侧低位上甲状旁腺腺瘤被切除，正常下甲状旁腺留在原位，但外侧 1/3 增强较少，没有测量冲淡（橙色箭头）。注意一个正常大小的可能的左上甲状旁腺（深蓝色箭头）和邻近左颈动脉的正常的、最小增强的淋巴结（深绿色箭头）。甲状腺弥漫性肿大，抬高了甲状旁腺。一个 4 cm 的大结节充满了左叶的下极（紫色箭头）；在甲状腺扫描中它是 ^{123}I 的证据（未显示）。

在超声检查中（右上角），可部分识别增大的甲状旁腺（浅绿色箭头），但在其深部位置没有显示出血管，可能是由于对血管较少的部分进行取样。超声特征并不能完全验证 CT 的解释。

复查 sestamibi 扫描（右下），在早期针孔成像中，结节中有 sestamibi 的局灶性轻度吸收（浅蓝色箭头），但在冲洗延迟阶段无法与背景区分（未显示）。摄取量验证了甲状旁腺的增大。

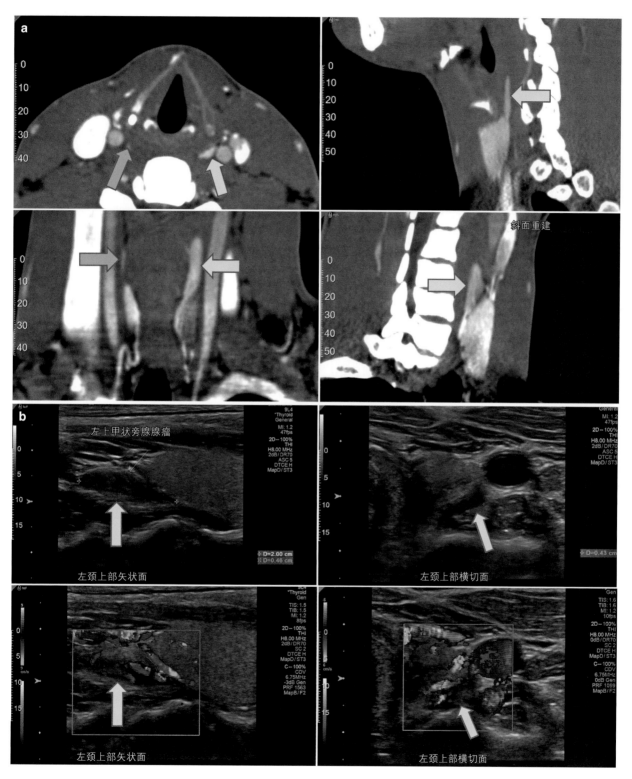

图 20.9　高位甲状旁腺腺瘤，位置轻微异位

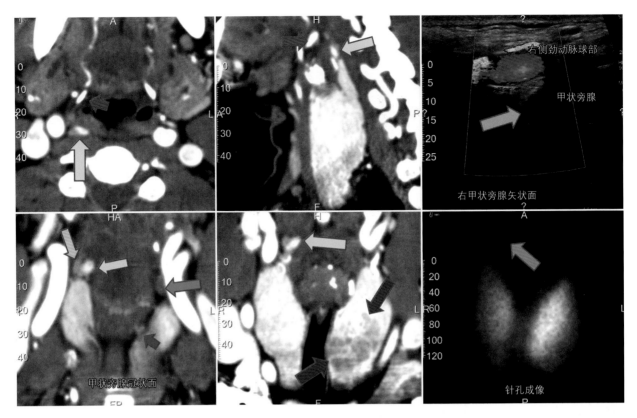

图 20.10 高位咽后甲状旁腺腺瘤，正好位于上极上方

经验　双相 sestamibi 扫描的延迟阶段敏感性低（局灶残余摄取接近背景活动），当甲状旁腺组织与甲状腺实质明显分离时，没有必要。应仔细检查早期阶段的摄取情况（甲状旁腺和甲状腺组织的最佳摄取），看是否有明显与甲状腺分离的轻度摄取。尝试回顾以前的 sestamibi 研究，以验证 CT 结果（特别是当超声验证不完整时）。在 CT 扫描的指导下，可以观察到细微的变化。当遇到异位的甲状旁腺腺瘤时，sestamibi 验证是有价值的，如与其他罕见的颈部血管下病变（如血管瘤）相鉴别。

手术　肿大的甲状旁腺在甲状腺右叶的位置上无法触及，需要切除右叶。经过持续的艰难剥离，在舌骨外侧和咽上肌上方发现了甲状旁腺，并对其进行了切除。病理报告提示这是一个重达 280 g 的甲状旁腺腺瘤（"高细胞的甲状旁腺组织，边缘为正常的甲状旁腺组织，与甲状旁腺腺瘤一致"），由棕褐色的橡胶状组织组成，尺寸为 1.2 cm×1.0 cm×0.4 cm，与甲状旁腺两个组成部分的整体尺寸相近。

■ **病例 11：伴有厚血管蒂的咽后甲状旁腺腺瘤**

图 20.11 显示了左侧咽后上方的甲状旁腺腺瘤。腺瘤（图 20.11a 中的黄色箭头）见于甲状腺左叶的最上端后方，并延伸至上端上方。其大小为 2.4 cm×1.6 cm×0.4 cm（估计为 800 mg）。腺瘤有一个长的血管蒂（绿色箭头），向下方延伸，并在甲状腺左叶中部后方扩展成一个 1.5 cm 长的异位强化成分（蓝色箭头）。

在超声检查中（图 20.11b），甲状腺左叶后方的扩张静脉对应一个回声较差的结构（蓝色箭头），不显示彩色多普勒血流，可能是由于扩张静脉血流缓慢所致。单纯从超声上看，这可能被解释为可疑的左上甲状旁腺增大，但真正的上腺瘤要高得多，超声无法成像。咽后左上腺瘤的手术图片见图 20.11c。腺瘤切除后 PTH 恢复正常。病理示完全包裹的紫灰色组织，尺寸为

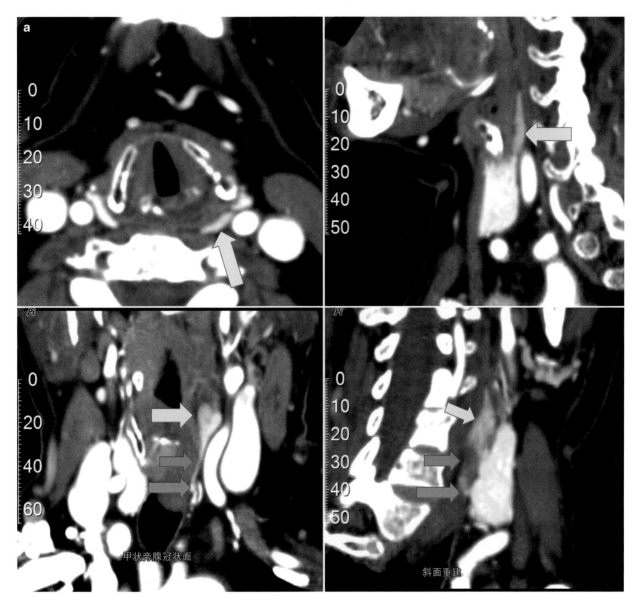

图 20.11　咽后甲状旁腺腺瘤，有粗大的血管蒂（c 由 Dr. Edward Rhee, West Nyack, NY 提供）

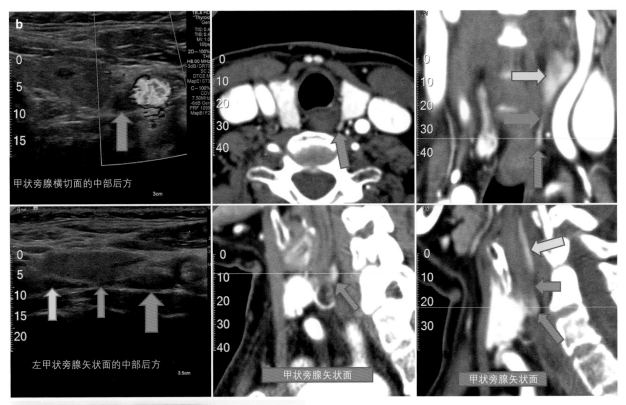

甲状旁腺横切面的中部后方

左甲状旁腺矢状面的中部后方

甲状旁腺矢状面

甲状旁腺矢状面

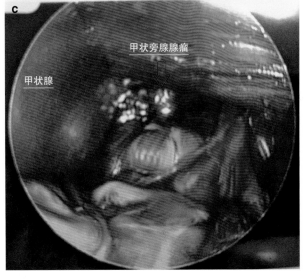

甲状旁腺腺瘤

甲状腺

图 20.11 （续）

2 cm × 1.2 cm × 0.6 cm，重量为 1.09 g。

经验　血管蒂与增大的上甲状旁腺相似。

附着于食管的上位腺瘤

以下 2 个病例显示食管旁甲状旁腺肿大，附连食管。他们的识别和解剖都很困难，但由于对病变的精确定位，所以还是坚持寻找了它们。

■ **病例 12：双侧腺瘤，其中一个附在食管上**

在图 20.12a 中，一个增大的左上甲状旁腺腺瘤（黄色箭头），大小为 17 mm × 6 mm × 11 mm（585 mg），与左中甲状腺腺瘤的后缘广泛接触。在 CT 上，该结节在造影后与甲状腺呈等密度；在造影前的研究中，它与甲状腺有最好的区分（橙色箭头）。在冠状位还注意到一个小的右上甲状旁腺腺瘤（浅绿色箭头）。在超声检查中（图 20.12b），腺瘤（黄色箭头）很容易与甲状腺区分开来，是一个回声很差的结节（680 mg），有血管（蓝色箭头）。甲状腺有桥本甲状腺炎；CT显示碘储存减少的异质性分布，超声显示回声粗糙，实质回声减少（暗红色箭头，左下），实质血管明显增加（红色箭头，右下）。手术证实该结节是一个腺瘤。

在图20.12c中，CT上可以看到一个小的右上腺瘤（浅绿色箭头），尺寸为9 mm×4 mm×4 mm（75 mg），位于甲状腺右叶最下端的后方，与食管右壁接触。在超声检查中，它显示为一个无回声和轻度血管的结节，大小为9 mm×6 mm×5 mm（140 mg）。CT扫描没有迹象表明它与食管有不寻常的连接。

手术　外科医师发现第2个腺瘤时有些困难，它位于食管旁浆膜下的位置。需要持续探查才能发现。

■ 病例13：附着在食管上的甲状旁腺肿大

图20.13中的患者是一位71岁的女性，在进行了甲状旁腺探查和甲状腺全切除术（因其他原因）后，持续存在甲状旁腺功能亢进症。

sestamibi SPECT-CT显示右下甲状腺床区域微弱摄取，怀疑为甲状旁腺腺瘤。CT扫描（图20.13a），右侧上甲状旁腺腺瘤（黄色箭头）大小为14 mm×4 mm×3 mm（87 mg），位于手术后下叶甲状腺床右侧后内侧深处，就在颈长肌前面，与食管右壁广泛接触；上端在环状软骨下缘以下3.0 cm，下端在胸骨上切迹以上1.5 cm（这是Perrier分类方案[1]上的C型腺体）。沿增大的甲状旁腺长轴的斜矢状旁矢状重建使细长结节看起来更充实（图20.13b）。矢状面、冠状面和轴向面上的黄色细线显示了有角度的重组面。

手术　对一个增大的右侧甲状旁腺进行了切除。外科医师表示，该腺体很难找到（成功得益于术前绘图），而且很难切除——位于颈部低处、食管后方，并且与食管相连。

在图20.13c中，增大的甲状旁腺是一个拉长的标本（1.9 cm×0.6 cm×0.4 cm，0.146 g）（CT：14 mm×4 mm×3 mm）。对红褐色的组织进行切片，显示出深米色的光滑切面。

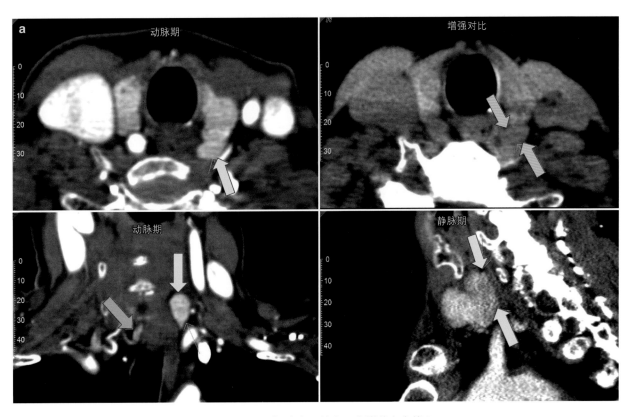

图20.12　双侧腺瘤，其中一个附着在食管上

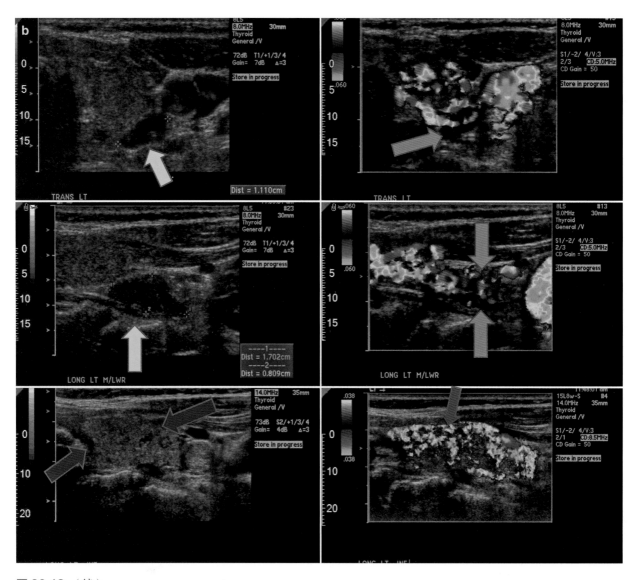

图 20.12 （续）

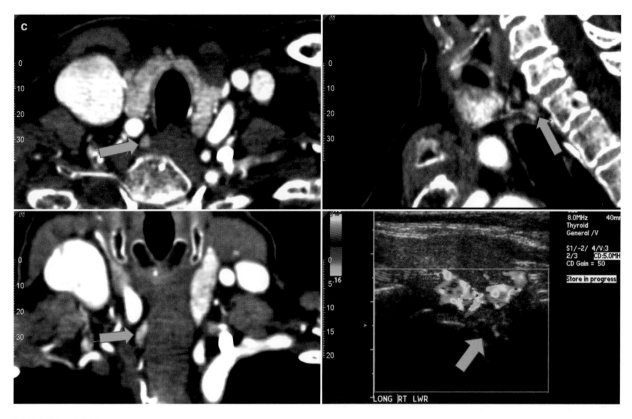

图 20.12 （续）

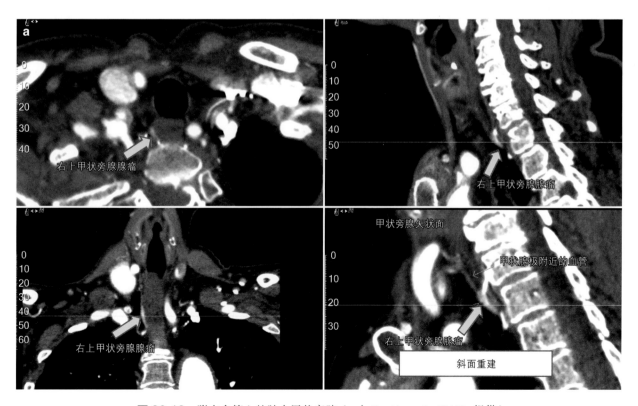

图 20.13　附在食管上的肿大甲状旁腺（c 由 Dr. Alexander Shifrin 提供）

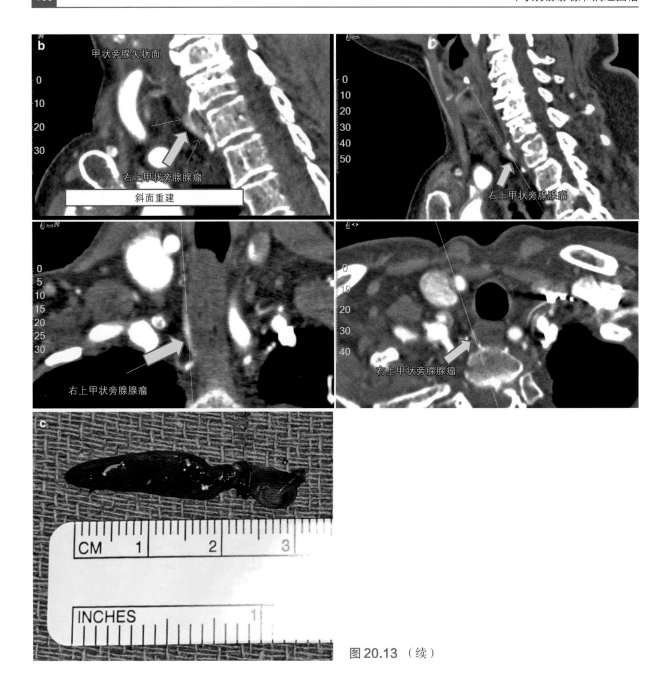

图 20.13 （续）

下甲状旁腺

下方的甲状旁腺在位置上有相当大的变化：在甲状腺下极的外侧和内侧，在甲状腺下 1/3 处的后方，沿着下极的下缘，可能在这些位置的被膜下。甲状旁腺常在甲状腺韧带内。

■ 案例 14：正常大小的下甲状旁腺

图 20.14 显示了两个常见位置的正常大小的下甲状旁腺。在图 20.14a 中，这个左下甲状旁腺（黄色箭头）位于甲状腺左下极的下方，紧贴带状肌的后缘。在一个大型的尸检系列中，该位置出现下甲状旁腺的概率为 42%[2]。甲状旁腺常常贴在带状肌上，在这里很容易被忽视。常规做法是仔细滚动并将目光固定在这一区域，在图 20.14b 中，一个正常大小的甲状旁腺（黄色箭头）位于甲状腺韧带的下方（在一个不同的患者身上）。在一个大型的尸检系列中，该位置出现下甲状旁腺的概率为 39%[2]。

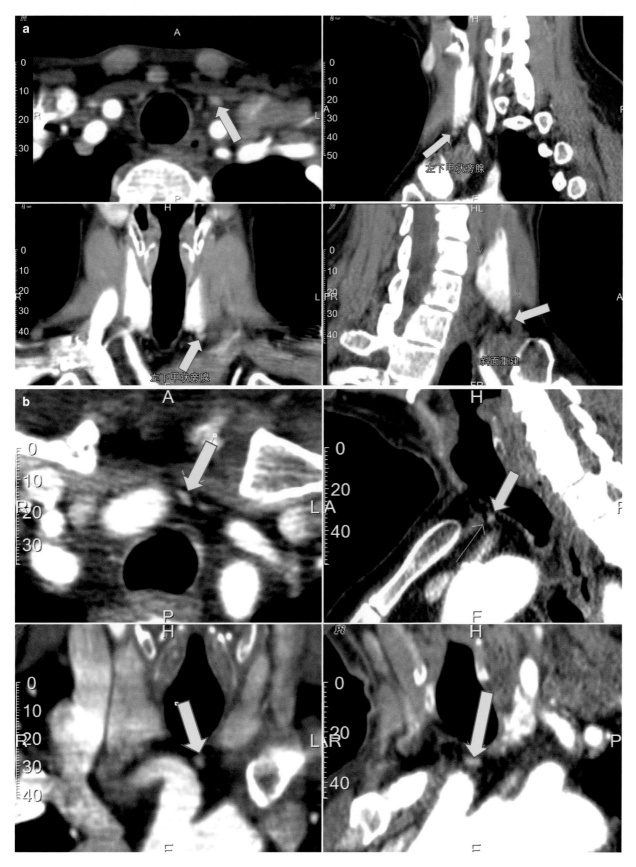

图 20.14 正常大小的下甲状旁腺

■ **案例15：小的下甲状旁腺腺瘤**

图20.15显示了一个小的左下甲状旁腺腺瘤。在图20.15a中，腺体的位置（黄色箭头）与甲状腺极下端内侧边界相邻，并且正好深入带状肌，这是常见的（这是Perrier分类法中的E型腺体）[1]。在图20.15b中，这个切除的腺瘤被外科医师描述为他所切除的最小的腺瘤之一。PTH适当下降。

■ **案例16：下甲状旁腺腺瘤**

图20.16显示了一个下端甲状旁腺腺瘤。在图20.16a中，腺瘤（12 mm×12 mm×7 mm）（黄色箭头）位于甲状腺下极下方，刚好深入带状肌，

一条清晰的线将腺瘤和甲状腺分开，脂肪界面内的血管点状增强。这条亮线在对比前的检查中也很明显（未显示）。腺瘤位于对侧甲状腺右叶下极水平以下。这就是Perrier分类中的位置E[1]。超声显示甲状旁腺腺瘤具有典型的无回声、轻度血管特征（橙色箭头），但超声不能显示腺瘤相对于右叶的水平。存在一条异常的右锁骨下动脉（暗红色箭头），它与非复发性的右喉返神经有关，这对外科医师来说是重要的信息。即使甲状旁腺肿大的部位在左侧，也应在报告中注明，因为意外的不对称性增生可能需要进一步探索右侧部分。

在图20.16b中，在sestamibi扫描中，早期图像显示甲状腺左叶下极的摄取量增加（蓝色箭

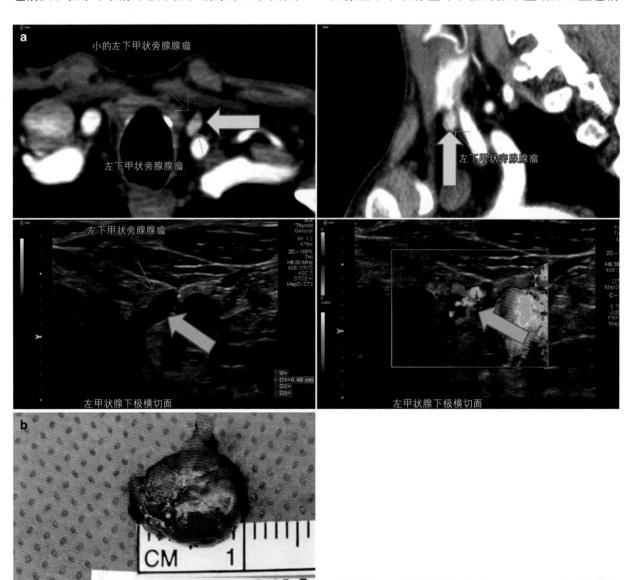

图20.15 小的下腺瘤（b由Dr. Daniel Kuriloff提供）

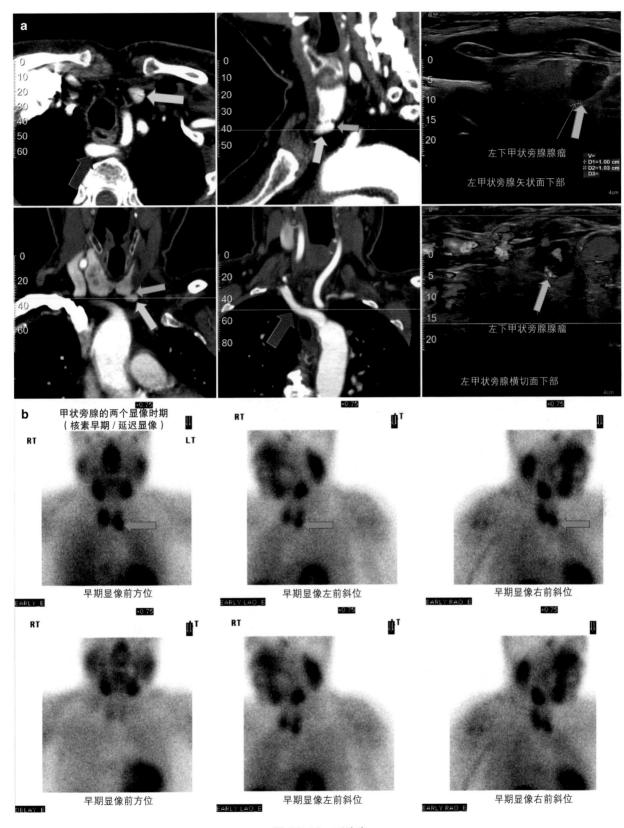

图 20.16　下腺瘤

头）；这在平面图像上延伸到右下极水平以下，与CT上的腺瘤外观一致。腺瘤明显具有早期明显的sestamibi摄取。然而，在延迟阶段，甲状旁腺与甲状腺组织一样被洗脱，称为甲状旁腺腺瘤的阴性（10%～15%的腺瘤会出现快速洗脱[6]）。

手术　在E位置发现了一个左下角的甲状旁腺腺瘤，对其进行了环形调动，并进行了切除。PTH从基线264 pg/mL降至33 pg/mL。甲状旁腺是一个红褐色的软性结节，大小为1.4 cm×1.0 cm×0.7 cm，重量为1.08 g。CT上的线性测量值（12 mm×12 mm×7 mm）与这一大小相当接近，计算出的CT体积为525 mL，与

病理测量得出的510 mL的体积接近。

经验　早期甲状腺叶在sestamibi上的不对称性下延可能是由于甲状腺的不对称性或由于甲状旁腺腺瘤的下延引起的，所以应该用超声或CT对解剖细节进行检查，或者作为SPECT-CT的一部分进行诊断质量的非对比CT（而不是通常的低剂量CT）。甲状旁腺组织延迟冲洗不能可靠地区分甲状旁腺组织和甲状腺组织。

▉ 病例17：下部腺瘤在超声下最容易看到

图20.17的超声图像显示了一个在颗粒CT扫描上难以识别的独特的下甲状旁腺腺瘤。在图

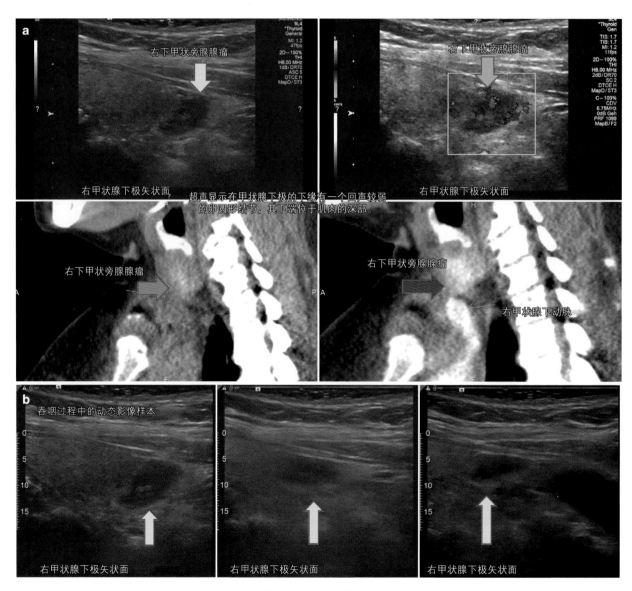

图 20.17　下腺瘤最好通过超声检查

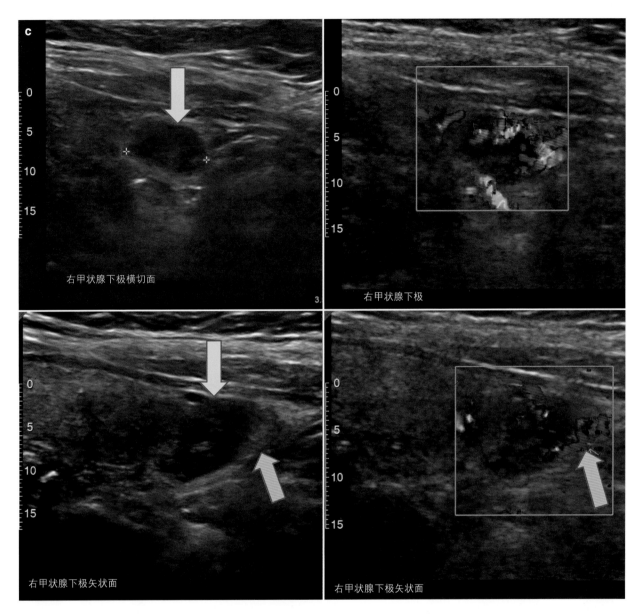

图 20.17 （续）

20.17a 中，超声示下极下缘见明显回声性卵圆形结节（黄色箭头），大小 1.0 cm × 1.2 cm × 0.7 cm（440 mg）。彩色多普勒显示下端（绿色箭头）的血管供应情况。术前 CT 仔细检查可见右下极低密度缺碘结节（蓝色箭头）。动脉期结节（红色箭头）中度强化至 120 HU 密度；它在静脉阶段被洗脱（没有显示）。结节约为 10 mm × 7 mm × 6 mm（223 mg）。在图 20.17b 中，记录了甲状旁腺腺瘤（黄色箭头）在吞咽过程中随甲状腺向上移动，提示其依附于甲状腺，至少部分位于囊内，或位于甲状腺韧带。在图 20.17c

中，沿着腺瘤的下边界可见一个小的回声血管成分；吞咽时随腺瘤移动，表明其附着于腺瘤，可能是腺瘤出血性部分（橙色箭头）。复合结构的长度为 1.9 cm，计算尺寸为 830 mg。

手术　在右侧甲状腺的下侧和后部发现了部分包膜下肿块，并从甲状腺和其剩余的黏附胸腺组织中进行了细致的解剖。PTH 水平从 218 pg/mL 降至 42 pg/mL。被切除的腺体是一块轮廓清晰的粉红色肉质组织。切片显示有囊性出血性淡褐色组织（注意超声显示出血性成分）。显微镜下显示甲状旁腺细胞数量过多，与腺瘤相符。腺瘤重 0.79 g，尺寸为 1.8 cm×1.1 cm×0.9 cm。将腺瘤的回声血管部分纳入超声检查的结果与腺体的真实大小很吻合。

经验 部分被膜下甲状旁腺的超声检查证实了 CT 上的细微发现，而这些发现单独来看是没有说服力的。

■ 案例 18：甲状腺韧带下腺瘤

图 20.18 中的 CT 和超声定位研究显示，在超声检查中，在甲状腺下方 9 mm 的甲状腺韧带内有一个略微增大的左下甲状旁腺（黄色箭头），但在 CT 检查中，在甲状腺左叶下极下方 1 mm。CT 扫描是在头部支架上进行的，颈部是弯曲的（可能是由于不适），将甲状腺和腺瘤挤在一起，而在超声扫描中，颈部伸展是扫描的必要条件，因此它们很好地分开了。从超声来看，根据 Perrier 分类方案[1]，这是一个 F 型腺体；在 CT 上，这将是一个 E 型腺体，定位扭曲。该结节在 CT 上的尺寸为 5 mm×6 mm×5 mm（80 mg），在超声上为 8 mm×4 mm×3 mm（50 mg）。两项研究的综合结果均未发现其他甲状旁腺。

手术 在甲状腺韧带中发现了一个左下甲状旁腺腺瘤，大小为 320 mg（1.3 cm×0.8 cm×0.4 cm），比 CT 和超声检查所预期的大。在 CT 扫描中，在增强的甲状旁腺后方的邻近脂肪中存在轻度的混浊密度（绿色箭头），与胸腺组织相容；这肯定也包含了腺瘤的脂肪成分，由于颈部屈曲而折叠在结节后面。超声检查中回声不良的结节下方的回声脂肪组织（蓝色箭头）是腺瘤和胸腺的一部分，因颈部伸展而被拉长。

经验 下腺相对于甲状腺的位置是由头部和颈部的位置决定的，在 CT 上可能是弯曲的。在阅读 CT 扫描时，先检查头部位置，再确定下腺是甲状腺韧带中的 Perrier E 型还是 Perrier F 型腺瘤[1]。

整个腺瘤或增大的甲状旁腺可能无法通过 CT 扫描增强或超声检查中回声不足的部分的程度来完全确定。脂肪是甲状旁腺的正常组成部分，偏心的脂肪集合可能是正常甲状旁腺的一半。肿大

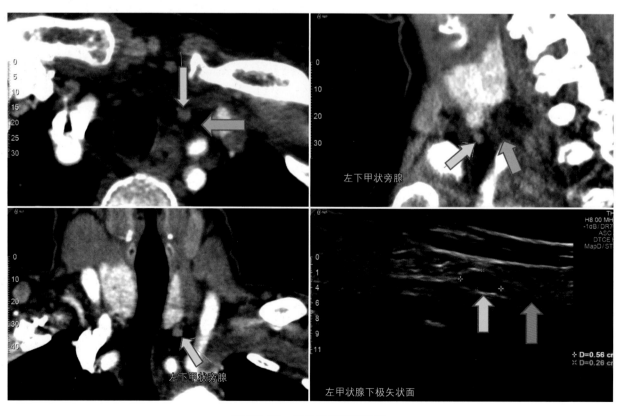

图 20.18 甲状腺韧带下腺瘤

腺体下端的脂肪成分无强化，CT 检查不出。

边界大小的甲状旁腺可能会轻微增大，应经常加以充分描述。

■ 病例 19：早期动脉期的下腺瘤

图 20.19 来自一名 36 岁的甲状旁腺功能亢进症患者，显示了甲状旁腺强化峰前的早期动脉期（注射后 15～18 秒，此时颈静脉尚未混浊）。在 Perrier 位置 D[1] 处，沿着甲状腺左下极后缘的左侧甲状旁腺肿大在周围刚刚开始增强（橙色箭头），这是动脉早期血管充血的开始。甲状腺下动脉为结节供血（绿色箭头）。动脉早期的早期外周增强表明血管增生。超声表现为典型的甲状旁腺肿大（黄色箭头），回声差，血管进入一侧。在手术中，在这个部位发现了一个下甲状旁腺腺瘤。

经验　通过超声验证可以消除诊断的疑虑。当 CT 扫描的时间不理想或因条纹伪影而退化时，超声常常能给予评估信心。

处于早期动脉期的甲状旁腺肿大可能因早期轻度强化而被认为是血管增生，但相对于相邻结构而言，它不会成为一个高密度的、强化的明亮结节。

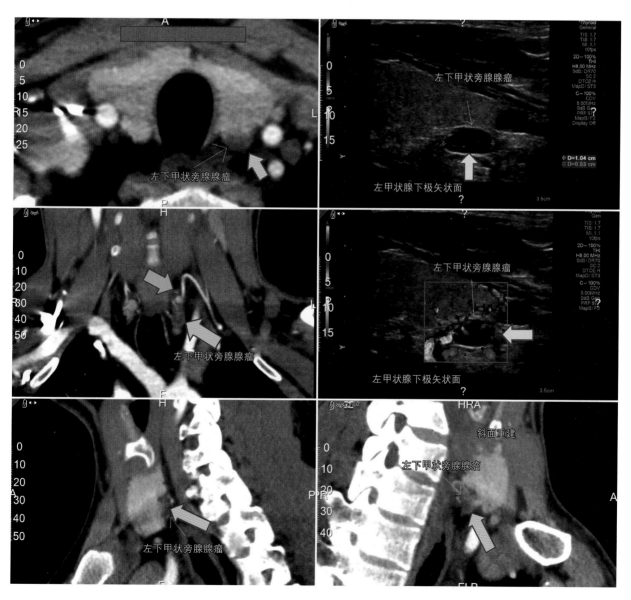

图 20.19 动脉早期的下腺瘤

在早期动脉期，一个轻微增大的或正常大小的腺体可能在早期动脉期会被漏掉，因为它没有高密度增强，而且它太小，不能作为一个可疑的结构被突出。

■ 病例20：下位腺瘤，部分腺体内瘤

图20.20 显示了一名29 岁的原发性甲状旁腺功能亢进症患者的研究结果，该患者的sestamibi 扫描呈阴性。图20.20a、b 中，CT 和超声均显示左下甲状旁腺腺瘤（黄色箭头），在超声上看是一个10 mm×7 mm×4 mm 的结节（146 mg），上极有血管。在CT 上，它显示为一个8 mm×6 mm×6 mm（150 mg）的结节，位于甲状腺左叶极下端下方1 mm 处，深达带状肌3 mm。CT 上的甲状旁腺增强似乎只是轻度的（65 HU），可能被条纹伪影所改变，尽管在静脉期有大量的洗脱。如果没有超声检查，这可能是一个轻度充血的淋巴结。与腺瘤下端相邻的是一个定义明确的结构，其朦胧的网状密度与脂肪密度交织在一起，正好位于带状肌的深处，并以小血管为界（蓝色箭头），范围为2.2 cm×2.3 cm×1.4 cm，与胸腺组织一致。这与患者的年龄相符。甲状旁腺结节在回顾性非常薄的斜面上与这个胸腺组织有局灶性接触。这个胸腺组织的顶部被包括在超声图像中（蓝色箭头），并且是高回声的质地。结节（黄色箭头）和胸腺组织（蓝色箭头）在吞咽时随甲状腺向左移动；由于它们位于甲状腺韧带内，因此被拴在了甲状腺上。

在图20.20c 中，一个正常大小、中度强化的左侧上甲状旁腺（绿色箭头），大小为6 mm×3 mm×2 mm（19 mg），位于甲状腺左叶后内侧中极的一个缝隙中。甲状腺下动脉的一个大分支（橙色箭头）上有一个细微的短分支（红色箭头）供应该腺体。右侧甲状旁腺未被识别。

手术　患者有一个充血的、部分胸腺内的左侧甲状旁腺下腺瘤，最大尺寸约10 mm。由于腺瘤位于胸腺内，需要对胸腺的上角进行部分切除。PTH 从190 pg/mL 的基线下降到11 pg/mL。外科医师描述了一个正常的6 mm 肥大的左上甲状旁腺，正好来自甲状腺下动脉的分支（该病例的手术描述足以与图像进行一一对应）。在图20.20d 中，含有脂肪和2 个腺体组织的斑块：甲状旁腺，呈棕色，卵圆形，有光泽，重290 mg，尺寸为2 mm×9 mm×6 mm；胸腺组织尺寸为21 mm×15 mm×6 mm，重960 mg。

经验　当胸腺组织在CT 上可以确定时，应确定其与增大的甲状旁腺的关系。对外科医师来说，重要的是要知道增大的甲状旁腺是否在胸腺内，以及它是在上角的最顶端还是在上纵隔的较低位置。极少数情况下，胸腺可能在颈部隆起，高至舌骨。胸腺内的甲状旁腺腺瘤可能由胸腺小血管供应，这可能限制了增强的速度和程度，因此增强峰值接近45 秒。30 秒动脉相研究中的增强效果不佳，可能部分是由于位于胸腺内，而不是主要由于条纹伪影。这种关于甲状旁腺肿大的动脉相峰值增强延迟和下降的推测需要进一步研究（见病例25，一个未被发现部分胸腺内肿大的左下甲状旁腺的例子，以及病例26，显示嵌入脂肪组织中的左下甲状旁腺肿大仅有轻微增强）。

甲状腺内腺瘤

■ 病例21：甲状腺内腺瘤（细针穿刺后）

在图20.21a 中，甲状腺内腺瘤（黄色箭头）在超声上回声较差，且有相当多的血管，在实质的界面上有一条细的高回声线（红色箭头），这是甲状旁腺腺瘤的常见表现。完全甲状腺内甲状旁腺腺瘤是非常罕见的病变（这是Perrier 分类方案中的G 型腺体[1]）。该腺瘤中央有高回声组织（绿色箭头），这是由甲状旁腺外科医师进行的穿刺活检出血引起的，证实了诊断。该病变在该手术前是完全无回声的（图像不详）。非医源性出血可以呈现出相同的表现。在CT 上，病变在对比前是缺碘的，在动脉期与甲状腺实质呈等密度，在静脉期被冲刷掉，在静脉期病变的定义更加清晰。结节的中心有延迟增强，这是常见的，但可能因出血而加重（蓝色箭头）。

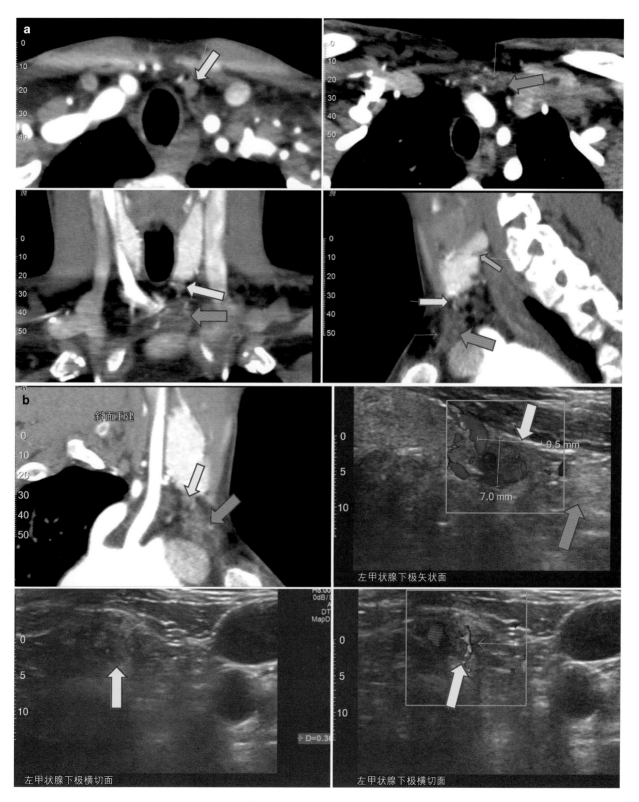

图 20.20　下腺瘤，部分内生（d 部分标本照片由 Dr. Daniel Kuriloff 提供）

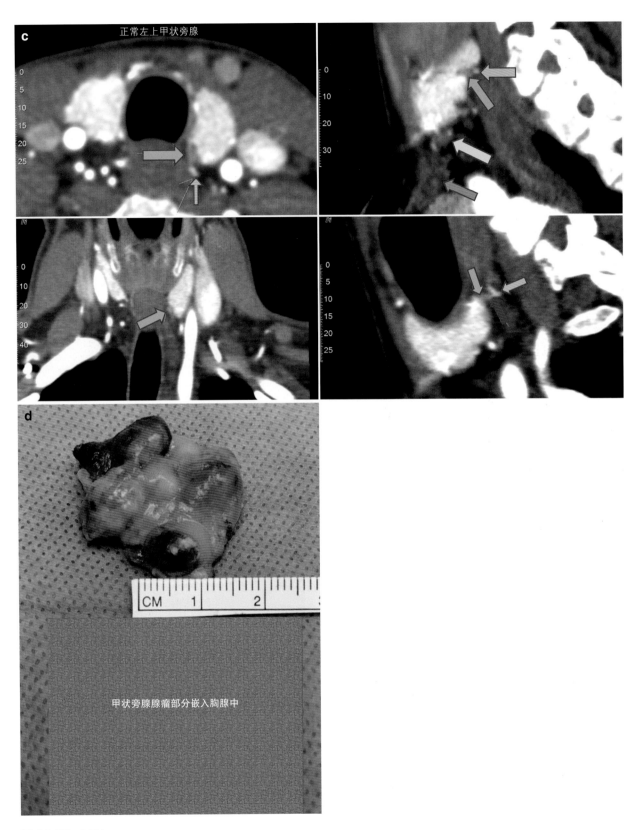

图 20.20 （续）

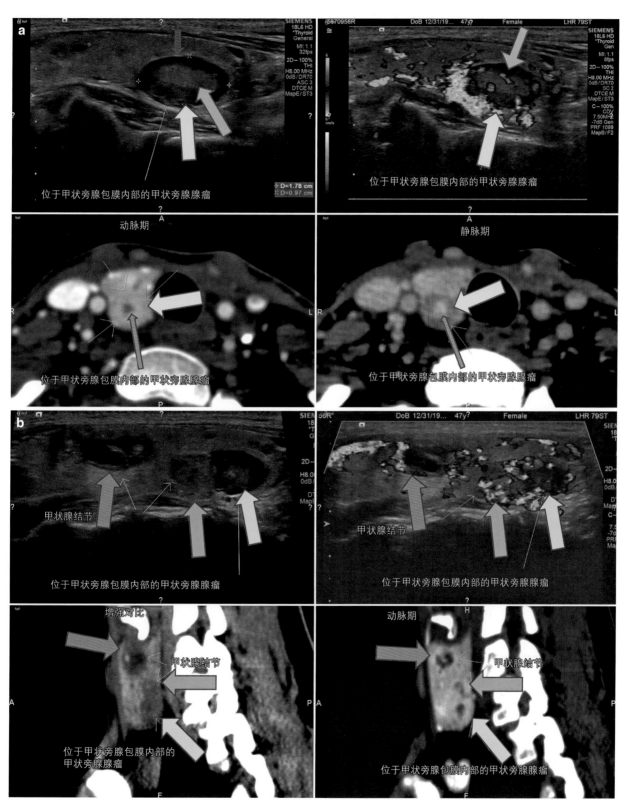

图 20.21 甲状腺内腺瘤（细针穿刺术后）

在图 20.21b 中，这个甲状旁腺腺瘤位于右叶多结节的背景中。甲状旁腺腺瘤（黄色箭头）回声低且有血管，在 CT 上与一个缺碘且明显增强的结节相关，并有洗脱现象。腺瘤上方的结节（绿色箭头）也缺碘且明显增强，但在超声检查中是高回声和血管，与甲状腺结节一致。中上极可见一个典型的复杂的、大部分为囊性的甲状腺结节（蓝色箭头）。

经验　系统地对每个结节进行超声检查，找出可疑病变。

■ 病例 22：甲状腺内腺瘤伴中央出血

图 20.22 显示了一位 47 岁女性甲状旁腺功能亢进症患者的研究结果，在 CT 和超声检查中均未见甲状旁腺肿大。在图 20.22a 中，CT 上有一个占位的 1.5 cm × 1.0 cm × 1.5 cm（1 170 mg）的缺碘结节（橙色箭头），位于甲状腺右叶的中下极，动脉期大部分中度增强，与实质（黄色箭头）几乎等密度，静脉期洗脱良好，其衰减低于实质（深蓝色箭头），其前上方有一个 7 mm × 5 mm × 6 mm 的低衰减非增强成分（可能为囊性）（绿色箭头）。该结节在右叶的侧方和后方形成了边界。左无名动脉中存在大量的对比剂（红色箭头），由于通过小静脉缓慢注入所致。

在图 20.22b 中，超声显示为 1.5 cm × 1.3 cm × 1.5 cm（1.5 g）的复杂结节（黄色箭头），在其前上端有一个 7 mm × 6 mm × 5 mm 囊性成分（绿色箭头），回声差，周边有少量血管，高回声中心（少量血管）；总体上，通过透射增强。结节的前缘在与实质交界处有一条短而细的高回声线。综合 CT 和超声检查结果，高度怀疑是囊内甲状旁腺腺瘤，伴中央有出血，因此可见囊性和高回声成分。

手术　右侧甲状腺叶中下侧可触及纤维性、坚硬的肿块，不能安全切除，否则可能有增生的甲状旁腺细胞溢出的危险，因此进行了右甲状腺叶切除手术。术中 PTH 从基线 371 pg/mL 降至 42 pg/mL。

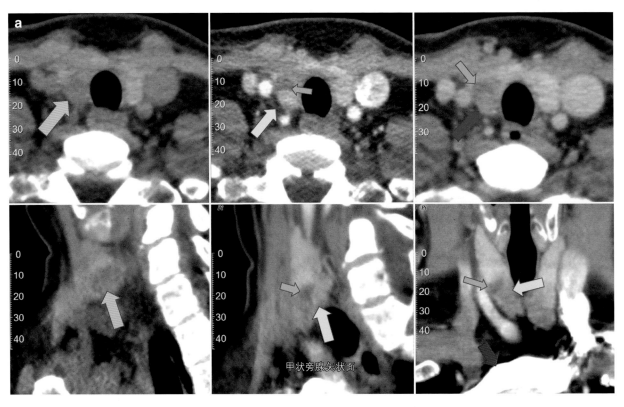

图 20.22　甲状腺上腺瘤，既往有中心出血（c 由 Dr. Daniel Kuriloff 提供）

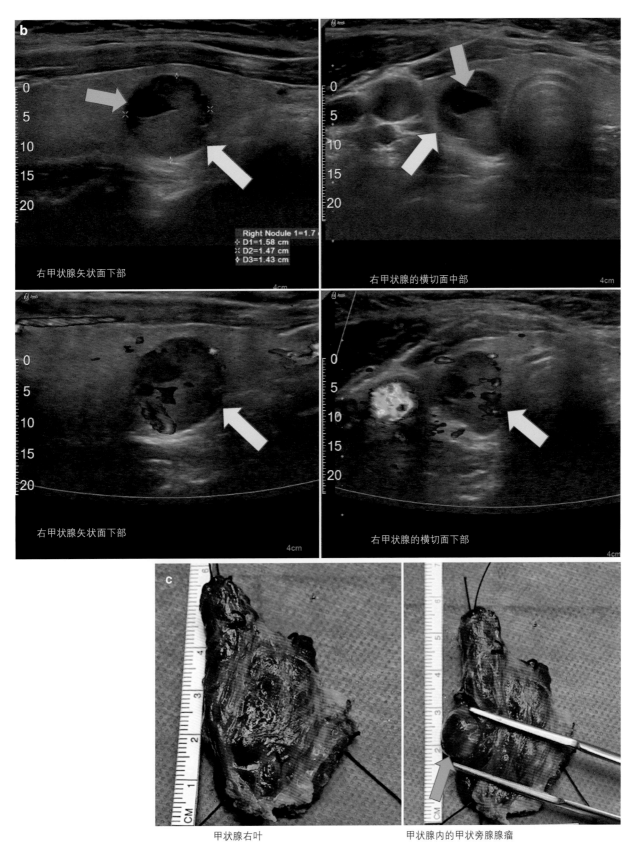

右甲状腺矢状面下部

右甲状腺的横切面中部

右甲状腺矢状面下部

右甲状腺的横切面下部

甲状腺右叶

甲状腺内的甲状旁腺腺瘤

图 20.22（续）

在显微解剖后

图 20.22c，右叶手术标本，显微解剖显示腺瘤（绿色箭头）。病理描述为："甲状腺内肿大的甲状旁腺细胞增生，倾向于腺瘤"。侧面隆起的白褐色坚硬结节尺寸为 1.6 cm × 1.4 cm × 1.3 cm（与超声测量结果基本一致）。它位于距下极末端 1.3 cm 处。

原发性甲状旁腺增生症

■ 病例 23：不对称的原发性增生

图 20.23 中的患者患有甲状旁腺功能亢进症和多腺体疾病，同时患有甲状腺功能减退症并服用左甲状腺素钠。在图 20.23a 中，4D CT 扫描显示一个大的、2.3 g 的左上甲状旁腺（黄色箭头），其与大部分甲状腺左叶的后缘广泛接触。不均匀的中等动脉期强化，质地为典型的大腺瘤。扩大的甲状旁腺与甲状腺的区别在于一条细微的低衰减线，但在对比前研究中，它与甲状腺的区别更好，缺碘的甲状旁腺组织与含碘的甲状腺实质有明显的区别（红色箭头）。注意甲状腺实质不

均匀，提示碘储备轻微减少，以及具有桥本甲状腺炎典型的不均匀强化。在动脉相的矢状面视图中，该结节与甲状腺混合在一起，但在对比前研究中与甲状腺明显不同。通过腺瘤的斜向重建（左下）最能显示腺瘤的正面视图（绿色箭头）。

在图 20.23b 中，右上甲状旁腺轻度肿大100 mg，位于 Zuckerkandl 结节后的典型位置，可见一个明亮的结节（绿色箭头），有一个供血的极性血管（橙色箭头）。斜面图（右下）显示了腺瘤（红色箭头）与甲状腺的相对位置。

在图 20.23c 中，通过超声检查，腺瘤得到了验证（黄色和绿色箭头）。放射科医师在对手术区域进行显微解剖后，发现右上腺体增大得多（绿色箭头）。超声科医师又花了几分钟的时间，虽然那次会诊使整个超声检查时间增加了10 分钟。

在图 20.23d 中，手术时发现的增大的下甲状旁腺（每个约 100 mg）在 CT 和声像图上与桥本实质没有独特的区别。潜在的下端腺体有典型的强化（蓝色箭头），位于左、右两叶极下端后外

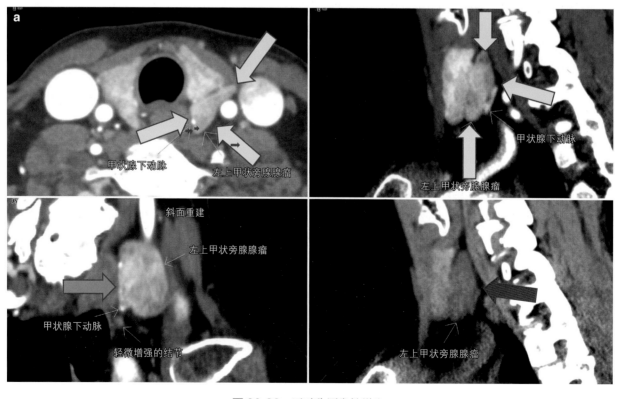

图 20.23 不对称原发性增生

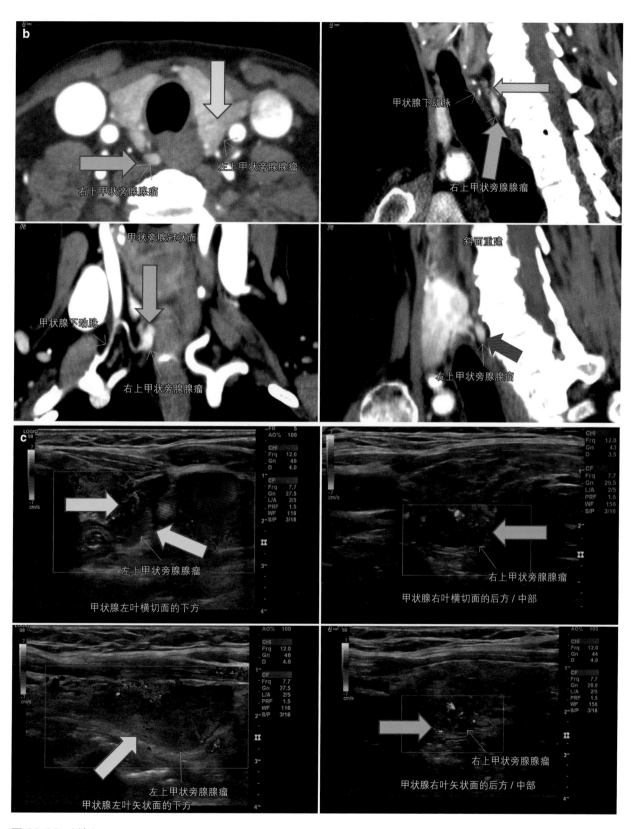

图 20.23 （续）

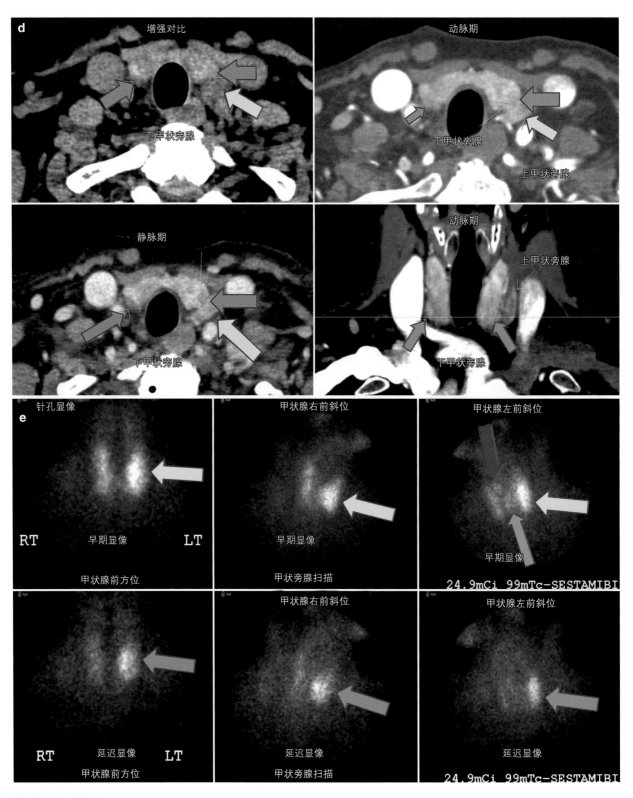

图 20.23（续）

侧边界的典型位置，但在与桥本实质的交界处没有明线。这些病灶在超声上不能与异质的桥本实质区分开。黄色箭头标志着相当大的左上甲状旁腺的下端。

在图 20.23e 中，外部针孔摄像的 sestamibi 扫描（视为阴性）显示左叶甲状腺床有更多活动（黄色箭头），延迟时在左叶后方持续存在（蓝色箭头）。甲状腺实质有一些洗脱，持续的活动与增大的左上甲状旁腺的 CT 外观相吻合。这是一项阴性研究，在甲状腺左叶肿大处有斑点状的摄取。

两个早期摄取的独立小灶，延迟冲洗，位于后内侧上极（红色箭头）和中极（绿色箭头）附近，CT 上分别对应右侧上极结节和右侧上甲状旁腺肿大，双期 sestamibi 无特异性，说明增生性甲状旁腺经常有与甲状腺实质相同的洗脱。

经验　甲状旁腺肿大并不等于腺瘤或双腺瘤。增生多见于多腺体疾病。将甲状旁腺描述为肿大可能比病理诊断为腺瘤更好。

■ 病例 24：增生表现为甲状旁腺肿大的连续活动

图 20.24 所示的患者在左侧甲状旁腺切除术后甲状旁腺功能亢进恢复正常 1～2 年后复发。图 20.24a，在首次手术前，术前 4D CT 发现甲状旁腺稍大，10 mm×5 mm×3 mm（计算重量为 78 mg）（绿色箭头），位于甲状腺左叶水平下方，就在食管左前缘的外侧和喉返神经的预期位置的外侧。没有其他候选甲状旁腺。手术中发现左侧甲状旁腺肿大，重 194 mg，位于中间位置（不确定是上甲状旁腺还是下甲状旁腺），就在甲状腺下动脉的下方。切除后甲状旁腺激素水平明显下降。

在图 20.24b 中，术后 2 年的 CT 扫描中，切除部位没有残留的增强型甲状旁腺组织结节，这向外科医师表明，增大的甲状旁腺确实被完全切除。手术部位附近的手术夹（红色细箭头）位于结扎甲状腺中静脉的部位。在食管右外侧壁附

近，即甲状腺右叶下极边界的后内侧 14 mm 处，发现一个增大、拉长的 14 mm×6 mm×3 mm 的右上甲状旁腺（计算大小为 130 mg），并有轻微的突出强化（橙色箭头）。在以前的研究中，这个腺体的增强程度不够，无法识别。只有在倾斜的旁切面上才能看到其全部特征；在其上部有一个裂隙（蓝色箭头）。

在图 20.24c 中，手术时，在喉返神经的后侧和右甲状腺下动脉的后方发现了一个估计为 250 mg 的双叶右上甲状旁腺。这张标本的照片与斜面正中的放大的甲状旁腺大致相符（b）。对其进行了活检确认，其余切除的标本被送至组织库进行冷冻保存。右侧下腺大体正常（估计重量为 30 mg），经碎片化活检确认，并留在原位。在左侧胸腔入口处发现一个囊性肿块，证明是一个 1.3 cm×1.0 cm×0.7 cm、180 mg 的囊性甲状旁腺（非常罕见）——来自下极甲状旁腺[11]。

在图 20.24d 中，回顾分析，在超声上看到的一个无血管、无回声的 9 mm×8 mm×5 mm（187 mg）的结节（橙色箭头），在 CT 上与对比前研究中看到的低密度结构（约 0 HU）相对应，没有动脉或静脉相增强（黄色箭头）。综合结果与囊肿一致，该囊肿在最初的阅读中被认为是一个无血管淋巴结。

经验　使用定向重建准确地显示甲状旁腺轻微肿大。在寻找增生的甲状旁腺时，也要考虑一种罕见的囊性甲状旁腺，其可能没有明显的壁增强。

■ 病例 25：原发性增生症

图 20.25 显示了一名 33 岁的甲状旁腺功能亢进症患者的检查结果，该患者进行了 sestamibi 扫描（含 SPECT-CT 和甲状腺过硫酸盐成像），显示甲状腺左叶下极附近的活动保留稍强，CT 无异常。由于技术上的错误，CT 扫描在开始输液时有明显的延迟，静脉期（初始扫描后 30 秒进行）实际上是一个合格的晚期动脉期。没有良好的静脉冲洗阶段（由于患者年龄小，该研究没有重复

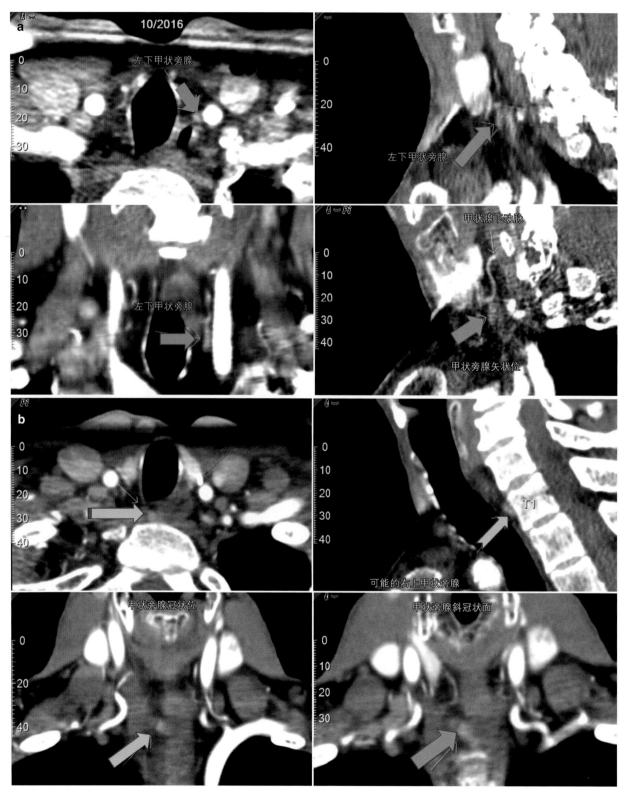

图 20.24 甲状旁腺增生症表现为甲状旁腺连续活动性增大。标本照片（c）由 Dr. William Kuhel, Associate Professor of Clinical Otorhinolaryngology and Director of the Head and Neck Service in the Department of Otorhinolaryngology at New York Presbyterian Hospital/Weill Cornell Medical Center 提供

图 20.24 （续）

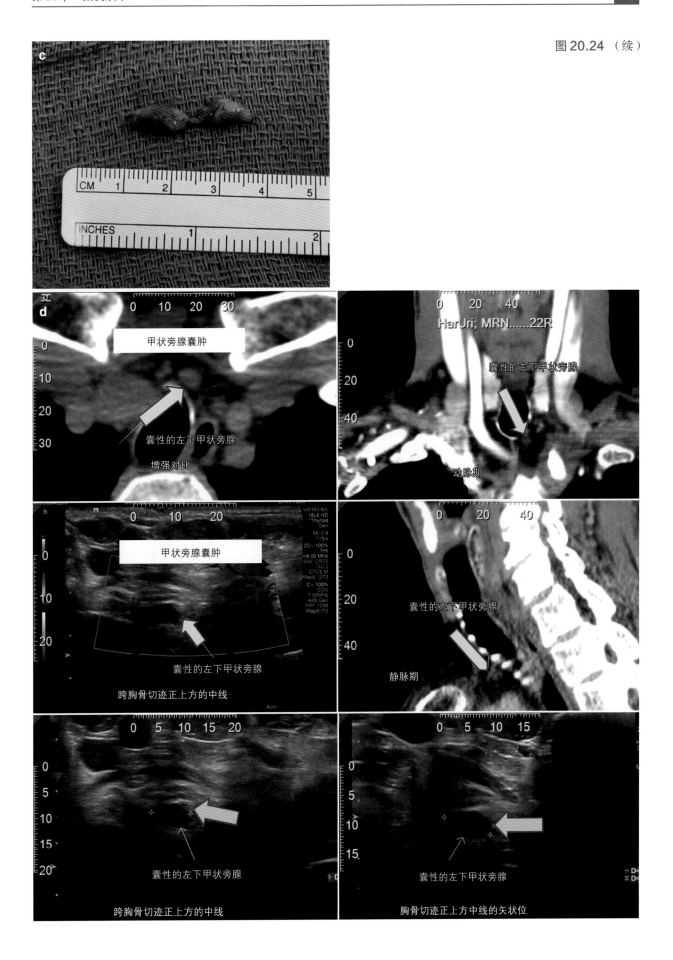

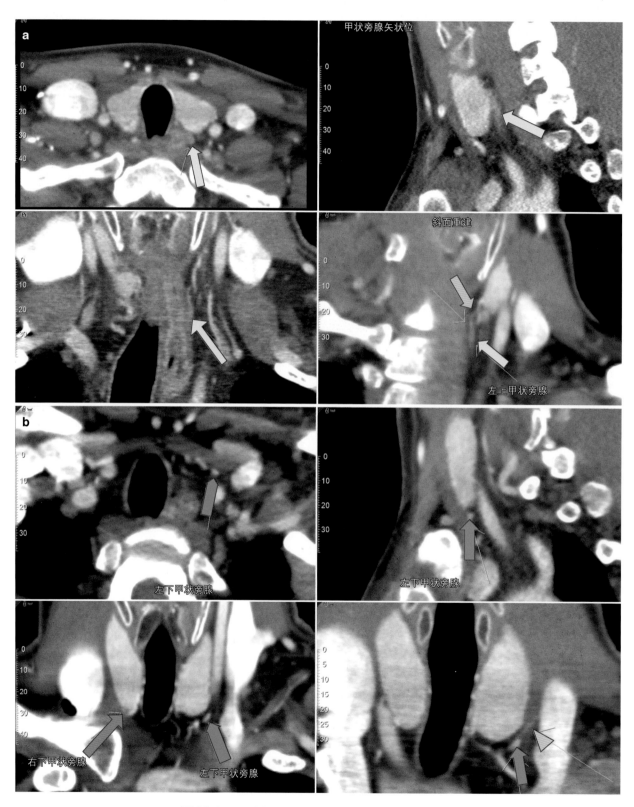

图 20.25　原发性增生（d 由 Dr. Daniel Kuriloff 提供）

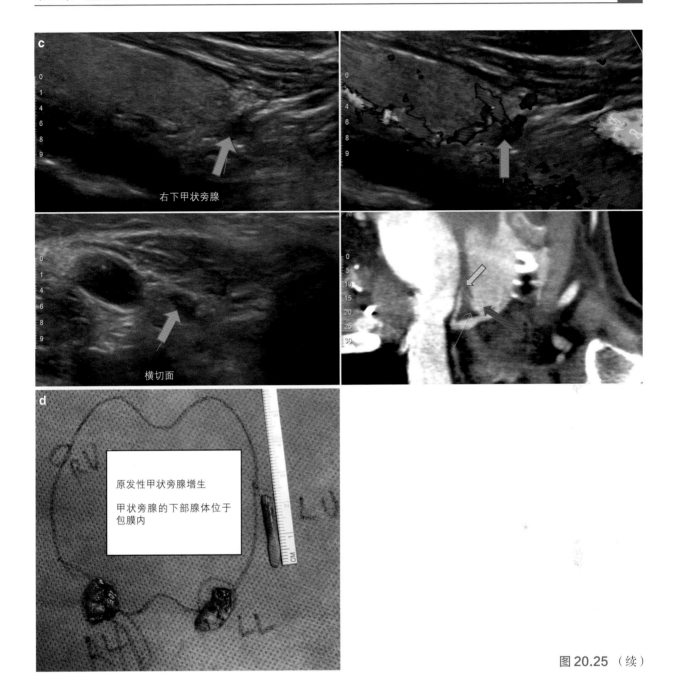

右下甲状旁腺

横切面

原发性甲状旁腺增生

甲状旁腺的下部腺体位于包膜内

图20.25（续）

进行）。

在图20.25a中，动脉晚期的CT扫描显示，在甲状腺左叶中下极后方有一个增大的左上甲状旁腺（黄色箭头），在成角整复时显示为细长结构，尺寸可达15 mm×3 mm×3 mm（70 mg），平均直径为8 mm。在标准的矢状面翻拍中，这个细长的结节显得更短，只有7 mm。在腺体的上极有一个滋养血管（极性血管征）（橙色箭头）。由于该腺体相当纤细，因此被怀疑是一个

增生性腺体而非腺瘤。超声检查未发现甲状旁腺的深层位置。

在图20.25b中，一个可能的正常大小的左下甲状旁腺与病灶异位的静脉（绿色箭头），尺寸为6 mm×3 mm×2 mm（19 mg），位于甲状腺左叶极下端的外侧下方3 mm处，刚好深入带状肌，高于左锁骨头顶部水平3 mm。可能存在极血管（相对于扩张静脉的正常部分）（橙色箭头）。超声未显示为结节。沿右下极（蓝色箭头）

2 mm 的结节，超声显示为正常大小的右侧下甲状旁腺。

在图 20.25c 中，超声上，一个可能正常大小的右侧下甲状旁腺（蓝色箭头）位于甲状腺右叶极下极的下边缘，略深于带状肌肉；结节5.5 mm×4 mm×3 mm（34 mg），彩色多普勒显示血管中等。CT 上，这与一个更小的、2 mm 的甲状腺外结节和右下极外侧边缘的连续病灶隆起相对应，它与增强的甲状腺实质呈等密度——可能是囊下成分（红色箭头）。从斜面图上看，一条细小的血管通往隆起的上端（橙色箭头），可能是一条通往部分甲状旁腺被膜下的极导管。

影像学表现与原发性不对称增生（基于左侧上腺非常细小）相一致，而左侧上甲状旁腺瘤非常细小。应用 Sepahdari 等人[7, 8] 的评分系统，4D CT 评分为 3 分，提示可能存在多腺体疾病。

图 20.25d 中，手术时发现原发性增生，切除了 3.5 个腺体。低位的左侧甲状旁腺上端（黄色箭头）长而窄，血管丰富，位于来自甲状腺下动脉上方的血管蒂上。黄褐色切片尺寸为1.8 cm×0.3 cm×0.2 cm（平均直径 8 mm），重量为0.126 g，与角度 CT 重构（15 mm×3 mm×3 mm，平均直径 8 mm）的外观和尺寸相匹配，显示了角度 CT 重构的数值。左侧下甲状旁腺（绿色箭头）位于喉返神经内侧。它部分在囊内，部分在胸腺内。该腺体在影像学上未被发现。CT 上可能的左下腺体是一条异位静脉或一个小的下甲状旁腺赘生物。右侧下甲状旁腺（蓝色箭头），增大且充血，从后囊中被剥离出来。它的尺寸为1.1 cm×1.1 cm×0.6 cm（0.126 g），比影像学上怀疑的大得多。

右侧的甲状旁腺上端看起来非常正常，略微有些充血。约有一半的腺体从血管蒂上被剥离，部分腺体被切除，留下一个通常大小的甲状旁腺。该腺体在影像学上未被发现。

经验　囊状和粘连的下极甲状旁腺在 CT 上很难界定，在超声上也有不同的识别。

■ 病例 26：CT 显示腺体明显增大的原发性增生

在图 20.26a 中，有一个增大的左上甲状旁腺（黄色箭头），尺寸为 13 mm×8 mm×4 mm（216 mg），位于中上极的后内侧，在 Zuckerkandl小结的水平和上方。在最初的阅片中，认为这可能是一个孤立的腺瘤。一个不规则的17 mm×3 mm×3 mm（80 μg）的蛇形强化结构位于甲状腺下动脉尾部的环路中，就在甲状腺中叶的后方，与增大的右上甲状旁腺或异位静脉（绿色箭头）相符。在最初的阅读中，患甲状旁腺疾病的概率被认为是非常低的。应用 Sepahdari等人的评分系统[7, 8] 得出的 4D CT 评分为 2 分，并未增加对多腺体疾病的怀疑。

在图 20.26b 中，甲状腺左叶下极下方，略深于带状肌处可见一个界限清楚、均匀的高回声结构（橙色箭头），大小为 0.8 cm×0.6 cm×0.5 cm；CT 表现为不均匀脂肪和网状组织，有 2 个小结节样元素，仅有轻度强化（蓝色箭头），被认为是胸腺组织。

在图 20.26c 中，手术中可见增大的左上甲状旁腺。最初表现为甲状旁腺腺瘤，呈轻度结节状。术中 PTH 检测提示切除腺体后 PTH 略微下降。病理示甲状旁腺呈椭圆形，直径 1.2 cm×0.9 cm×0.6 cm，厚度 0.45 g，实质呈棕褐色（CT 测量为 13 mm×8 mm×4 mm；216 mg）。右侧下甲状旁腺的上部非常细长，几乎延伸到胸腺的水平。病理检查为卵形黄色组织碎片，大小为 2.5 cm× 0.5 cm×0.3 cm，重 0.22 g（CT：17 mm×3 mm×3 mm；计算为 80 mg）。右侧下甲状旁腺长而不规则的轮廓对应 CT 扫描中与血管相似的不规则薄结构。手术中发现左侧下甲状旁腺部分胸腺内肿大，由一个 0.25 g 的卵形黄色组织碎片组成，大小为 1.4 cm×1 cm×0.5 cm。在CT 上，不均匀的脂肪内结节中包含了增大的甲状旁腺。增强效果不佳可能反映胸腺组织血供不良。其中一个腺瘤可能是结节。

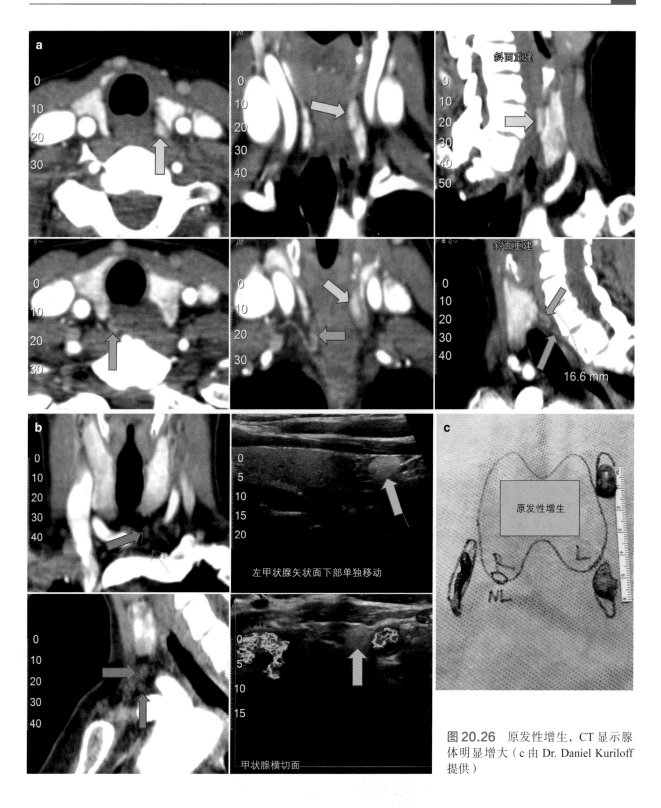

斜面重建

16.6 mm

左甲状腺矢状面下部单独移动

甲状腺横切面

原发性增生

图20.26 原发性增生，CT显示腺体明显增大（c由Dr. Daniel Kuriloff提供）

在切除这3个腺体后，PTH水平下降到了新的基线38 pg/mL。术中发现了一个外观完全正常的右下甲状旁腺（在影像学上无法辨认），它部分嵌入甲状腺的右下极，没有受到干扰。

经验 人们应仔细研究长而薄的增强结构，以确定它们是否与血管连续。如果它们嵌在血管之间，则可能是潜在的增生的甲状旁腺。胸腺组织内的甲状旁腺肿大，其增强特征可能无法区分，这可能是由于胸腺血管狭窄造成的。

■ 病例 27：多数正常大小的甲状旁腺增生症

图 20.27 为一例 65 岁女性甲状旁腺功能亢进症患者，手术时伴有原发性增生。左侧下甲状旁腺为 100 mg，其余腺体均为 30～40 mg。左侧下甲状旁腺为脂肪状，嵌在周围脂肪组织中。在图 20.27a 中，CT 扫描时发现小的、轻度至中度增强的上甲状旁腺。在初次阅片中，只发现了左上旁腺，其他腺体是在手术前的第二次更长时间的阅片中发现的。小的腺体提示原发性增生的可能性。左上甲状旁腺轻度至中度强化（黄色箭头），大小正常，9 mm×3 mm×3 mm（42 mg）。它毗连甲状腺左叶后侧面的内侧边缘，在 Zuckerkandl 结节的水平上。右上甲状旁腺（橙色箭头）大小正常，轻度至中度增强，5 mm×3 mm×2 mm（16 mg），位于左侧上甲状旁腺的镜像位置。

图 20.27b 中，正常大小、轻度至中度强化的右下甲状旁腺（绿色箭头），大小为 5 mm×3 mm×3 mm（24 mg），位于甲状腺右叶下极下方，略深于带状肌。左下甲状旁腺（蓝色箭头），大小正常，轻度至中度强化，8 mm×3 mm×2 mm（25 mg）。它紧靠甲状腺左叶下极的后下表面并在下极与一条血管相连，这条血管可能是一条供血血管。在斜面上呈"逗号"状（紫色箭头）。这个腺体看起来比在手术中发现的要小得多，可能是由于脂肪成分没有被直接观察到。

应用 Sepahdari 等人[7, 8]的评分系统，使用标准切片而不是斜向重建，得到的 4D CT 评分为 4 分，提示可能存在多腺体疾病。

经验　正常大小的腺体可能很难找到，需要单独检查。4 个腺体的发现支持原发性增生的隐蔽性甲状旁腺腺瘤的诊断，这些隐蔽性甲状旁腺腺瘤可能被包膜下遮盖，或位置异位，或可能由于血供异常而缺乏增强。

■ 病例 28：原发性甲状旁腺增生症，伴有甲状旁腺功能亢进

本例如图 20.28 所示，患者为 69 岁男性，有症状的原发性甲状旁腺功能亢进。sestamibi 扫描提示左侧甲状旁腺腺瘤。在图 20.28a 中，CT 上左侧下极侧轮廓有轻微凸起，需要注意该区域以进行超声定向评价。CT 图像有多个条纹伪影，在预对比平面上遮盖了甲状腺，对较厚的平面进行重建可提高图像质量，并提示一个与隆起有关的贫碘结节（黄色箭头），该结节在动脉期呈等密度，在静脉期呈相对低密度，与甲状旁腺增强模式或甲状腺结节相符。在超声检查中，在左下极有一个容易辨认的、明显的、回声很差的 14 mm×9 mm×6 mm 的卵圆形结节（393 mL）（橙色箭头），透射增强；结节的前端有轻微的血管增生（绿色箭头），吞咽时随甲状腺移动。虽然不能完全排除甲状腺结节，但这是典型的甲状旁腺囊内腺瘤。

在图 20.28b 中，双侧甲状腺叶下缘的甲状旁腺大小正常，右侧为 5 mm×5 mm×2 mm（26 mg）（蓝色箭头），左侧为 10 mm×6 mm×2 mm（31 mg）（绿色箭头）。囊内成分可以在预造影剂平面上得到很好的区分，但条纹伪影会明显降低这些图像的清晰度。下甲状旁腺正常，影像诊断为甲状旁腺腺瘤。

图 20.28c，手术时发现原发性增生。甲状腺左叶操作可刺激甲状旁腺素从 81 pg/mL 升高至 194 pg/mL。切除甲状腺左叶，其中甲状腺内甲状旁腺肿大，细胞增生，大小 11 mm×5 mm×5 mm（143 mL），重 1 020 mg。超声测量 14 mm×9 mm×6 mm（0.393 mL）。左侧下甲状旁腺结节状，与左侧甲状腺下极粘连；它长 1.7 cm×1.0 cm×0.3 cm（0.27 mL），重 0.29 g，比影像学中定义的要大得多。将右侧甲状腺叶向内侧旋转后，发现了两个肿大的甲状旁腺，呈结节状，明显增生。切除的右下甲状旁腺，尺寸为 0.8 cm×0.5 cm×0.2 cm（计算值为 0.042 mL），重量为 0.160 g（计算体积和重量似乎不一致）。这比影像学上的预期要大。右上方的活检标本的体积为 2 mm×2 mm×2 mm（18 mg）。

经验　多腺体疾病经常给人以令人沮丧的意

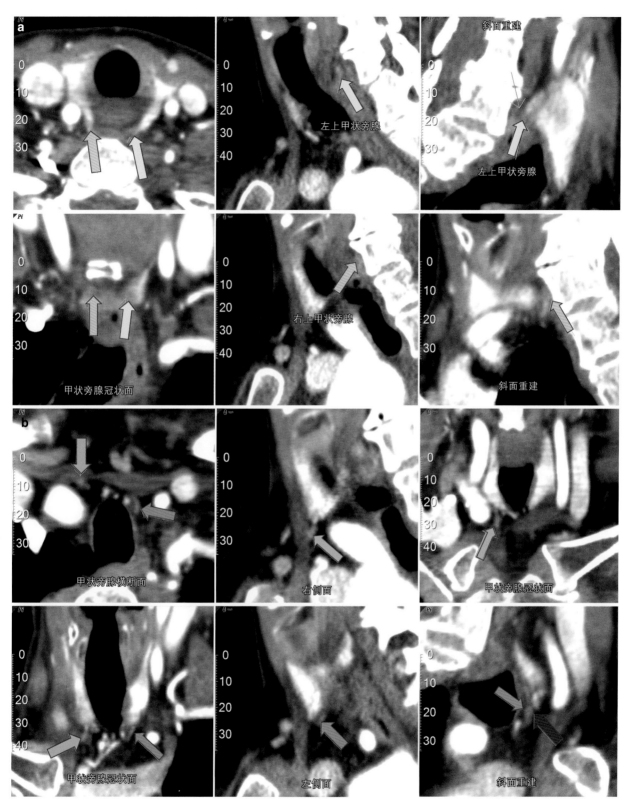

图 20.27　甲状旁腺增生，大部分大小正常

外。毗邻甲状腺下极的甲状旁腺可能难以完全界定，可能比影像学上显示的要大得多。

异位甲状旁腺：未下降的甲状旁腺腺瘤

■ 病例 29：未下降的甲状旁腺腺瘤

图 20.29 为 5 年前因甲状腺癌而行甲状腺切除术的甲状旁腺功能亢进患者。外部 sestamibi 研究和常规 CT 扫描 3 mm 厚的平面均为阴性。图 20.29a 显示了一个未下降的甲状旁腺腺瘤（黄色箭头），长 14 mm×7 mm×4 mm（200 mg），位于颈动脉球水平上方，颈内动脉前，下颌下腺后，毗邻下咽。在定向超声检查中，结节（绿色箭头）回声差且有血管征。

在图 20.29b、c 中，回顾性复查 sestamibi 扫描，可见左侧颌下腺下一轻微病变突出（黄色箭头）。扫描是在下巴抬高的情况下进行的。颈部和纵隔的其他部位都看得很清楚，没有其他的摄取灶。复查 CT，3 mm 厚的平面显示动脉期良好，小腺瘤在病变的轴向滚动中看起来像一簇正常的血管。它只在矢状面图上被发现。

经验　4D CT 常规扫描的厚度为 1～1.5 mm，

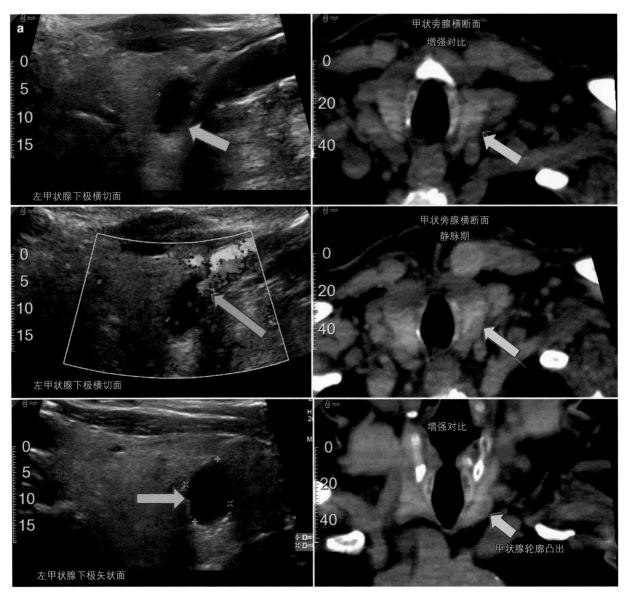

图 20.28　甲状旁腺内原发性增生（c 由 Dr. Daniel Kuriloff 提供）

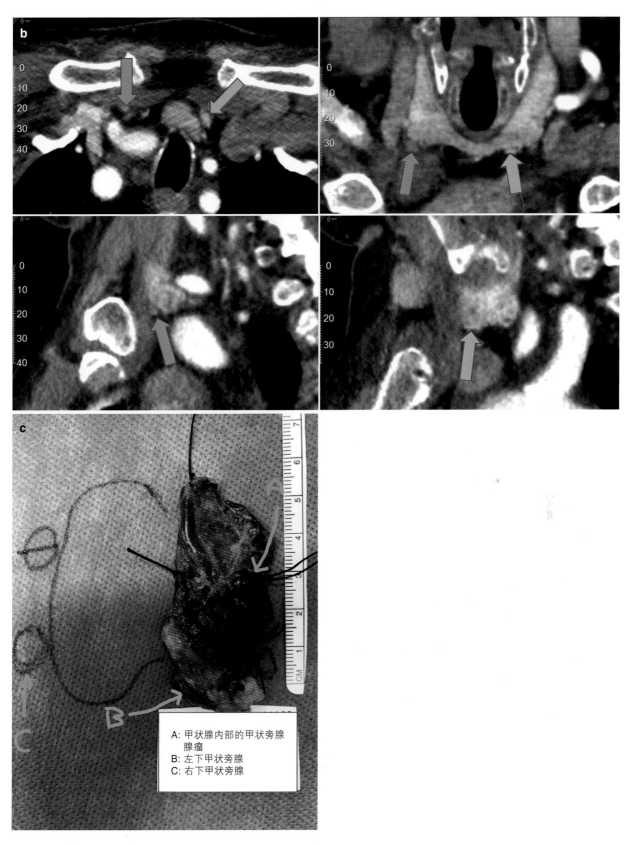

A: 甲状腺内部的甲状旁腺腺瘤
B: 左下甲状旁腺
C: 右下甲状旁腺

图20.28（续）

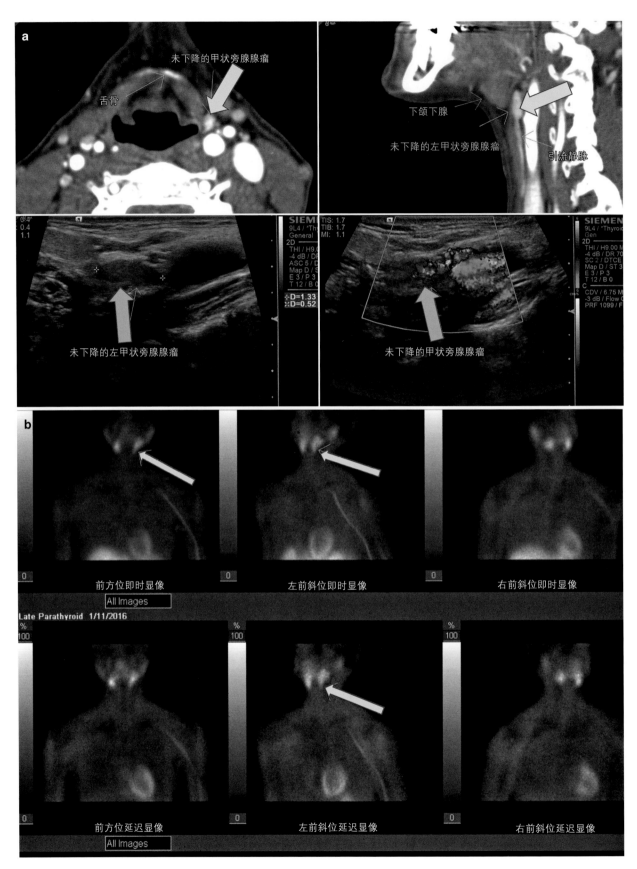

图 20.29 隐匿性甲状旁腺腺瘤

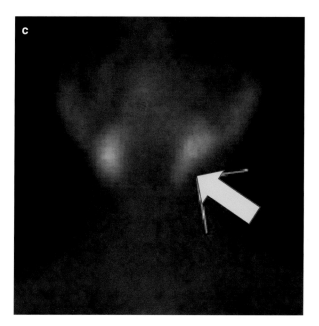

图20.29 （续）

sestamibi 扫描作为一项初步研究很难阅读。应结合 CT 检查结果进行复查，以证实甲状旁腺肿大的诊断。

病例30：未下降的增大甲状旁腺

图 20.30 展示了一个在切除两个半腺体后出现的持续的甲状旁腺功能亢进症病例。左侧下端甲状旁腺未被发现。这些图像显示了一个增大的未下降的甲状旁腺（黄色箭头）位于左侧颌下腺的后方，颈动脉球下方。腺体边缘扁平，并有明显的强化，与静脉很相似。它类似于右侧的面部总静脉（红色箭头），但在矢状面视图中可以清楚地看到盘状的腺瘤（橙色箭头）。快速浏览时，右侧的面部总静脉与腺瘤大致对称；由于血管对称，几乎没有发现腺瘤。在甲状腺上方的颈动脉上进行超声扫描时没有发现腺瘤，因为病变在彩色多普勒上看起来像一个血管。

对于常规轴向滚动的这些小病变的识别有优势。当只有 3 mm 厚的扫描时，应特别注意矢状面，因为矢状面通常是由很薄的切片数据组重建的。

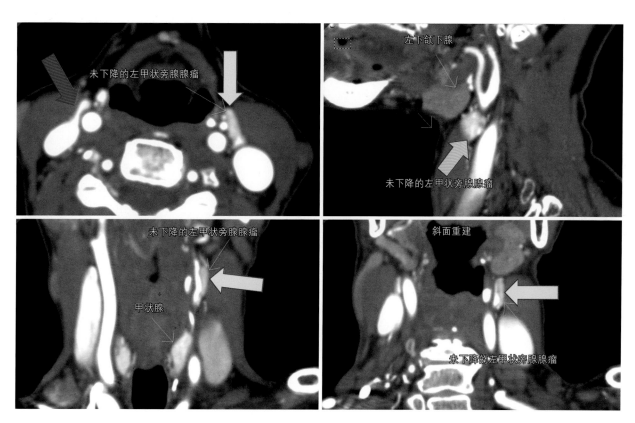

图 20.30 未下降的增大甲状旁腺

■ 病例31：C2-C3 水平的未下降的甲状旁腺腺瘤

图 20.31 中的患者之前接受过一次失败的甲状旁腺探查术。

颈动脉分叉上方高位可见未下降的甲状旁腺腺瘤（黄色箭头），位于口咽颈椎 C2-C3 水平处。手术（在血管外科医师的协助下）很艰难，但很成功。腺瘤与迷走神经分离（迷走神经在其前面）。在 1994 年的一份报道中，Dr. John Doppman 描述了 C2 水平迷走神经内的一个腺瘤[9]。

■ 病例32：未下降的增大甲状旁腺

图 20.32 中的患者在切除异常的双侧上甲状旁腺后，出现了持续的甲状旁腺功能亢进。活检显示右下甲状旁腺正常。经过长时间的广泛探查，没有找到左侧甲状旁腺。CT 示左侧下甲状旁腺肿大，大小 10 mm×7 mm×4 mm（146 mg），位于左侧颌下腺后下缘下方，距甲状

腺左叶上极 2.5 cm，左颈总动脉上部前方 3 mm（颈动脉球下 5 mm），甲状软骨顶部外侧，面总静脉后方 1 mm（蓝色箭头）。

手术　在面部总静脉下发现未下降的增大的甲状旁腺，很容易切除并移植。超过一半的腺体被重新植入前臂。其余 2 cm×1 cm×0.3 cm 的腺体切片送病理，在 1 年的随访中，患者的 PTH 水平正常。

异位甲状旁腺：纵隔甲状旁腺

■ 病例33：前纵隔甲状旁腺腺瘤（胸腺内）

图 20.33 所示的甲状旁腺功能亢进患者的 SPECT-CT 扫描显示，左侧前纵隔有很高的甲状旁腺素摄取，与难以定义的软组织密度相对应。诊断性 4D CT 显示左侧上纵隔内有一个异位的左下甲状旁腺腺瘤（黄色箭头），大小 11 mm×11 mm×18 mm，计算大小 1.15 g。病变位于胸骨上切迹下 2.2 cm、肺主动脉上 4 mm、

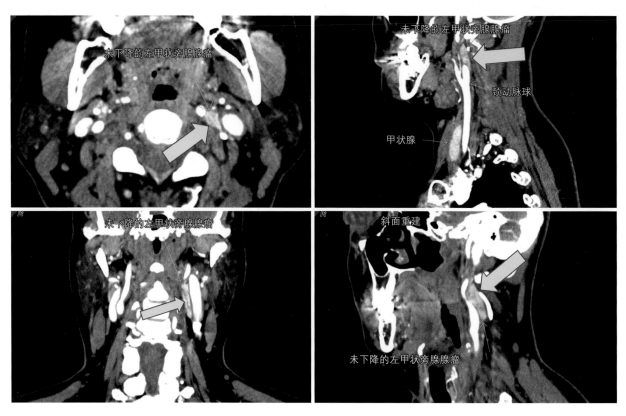

图 20.31　C2-C3 水平的未下降甲状旁腺腺瘤

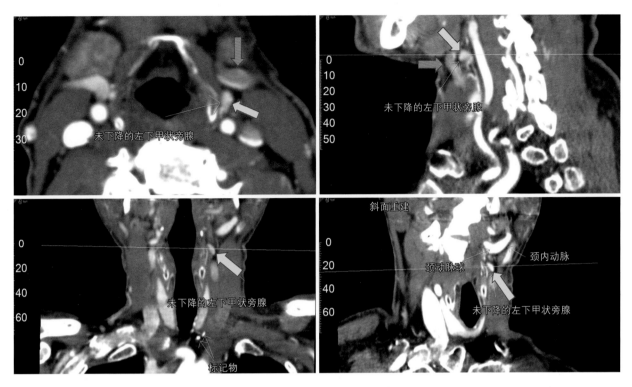

图 20.32　未下降的增大甲状旁腺

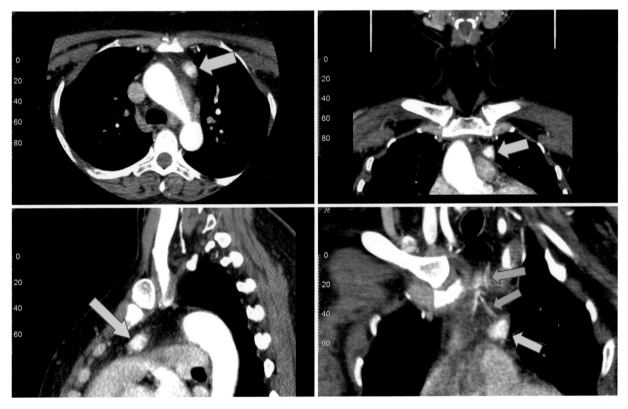

图 20.33　位于前纵隔（胸腺内）的纵隔甲状旁腺腺瘤

主动脉弓外 1 cm。它由左无名静脉前方的血管供应，并追逐至甲状腺下动脉（绿色箭头）。颈部可见正常大小的双侧甲状旁腺（未显示）。

手术　患者接受了左侧机器人辅助胸腔镜手术，切除了前纵隔肿块，病理学显示为异位甲状旁腺腺瘤（1.3 g）和胸腺实质。

■ 病例 34：纵隔内原发性增生的第 5 甲状旁腺

本例患者因增生切除了 3.5 个腺体，但甲状旁腺激素未完全下降。图 20.34 显示纵隔第 5 甲状旁腺稍肿大（黄色箭头），随后切除并痊愈。

■ 病例 35：主动脉肺窗纵隔甲状旁腺肿大

图 20.35 所示的 32 岁女性在进行甲状旁腺切除术后，甲状旁腺功能亢进仍然存在。左上和右下甲状旁腺轻微增大并被切除，它们是正常的甲状旁腺组织。术中发现了一个正常大小的左下甲状旁腺并没有切除。

无创检查（2 次 CT 对比扫描，1 次 4D 技术；颈部超声；2 次 sestamibi 扫描，间隔 1 年）未能定位腺瘤。该患者进行了选择性静脉取样，提示有纵隔来源。

在图 20.35a 中，2 年后的复查 4D CT 扫描显示没有明显的纵隔甲状旁腺增大。主动脉肺窗内可见与结节相匹配的小结节，其中一个结节强化明显，但因主动脉搏动伪影使强化模糊不清。主动脉 MR 血管造影（MRA）显示主动脉弓下有一个增强的结节（橙色箭头），与 CT 扫描上一个增强的 10 mm × 7 mm × 6 mm（220 mg）的结节病灶（黄色箭头）相匹配，该结节因动脉伪影而模糊。MRA 显示，增强不是人为因素导致的。

在图 20.35b 中，回顾早期的 sestamibi 扫描，在主动脉肺窗区域有细微的吸收，正好在水平位图像的背景活动之上（红色箭头），与冠状 CT 图像上增大的甲状旁腺相匹配（黄色箭头）。

综合结果与主动脉肺窗异位纵隔增大的甲状旁腺一致，源自异位右上甲状旁腺[10]。

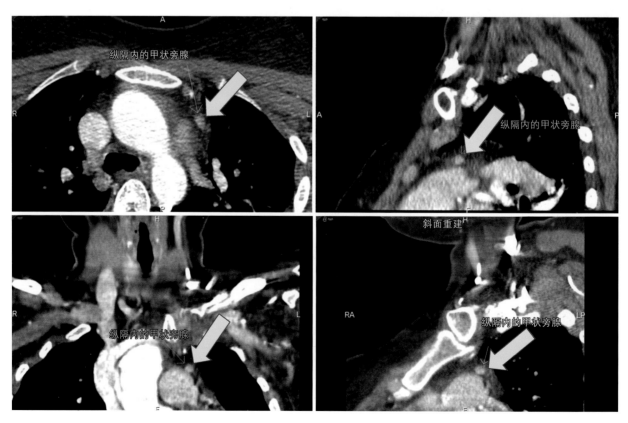

图 20.34　胸腺左叶增生的纵隔第 5 甲状旁腺

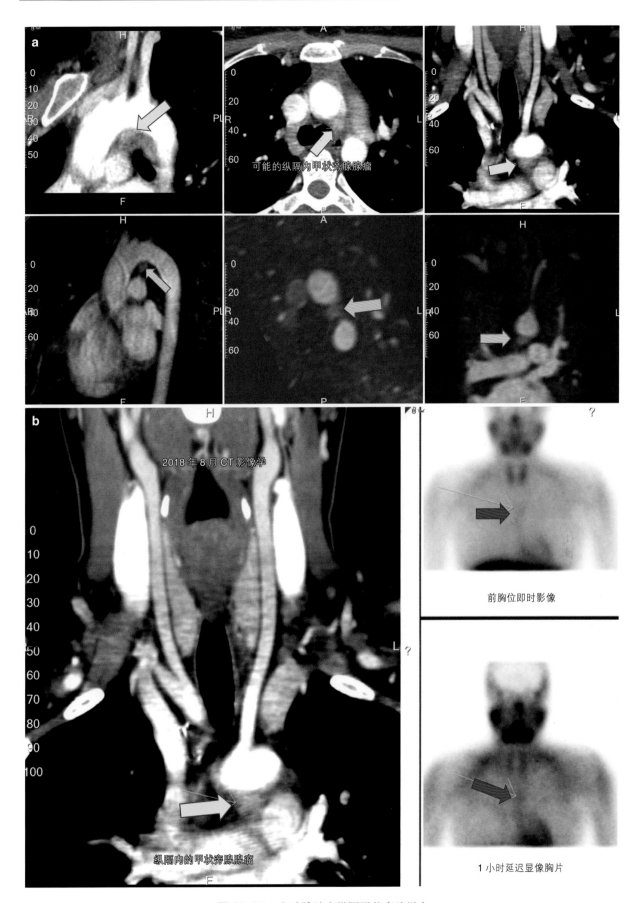

可能的纵隔内甲状旁腺腺瘤

2018 年 8 月 CT 影像学

纵隔内的甲状旁腺腺瘤

前胸位即时影像

1 小时延迟显像胸片

图 20.35　主动脉肺窗纵隔甲状旁腺增大

手术 患者接受了左侧机器人胸腔镜手术，发现主肺窗组织与淋巴结组织完全不同，将其从喉返神经、主动脉和肺动脉剥离。病理上，其中一块最大尺寸为 9 mm 的组织和其他多块最大尺寸为 0.5～0.9 cm 的组织碎片均符合甲状旁腺组织。

经验 当其他诊断方法不能令人信服时，应使用肺窗 MR 或 CT 血管造影来寻找主动脉肺窗腺瘤。

▪ 病例 36：中纵膈甲状旁腺腺瘤

图 20.36 展示了一位 54 岁的女性甲状旁腺功能亢进症患者的病例，她的 sestamibi SPECT-CT 显示纵隔前软组织密度内有强烈的摄取，延伸至中线左侧。

4D CT 显示有大小为 3 cm 的中纵隔甲状旁腺腺瘤（黄色箭头）。它在动脉期有一个低密度成分，有轻微的延迟增强，与局部相对缺血一致。图示：腺瘤起源于上甲状旁腺[11]。令人惊讶的是，超声科医师在查看 CT 扫描后成功地对腺瘤进行了成像（绿色箭头）。

患者进行了颈部纵隔镜检查，并被切除了 2.5 cm 的腺瘤。PTH 从 256 pg/mL 降至 30 pg/mL。

外科手术后的病例

▪ 病例 37：甲状旁腺切除术后复发的腺瘤

43 岁女性行甲状旁腺切除术并切除左下甲状旁腺腺瘤 4 年后，甲状旁腺功能亢进复发/持续（图 20.37）。sestamibi 扫描显示甲状腺在延迟期

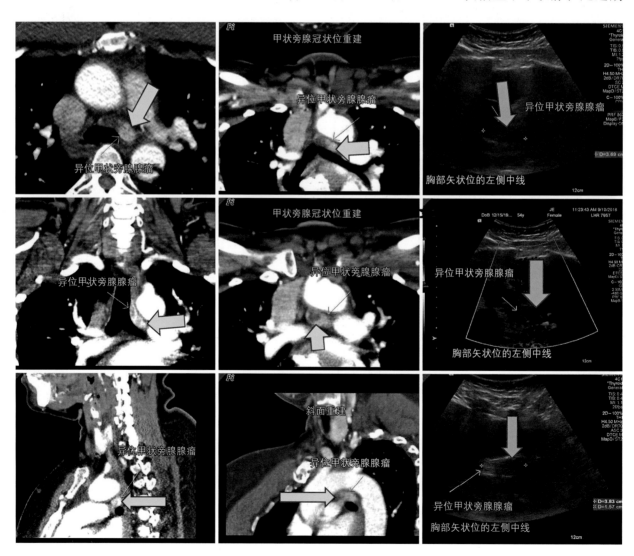

图 20.36 中纵隔的纵隔甲状旁腺腺瘤

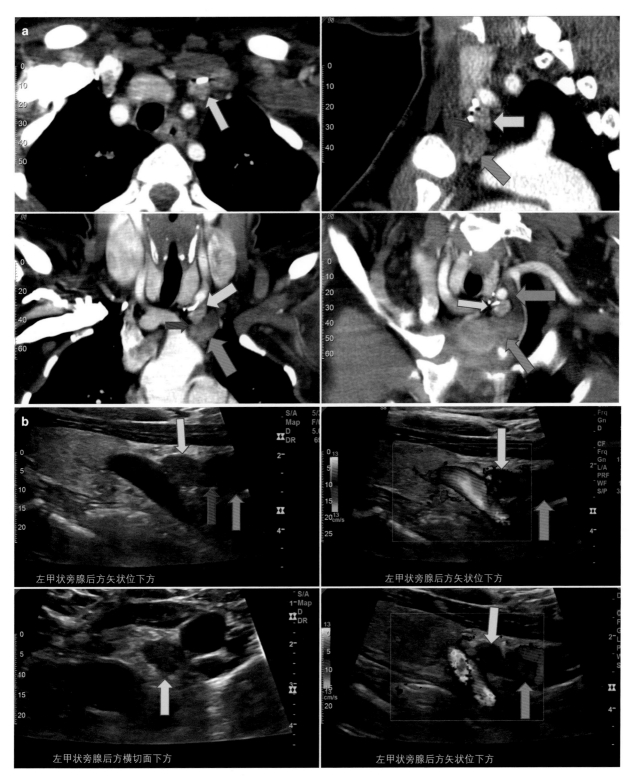

图 20.37　甲状旁腺切除术后复发的腺瘤

仍有活动，在左叶下极下方有一个活动灶。

左下甲状旁腺肿大（黄色箭头），CT（a）为 16 mm×12 mm×9 mm（900 mg），超声（825 mg）为 1.6 cm×1.1 cm×0.9 cm（b），位于甲状腺左叶极下 6～8 mm 处，就在左侧无名静脉（蓝色箭头）上方，靠近颈静脉结合处（绿色箭头），左颈动脉前 1 mm（向内侧走行）；下端在胸骨上切迹上方 1 cm 处。之前手术的几个夹子紧挨着这个结节上端的前内侧边缘。结节中等强化（80 HU 增强），有轻微静脉期洗脱。超声上，结节回声差，有轻度至中度血管。这些特征与甲状旁腺组织一致，但也可见于手术后瘢痕。结节的位置对应于 sestamibi 的摄取，这对腺瘤更有特异性。所有研究结果一致表明甲状旁腺腺瘤复发。对于通常的甲状旁腺来说，结节的位置相对于左侧颈动脉略偏外侧，可能是由于先前手术造成的瘢痕所致。

手术 手术切除同一部位复发性甲状旁腺腺瘤难度较大，因为甲状旁腺与喉返神经和左颈静脉与锁骨下静脉的连接处相连，扯动甲状旁腺组织后，静脉出血更加严重。最终，甲状旁腺被剥离出来，并修复了静脉和胸导管的损伤。

回顾分析，复发的腺瘤就在左胸静脉上方的位置，压迫着静脉，交界处上的脂肪线消失了（红色箭头），可能是与静脉粘连的部位。也许这可以成为潜在手术困难的线索。

病理检查发现一个 1.8 cm×1.7 cm×0.6 cm（803 mg）的甲状旁腺细胞增生，并伴有破裂、纤维化和瘢痕。

■ 病例 38：复发性甲状旁腺功能亢进伴左下甲状旁腺切除术部位瘢痕增生

本例（图 20.38）是一名复发性甲状旁腺功能亢进的 74 岁妇女。图 20.38a，最初的 CT 示左侧下甲状旁腺肿大，大小 9 mm×6 mm×5 mm（140 mg）（黄色箭头），沿着甲状腺下极或左叶的后缘，在气管食管沟外侧有一个增大的左下甲状旁腺，大小为 9 mm×6 mm×5 mm（140 mg）（黄色箭头），具有典型的增强特征（这是 Perrier 分类方案[1]上的 D 型腺体）。图 20.38b 中，超声显示左下甲状旁腺大部分回声差增大（黄色箭头），有中等程度的血管，有血管弧标志（绿色箭头）。肿大的腺体内部有回声卵圆形成分（蓝色箭头），即"双同心回声模式"，在相关的组织病理学上常与中央水肿和（或）扩张的血管有关（这个特性相当微妙，不是这个模式的一个好例子）。

初次手术 沿甲状腺左叶后中下极及喉返神经前方切除增大的左侧下甲状旁腺（320 mg），PTH 由 202 pg/mL 降至正常。手术切除干净且无困难。手术时发现左侧上甲状旁腺正常。

在图 20.38c 中，2 年后，PTH 再次升高。CT 扫描显示，沿右叶极下端后缘有一个略微增大的右下甲状旁腺（62 mg）（橙色箭头）。CT 扫描显示，左下甲状旁腺切除部位有一结节，动脉相增强（绿色箭头），静脉相显影良好（蓝色箭头），看起来像复发的甲状旁腺组织，但也可能是血管瘢痕。在经验丰富的甲状旁腺外科医师所做的干净的切除部位出现甲状旁腺组织的复发是极为罕见的。在图 20.38d 中，在超声检查中，略微增大的右下甲状旁腺回声不足，没有血管显示（红色箭头）。之前左下甲状旁腺切除部位的血管瘢痕回声较差，有中等程度的血管（绿色箭头），与甲状旁腺组织相似。

第二次手术 沿着甲状腺后下极切除了一个增大的（105 mg）右下甲状旁腺，随后 PTH 恢复正常（167 pg/mL 至 26 pg/mL）。血管瘢痕未被触及，因此不代表功能性甲状旁腺组织。

近 4 年后，该患者出现 PTH 升高（106 pg/mL）和高钙血症（11.0 mg/dL），与复发性甲状旁腺功能亢进一致，但她没有症状。sestamibi 扫描（包括早期和延迟平面和 SPECT 图像）对活动性甲状旁腺肿大呈阴性。

在图 20.38e、f 中，CT 和超声显示右侧甲状旁腺上部边界增大（46 mg）（红色箭头），比之

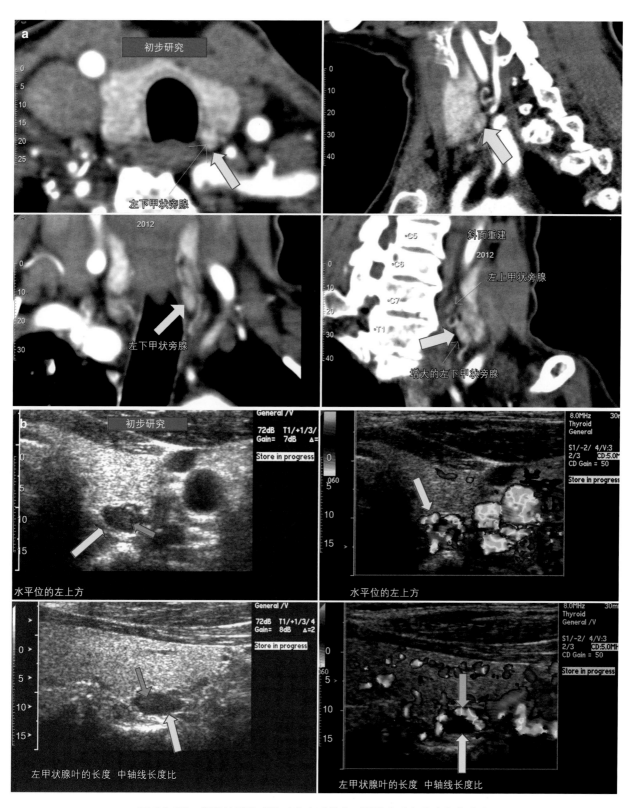

图 20.38 复发性甲状旁腺功能亢进伴左下甲状旁腺切除术部位瘢痕

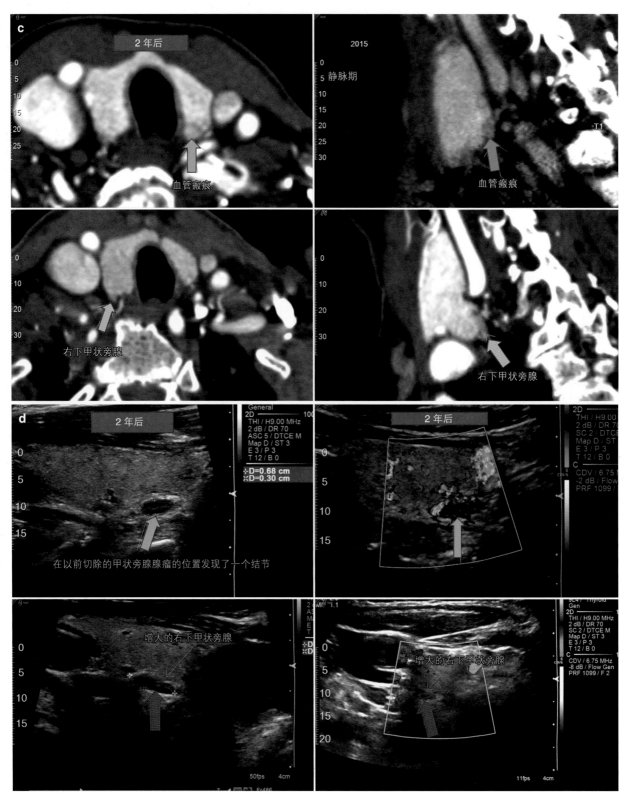

图 20.38 （续）

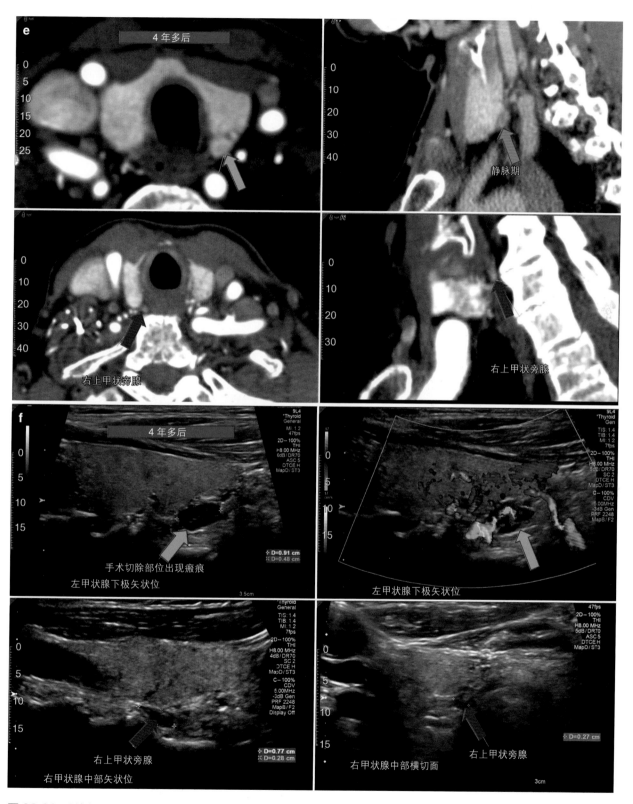

图20.38（续）

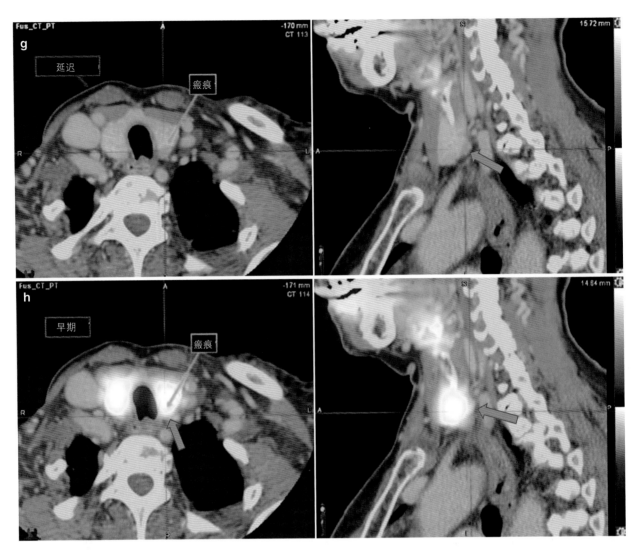

图 20.38 （续）

前的研究有所增加。左侧下段切除部位的血管瘢痕从之前的 62 mg 增加到 160 mg（绿色箭头），其在 CT 上的增强特征没有改变——动脉相明显增强，静脉相洗脱良好（蓝色箭头），在超声上的回声较差，呈弧形 V 形血管特征。

在图 20.38g 中，放射科医师 Dr. Patrick Kang（具有核医学亚专业背景）使用后处理融合程序审查了 sestamibi 扫描：SPECT 图像和静脉相 CT 图像（瘢痕最明显的地方）被融合，通过匹配甲状腺图像来指导。红色的交叉毛发位于瘢痕结节（蓝色箭头）的前下方中心。在延迟 SPECT 图像上可以很好地看到结节和参照物，甲状腺和结节瘢痕的活动完全被洗脱了。

在图 20.38h 中，在早期阶段 SPECT 和 CT

融合图像的侧视图中，凸出于甲状腺活动后方的瘢痕结节（蓝色箭头）在上部没有活动，下部的活动比甲状腺少，这可能主要是由明显的甲状腺摄取引起的正在绽放的伪影。纤维化结节几乎没有早期活动，与瘢痕一致，而不是甲状旁腺组织。这名老年患者有其他医疗问题，由于没有临床症状，所以拒绝进一步手术。

经验 甲状旁腺切除术部位的术后纤维化可能具有典型的 CT 和超声表现，即甲状旁腺肿大。若强烈怀疑手术部位的复发，即使 CT 和超声检查结果一致，也需要进行 sestamibi 扫描确认，如果 sestamibi 检查结果为阴性，应将注意力转向寻找其他腺体的肿大，并了解手术细节，以评估其他部位的纤维化可能性。

■ 病例 39：甲状腺切除术术区上的甲状旁腺腺瘤

本例患者（图 20.39）为 70 岁男性甲状旁腺

功能亢进症患者。20 多年前，他因甲状腺乳头状癌接受了甲状腺全切除术，并进行了中央淋巴结清扫，在此之前，他因霍奇金淋巴瘤接受了放疗和化疗。甲状腺球蛋白测不到。

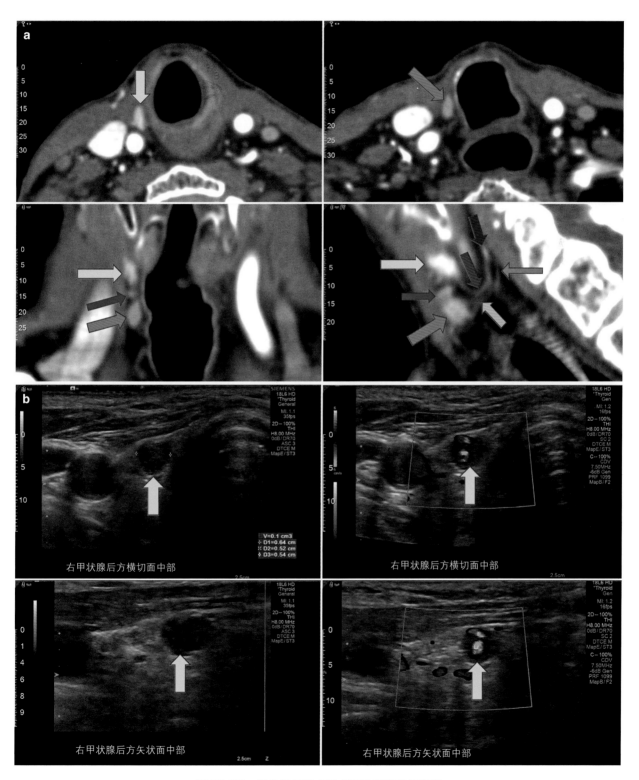

图 20.39 甲状腺切除术后术区的甲状旁腺腺瘤

CT 扫描（图 20.39a）：在甲状腺切除术后的右上甲状腺床，就在带状肌的深处，有两个紧挨着的 11 mm 长的组织结节，有甲状旁腺组织的增强特征：一个是 11 mm × 6 mm × 4 mm 的卵圆形结节（140 mg），其下端与环状软骨相邻（黄色箭头）；第二个低 2 mm 的结节是一个双叶结节，上部 5 mm × 3 mm × 2.5 mm（深蓝色箭头），下部 8 mm × 7 mm × 5 mm（浅蓝色箭头），总重量为 170 mg。结节由甲状腺下动脉（暗红色箭头）远端大分支（红色箭头）供应。一个小的分支从这个供血分支产生，并与该分支平行，分叉成两个血管，供应下层结节（橙色箭头）。上部结节比下部结节有更大的增强，反映了供血动脉的大小。研究中未见其他潜在甲状旁腺肿大。

从 CT 增强和滋养血管来看，这可能是一个双叶的、增大的甲状旁腺。从甲状腺下动脉追踪滋养血管被认为有利于寻找术后瘢痕化的甲状旁腺组织，尤其是在没有发现其他异常甲状旁腺的情况下。

在图 20.39b 中，在超声检查中，仅在右叶上部背面发现一个 7 mm × 6 mm × 5 mm、回声差、中等血管的结节。其中一个结节要么被超声科医师遗漏，要么是回声不足，与手术床上的瘢痕和脂肪混合，形成纤维化结构。

手术　右侧气管旁间隙及甲状腺切除术手术床有广泛瘢痕。甲状旁腺腺瘤嵌于致密瘢痕组织囊内，术中超声定位于喉返神经外侧环状软骨、气管和颈总动脉之间的区域（甲状腺全切除术后进行内侧化）。切开纤维包膜，切除局限性腺体，显露血管蒂，将血管蒂剪短并分割。甲状旁腺素由基线值 101 pg/mL 降至 41 pg/mL。该标本包括一块黄褐色的甲状旁腺碎片，大小为 1.1 cm × 0.5 cm × 0.3 cm（计算为 0.086 mL），重 0.213 g。这与 CT 扫描上的上结节尺寸相符（11 mm × 6 mm × 4 mm）。下部结节则归因于手术瘢痕，在超声上有回声。因为滋养血管的存在，它可能是瘢痕残留的甲状腺组织。

■ 病例 40：肾继发性甲状旁腺功能亢进

图 20.40 显示的是一名 46 岁女性因继发性甲状旁腺功能亢进症接受手术治疗，正在接受血液透析治疗。以下为单个甲状旁腺 CT 表现（图 20.40a）、超声表现（图 20.40b）及相应的手术表现：

* 右侧甲状旁腺肿大（黄色箭头），CT 显示 18 mm × 10 mm × 8 mm（749 mg），超声显示 18 mm × 11 mm × 8 mm 的结节（824 mg），位于甲状腺右叶中下极的后内侧，与食管右壁接触。CT 和超声都显示有一个 8 mm 的环状钙化（暗红色箭头）。手术：切除的结节的病理结果为高钙化的甲状旁腺组织，尺寸为 1.9 cm × 1.0 cm × 0.6 cm，重量为 660 mg。

* 左侧甲状旁腺上肿大（蓝色箭头），镜像位置显示 CT 19 mm × 7 mm × 6 mm（415 mg），超声 19 mm × 8 mm × 6 mm 结节（475 mg），位于甲状腺左叶下极后方，与食管左壁接触。静脉期增强效果稍好，增强更彻底（未显示）。手术：切除结节病理为甲状旁腺细胞增生组织，长 2 cm × 0.8 cm × 0.5 cm，重 360 mg。

* 右侧下甲状旁腺肿大（绿色箭头），CT 显示长 11 mm × 8 mm × 7 mm（320 mg），超声长 16 mm × 13 mm × 7 mm（700 mg），位于甲状腺右叶极下极下方，略深于带状肌。该结节在 CT 上有一个微弱的短线状钙化，轻度强化，条纹状钙化程度降低。超声对它的描述更准确，超声的回声很弱，血管状况中等（绿色箭头）。在其逐渐变细的下端有一个小的回声成分，这可能是由于出血或微小的钙化造成的。手术：行右下腺活检，确认其为甲状旁腺组织（1.1 cm × 1.1 cm × 0.3 cm，170 mg）。其余大约 1 g 的腺体，被送往低温保存。

由于甲状腺下极下方的条纹伪影的遮挡，术前无法将左下甲状旁腺与增生性结节区分开来（图 20.40c）。在邻近左颈动脉和左锁骨下的深部位置有一个轻度增强的结节，并有冲洗现象（橙

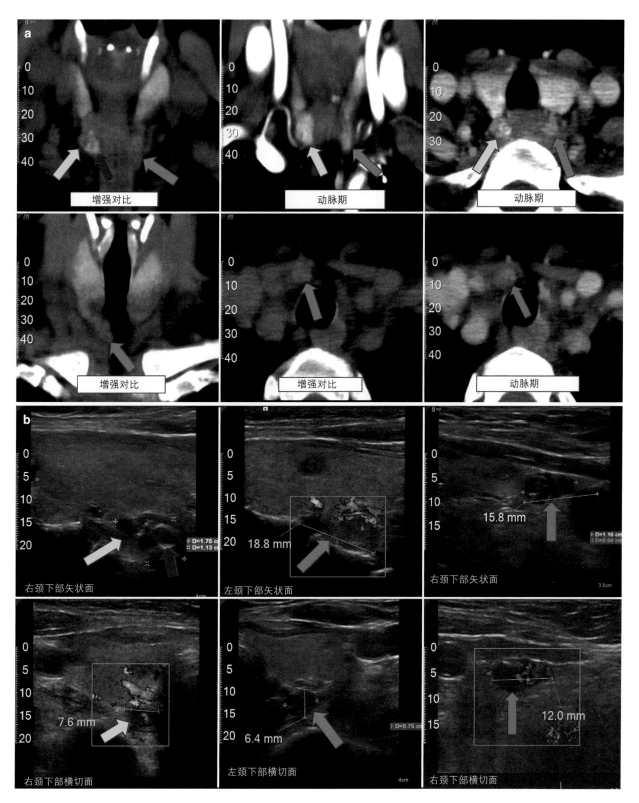

图 20.40 肾继发性甲状旁腺功能亢进

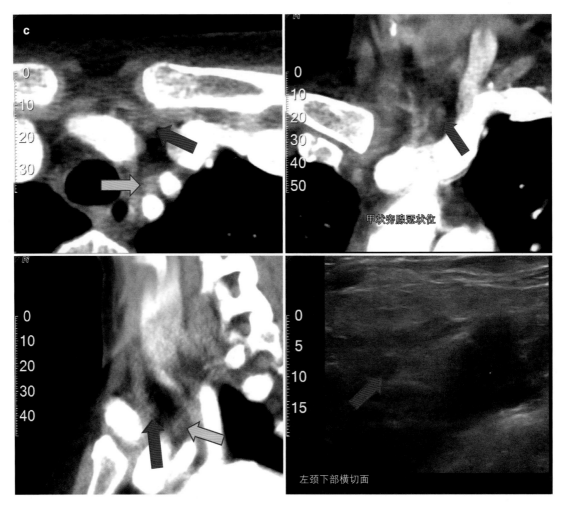

图 20.40 （续）

色箭头），这是一个增生性结节。这是一个常见的结节位置，并不是预期中甲状旁腺的位置。回顾分析，略微增大的左下腺（红色箭头）正好位于甲状腺左叶下方带状肌的深处，位于甲状腺韧带中（7 mm × 5 mm × 4 mm 或 75 mg）。手术：左侧下旁腺腺体位于胸腺组织中；将其移除并活检（0.6 cm × 0.4 cm × 0.3 cm；50 mg 碎片），发现其为高细胞的甲状旁腺组织和胸腺组织，有内陷现象。约有一半的腺体被切除。仅存的甲状旁腺组织占左下腺体的 50%～60%。

切除前的基线 PTH 为 1 102 pg/mL。切除 3 个半腺体后，PTH 降至 120 pg/mL，下降了 90%。

经验　肾继发性甲状旁腺功能亢进的增生腺体，甲状旁腺组织的强化通常相对较差。环状钙化可能可以提示结节性增生。仔细检查甲状旁腺

的通常位置可能有助于发现腺体没有明显增大或增强。甲状旁腺通常所在区域之外的轻度增强的结节比增强不良的甲状旁腺增大的结节更有可能是一个增生结节。

■ 病例 41：继发性甲状旁腺功能亢进伴纵隔甲状旁腺

图 20.41 显示了一位 67 岁的继发性甲状旁腺功能亢进症患者的 CT 和 sestamibi 扫描图。该患者 3 次颈部检查均为阴性，未发现甲状旁腺组织。此外，还进行了一次左侧甲状腺切除术。最后一次手术后，在超声引导下对左右甲状腺床的组织进行了细针抽吸（FNA）活检，显示有甲状腺组织。

在 CT 和甲状旁腺扫描上发现了 2 个左纵

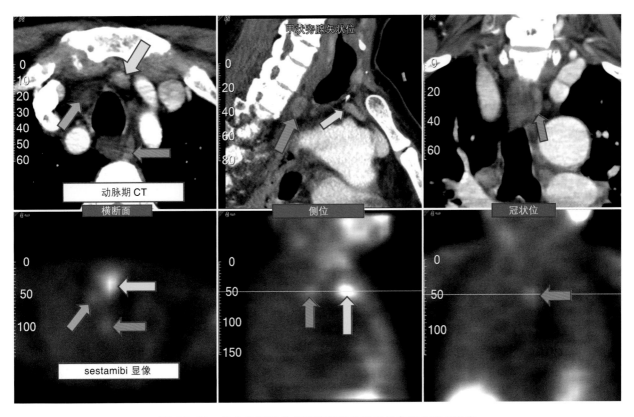

图20.41　伴有纵隔甲状旁腺的肾继发性甲状旁腺功能亢进症

隔肿大的甲状旁腺。增大的异位左侧下甲状旁腺（黄色箭头），大小为23 mm×12 mm×7 mm（1 g），位于胸骨柄中线后方5 mm，气管中线左侧，位于胸骨柄上缘下方0.8～2.2 cm，左侧无名静脉上方5 mm。动脉期有轻度至中度强化，静脉期有良好的洗脱。在sestamibi扫描上，结节有明显的摄取，并持续到延迟期。甲状腺右叶下极延伸至胸骨上切迹水平以下，右叶的下端位于增大的左下甲状旁腺的后侧（绿色箭头）。

左侧上甲状旁腺肿大（蓝色箭头），长22 mm×13 mm×8 mm（1.2 g），与食管左壁广泛接触，结节上端位于胸骨上切迹水平。结节动脉期晚期强化略低于左下旁腺，静脉期轻度洗脱。在sestamibi扫描上，结节有轻度摄取，这在早期SPECT图像上是最好的区分。

没有其他提示甲状腺肿大的发现。颈部检查阴性后，推测右侧甲状旁腺可能位于纵隔位置。在甲状腺右叶下极的内侧，有几个轻度充血的结节，位于气管前和胸前位置。他们没有检测

到sestamibi摄取，但任何一个都可能是轻度增强的甲状旁腺肿大。患者最终对药物治疗有反应，因此没有进行进一步的手术治疗。本病例是一个典型的纵隔增生的病例。

经验　虽然最初的旁腺探查通常不追求术前研究，但在甲状旁腺切除术失败的情况下，一般建议使用这些研究。但为什么要等待在这些患者中探索失败呢？许多外科医师在继发性甲状旁腺功能亢进症的首次手术前都会进行影像学评估。

有趣而罕见的病例

■ 病例42：甲状旁腺增生伴桥本甲状腺炎

图20.42所示的18岁女性有非常明显的症状性甲状旁腺功能亢进和桥本甲状腺炎病史。桥本甲状腺炎有多个反应性结节，要在结节中找到增大的甲状旁腺是一个挑战。多种方式的一致性指向，可能会帮助我们在多个反应性结节附近找出

一个不连续的肿大腺体。

CT 上（图 20.41a），在甲状腺右叶下极后缘有一个 10 mm×4 mm×7 mm（146 mg）的增强灶（橙色箭头），在广泛微增强组织的前侧，与一个结节群相融合，几乎无法识别。增强病灶有中度动脉期强化（高达 148 HU 密度）和轻度静脉期洗脱（110 HU 密度）。相邻的异质性结节簇在动脉期密度较低，在静脉期密度增加或在静脉期没有洗脱。

在超声上，这个增强灶对应的是一个回声差的结节，有少量的血管，下端有一条滋养血管（黄色箭头）；它位于回声差的淋巴结群的顶部（绿色箭头）。CT 上，结节在增强的甲状旁腺后方及下方聚集。超声检查时，颈部的延伸较大，使这一群的结节伸展开来。

在 2 小时的甲状旁腺扫描图像上，这个可能增大的甲状旁腺对应于相对于甲状腺右叶中上极和相对于左叶的甲状旁腺摄取增加的区域（红色箭头）。在平面图像上，这种不对称并不明

显。单独来看，这种摄取量只是可疑的。在超声和 CT 上，增大的甲状旁腺（图 20.41b）位于甲状腺右叶后下极的胶质囊肿（蓝色箭头）的正后方，未见其他甲状旁腺肿大。

甲状旁腺颈部探查立即发现了增大的右下甲状旁腺（图 20.41c、d）。手术照片和附带说明由美国亚特兰大耳鼻喉科研究所的 Dr. Orrin Davis 提供：蓝褐色的甲状旁腺腺瘤被较淡的淋巴结所包围，随着解剖的进行，腺瘤和反应性结节之间的颜色差异使外科医师的工作更加容易。在切除腺瘤和结节后，喉返神经的标志很容易看到。

但切除后 PTH 水平并没有下降。经活检证明，是一个正常的右上甲状旁腺。切除了一个 6 mm 的左侧囊内、球形、略微致密的甲状旁腺，有异常的病理变化，被认为是左上旁腺（这在回顾性的研究中并不明显）。左下旁腺未被发现。左侧甲状腺叶的下部 40% 被切除，可触及的左侧胸腺组织被切除，PTH 没有下降。

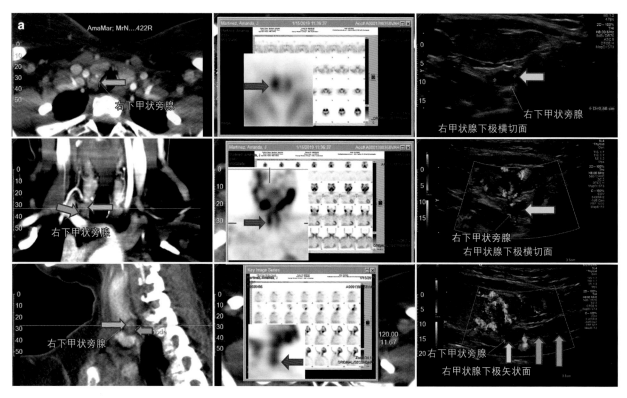

图 20.42 以桥本甲状腺炎为背景的甲状旁腺增生症（手术照片和评论由佐治亚州亚特兰大市耳鼻喉科研究所的 Dr. Orrin Davis 提供）

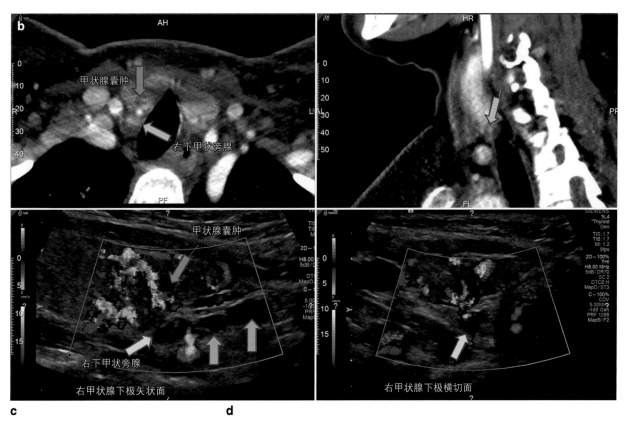

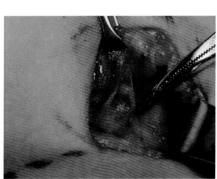

c

1)
患者仰卧位，头向左，脚向右。我们正在观察内脏-椎体角，又称气管食管沟。右侧甲状腺下叶向内收拢，位于此姿势的上方。止血钳指向一颗呈蓝灰色、棕色的甲状旁腺腺瘤，周围是颜色较浅的淋巴结（由于 Hashimoto 病而增大）……尚未完全解剖

d
在更多解剖之后，腺瘤和反应性淋巴结之间的颜色差异使外科医生的工作更加容易

在移除腺瘤和淋巴结之后，再见到了喉返神经，这个过程被称为"white Mississippi"，是一个外科标志。止血钳指向了喉返神经

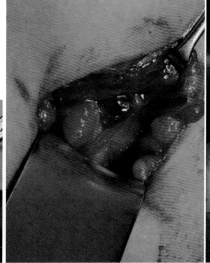

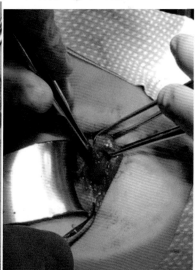

图 20.42（续）

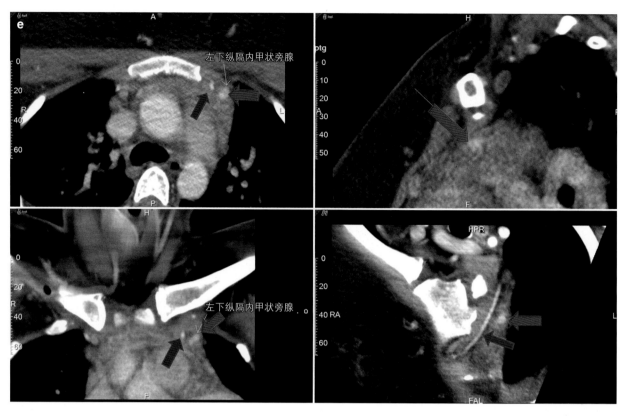

图 20.42 （续）

回顾术前研究（图 20.41e）显示，在左上纵隔的外侧位置，在乳腺内动脉（紫色箭头）的外侧，毗邻纵隔的外侧缘，可能有一个异位增大的 9 mm × 7 mm × 5 mm（164 mg）左下甲状旁腺（红色箭头）。这个腺体在初读时被忽略了，当时它被认为是一簇血管，在 sestamibi 扫描中没有摄取（即使仔细复查）。左侧胸腔镜检查并切除胸腺左叶后，PTH 从 170 pg/mL 降至 37 pg/mL。手术时的组织检查和大体病理检查均未发现肿大的甲状旁腺。有几个小结节在大体上很明显，冰冻切片提示是淋巴结。在病理切片上，发现了一个最大尺寸为 1 cm 的甲状旁腺腺瘤，与胸腺相邻并粘连。

经验 良好的定位对纵隔手术至关重要；即使在病变不能直接看到的情况下，对可疑区域的组织进行全面的切除也提升疗效。

■ **病例 43：囊性甲状旁腺腺瘤**

图 20.43 显示了一位 71 岁女性的研究结果，

她患有甲状旁腺功能亢进症和桥本甲状腺炎，接受左旋甲状腺素（synthroid）治疗。超声图显示在甲状腺右叶后方有一个新的 2.5 cm 的复合囊肿（未显示）；这在 2 年前还没有出现。FNA 显示有透明液体，但送检的 PTH 样本不足以测定 PTH。10 个月后，CT 和超声（图 20.43a）显示在甲状腺右叶后方有一个 3.5 cm 的复杂囊性右上甲状旁腺腺瘤（黄色箭头），瘤壁不均匀增厚，在结节的前侧壁有明显增强的 1 cm 斑块（绿色箭头）。注意甲状腺有不均匀的动脉期强化（蓝色箭头）。在超声检查中，结节前壁存在局灶性血管（橙色箭头）。超声（图 20.43b）显示有大量间隔，周围无血管回声，小间隔内可能主要是出血性液体（黄色箭头）。在结节的前壁有局灶性血管（橙色箭头）。

手术（图 20.43c） 在甲状腺下动脉和颈总动脉深处，靠近右甲状腺中极有一个 3.5 cm 的囊性肿块，其表面有周围血管。周围有强烈的纤维化，这是穿刺活检和出血的反应。在右侧甲状腺叶下

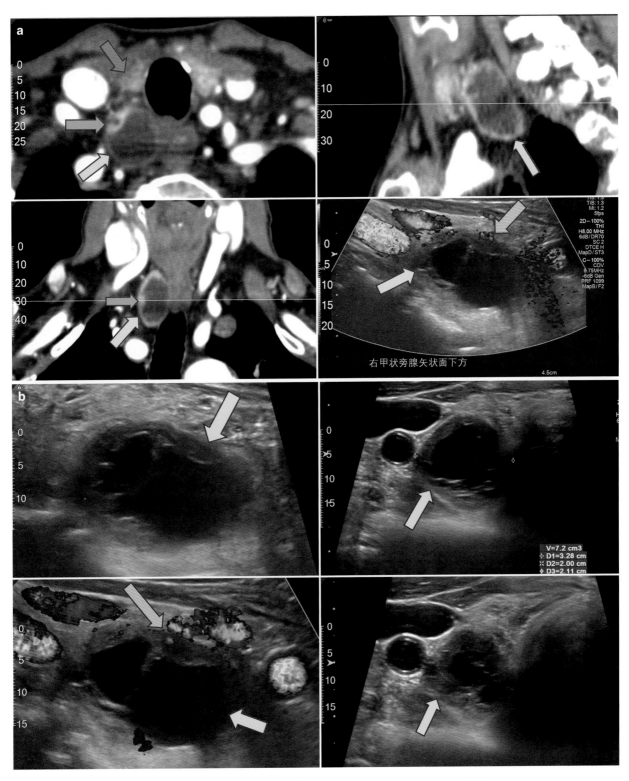

图 20.43　囊性甲状旁腺腺瘤（由 Dr. Daniel Kuriloff, New York 提供）

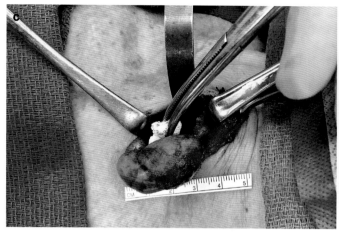
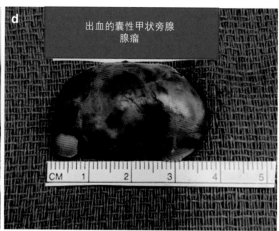

出血的囊性甲状旁腺腺瘤

图 20.43 （续）

极可见正常的右侧下甲状旁腺，也可见于桥本甲状腺炎引起的甲状腺周围纤维化区域。术后，甲状旁腺激素从基线 235 pg/mL 降至 24 pg/mL。

病理（图 20.43d）甲状旁腺腺瘤。软组织大小为 3.5 cm × 2.5 cm × 1.5 cm，重量为 5 g。切片显示多腔囊肿，灰褐色，含透明液体。囊壁呈棕黄色，一部分不规则，另一部分光滑。

■ 病例 44：由出血引起的大的多囊状甲状旁腺腺瘤

67 岁女性，有 6 周的左颈部肿块和高钙血症病史。在发现高钙血症之前，标准的颈部 CT（缓慢灌注造影剂）显示多囊性肿块，被认为是甲状腺外生性肿块。随后的穿刺活检发现了出血液体。在发现高钙血症后，进行 sestamibi 扫描，结果呈阴性。然后行 4D CT 扫描及相关超声图，见图 20.44。

一个巨大的多囊性左侧甲状旁腺上腺瘤（图 20.44a 中的黄色箭头）压迫并扭曲了甲状腺，但看起来是甲状腺外的，在与甲状腺实质的接口处没有明显的爪状征。囊腔内有颗粒状、弥漫性、均匀的低水平回声（与慢性出血一致）或均匀的高回声（与近期出血一致）。CT 预对比表明（未显示），这些空间的密度范围为 0～40 HU。病变中段后内侧壁的高回声成分在彩色多普勒上显示为血管充血（浅绿色箭头）。

CT 上（图 20.44b 上一排）超声示高血管成分为实性缺碘新月形成分（浅绿色箭头），大小为 2.6 cm × 1.7 cm × 0.8 cm。它有高密度强化，与甲状旁腺组织有良好的洗脱。超声上的高回声特征（而不是甲状旁腺组织典型的回声差特征）可能是由于实体组织内出血所致。另一簇轻度间隔增厚强化灶（橙色箭头）位于强化斑块的前外侧，与甲状旁腺组织碎片相匹配。广泛的出血性囊性成分（黄色箭头）包括气管和食管之间的舌状液体轨迹（浅蓝色箭头）（这个假性囊肿可能是浸润性的表现；由于其体积较大，引起了人们对甲状旁腺癌的关注）。复杂的肿块使甲状腺、气管和食管向右移位。在甲状旁腺研究（下一行）中，实性新月状甲状旁腺组织（红色箭头）和簇状碎片（暗红色箭头）在早期 SPECT 扫描中可见甲状旁腺吸收。

这种血管下成分的早期 sestamibi 摄取的洗脱与甲状腺实质相似（图 20.44c 中右叶，绿色箭头；左叶，深蓝色箭头）。因此，该组织被认为是甲状腺实质，而非甲状旁腺腺瘤。sestamibi 与甲状腺组织的差异洗脱特征不是一个可靠的特征。

图 20.44d 上行显示静脉期的甲状旁腺囊性病变，有甲状旁腺组织（绿色箭头）和增厚的隔膜融合（橙色箭头）。下排显示的是 8 年前因子宫内膜癌检查而拍摄的胸部、腹部和盆腔的

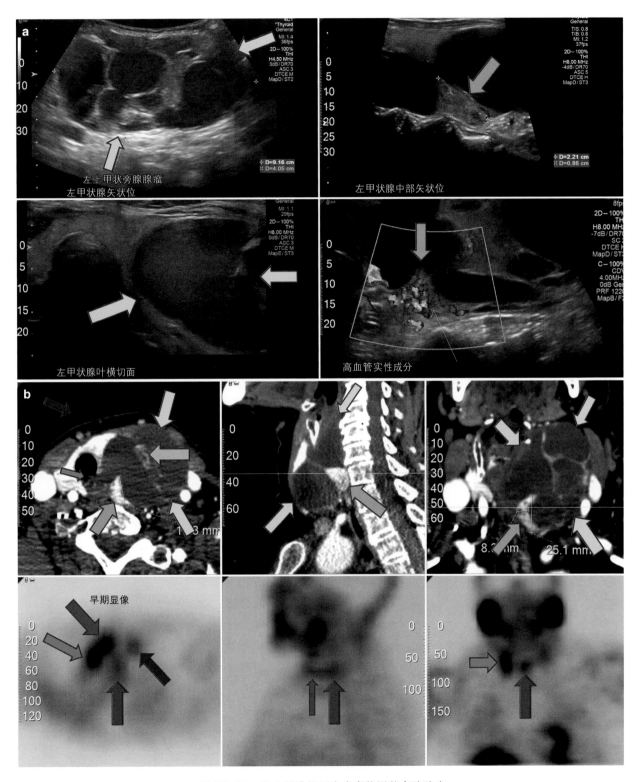

图 20.44　出血导致的巨大多囊状甲状旁腺腺瘤

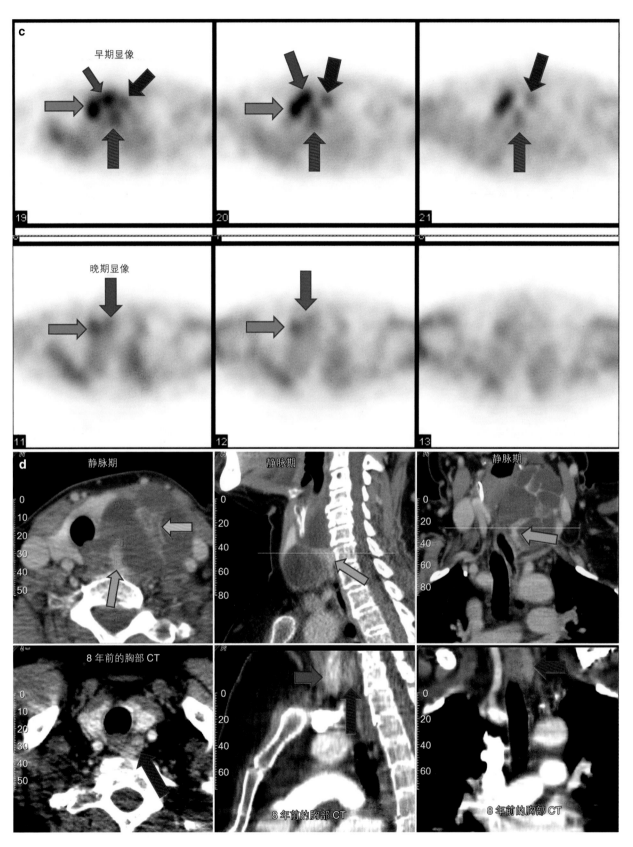

图 20.44 （续）

CT 扫描。当时，腺瘤被确定为一个完全实性的 2.6 cm×1.8 cm×1.0 cm 的结构，与当前的新月形高血管成分位置相同（紫色箭头），这可能是一个甲状旁腺腺瘤，但在当时并没有临床意义。在 8 年内，血管实体的相对稳定性表明这是一个良性病变。这条旧信息很有价值，因为它排除了罕见的甲状旁腺癌。

手术　切除了一个 2.3 cm 的良性甲状旁腺腺瘤。复杂病变以出血为主。

经验　甲状旁腺腺瘤的出血可以延伸到腺瘤的边缘，形成多腔血肿，导致外观相当复杂。

■ 病例 45：囊性甲状旁腺腺瘤伴出血

图 20.45a 中的甲状旁腺功能亢进症患者在甲状腺左叶后方有一个大的、6.3 cm 的复杂隔状囊性病变（43 mL），一个轻度至中度增强的 8 mm 结节从一个增强的壁层斑块延伸到液体中（黄色箭头），与超声上的高回声血管结节成分相关（浅绿色箭头）。囊液中出现的低水平颗粒状回声与出血一致。该病变被认为是一个大的甲状腺囊性结节。FNA 显示出只有少量细胞的出血性液体，被认为是结节性甲状腺肿。如果不测量囊液中的 PTH 水平，甲状旁腺囊肿被误认为甲状腺结节是很常见的。血管（图 20.45b 中的红色箭头）分布在甲状腺和囊肿之间，表明该囊肿大部分在甲状腺外。

手术　囊肿和甲状腺左叶被切除，PTH 从 99 pg/mL 降至 26 pg/mL。囊肿与甲状腺粘连。囊肿在移动甲状腺的过程中破裂，这在大的甲状腺囊肿手术中很常见。病理检查时，囊肿边缘有一块直径为 5 mm 的黄色组织，标本上还有一块 6 mm 的黄色分离碎片，都是高细胞的甲状旁腺组织。

经验　仔细检查血管系统可以帮助鉴别甲状腺外甲状旁腺腺瘤和甲状腺结节。

■ 病例 46：双侧透明细胞样腺瘤

图 20.46 中的患者患有桥本甲状腺炎、甲状腺功能减退症和甲状旁腺功能亢进症。sestamibi 双期扫描（SPECT-CT 和过锝酸甲酯平面图像）报道了 sestamibi 在早期和延迟显像上的相似分布模式，左右叶示踪剂均有冲刷。研究结果为甲状旁腺腺瘤阴性。

超声检查（图 20.46a）显示一个增大的右侧甲状旁腺上部（黄色箭头）和一个明显增大的左侧甲状旁腺上部（橙色箭头），具有典型的结构和典型的位置，但它们呈现出均匀的、颗粒状的、明显的高回声纹理（与正常甲状腺实质相似），而不是增大的甲状旁腺通常具有的回声不足的特征。结节有局灶性血管，与甲状旁腺肿大一致。桥本甲状腺（绿色箭头）具有典型的异质性纹理，回声不均匀，实质血管增多，叠加的左叶高回声胶体结节（蓝色箭头），在回声差的实质中显得格外突出（桥本甲状腺炎中胶体结节的"白骑士征"）。胶质结节的回声与甲状旁腺的回声相似。

CT 上（图 20.46b），增大的甲状旁腺在造影前表现为广泛的高密度，而不是典型的低密度。右侧甲状旁腺肿大（黄色箭头所示）（3.3 cm×1.2 cm×0.8 cm，计算 1.6 mL）呈弥漫性、均匀的增强密度；左侧上旁腺肿大（橙色箭头所示）（8.5 cm×3.2 cm×1.4 cm），上 2/3 的边缘密度增大，下 1/3 的边缘密度均匀增大。密度的增加不符合出血的预期模式（应该在腺体中央，周围密度较低）。中度动脉期（25 秒）强化伴早期静脉期（60 秒）甲状旁腺组织洗脱。巨大的左侧甲状旁腺动脉期不均匀强化，伴不规则、低密度的中心病灶，是非常大的腺体的典型表现。结节状突起（暗红色箭头）延伸至食管后方。在晚期桥本甲状腺炎中，甲状腺（绿色箭头）由于碘储备完全丢失而密度较低，造影前做比动脉期做（25 秒）能更好地区分甲状旁腺和甲状腺，在动脉期行，增大的甲状旁腺与甲状腺等密度。在静脉期（60 秒），增大的甲状旁腺几乎是同质的，表明组织相当均匀，没有明显的囊性变。迟发时，甲状旁腺比甲状腺密度大，这是一

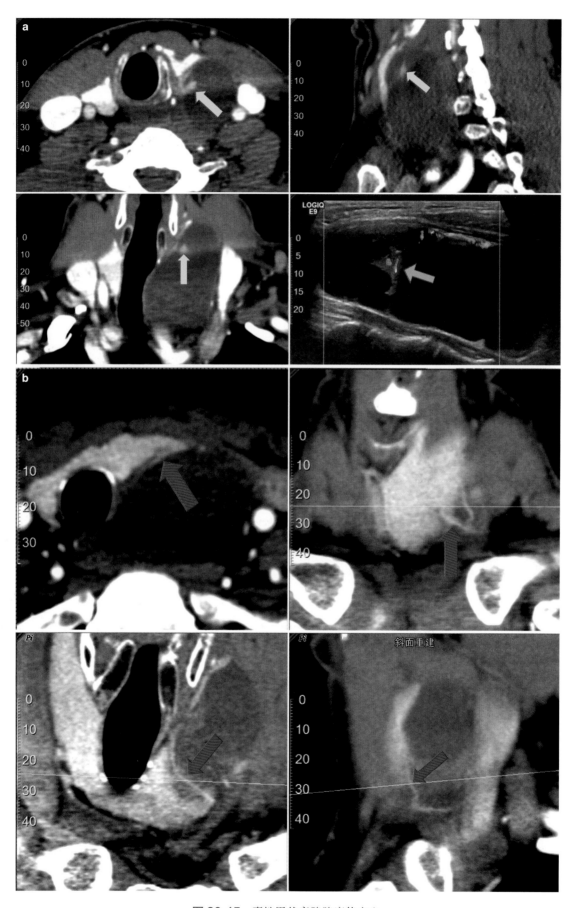

图 20.45　囊性甲状旁腺腺瘤伴出血

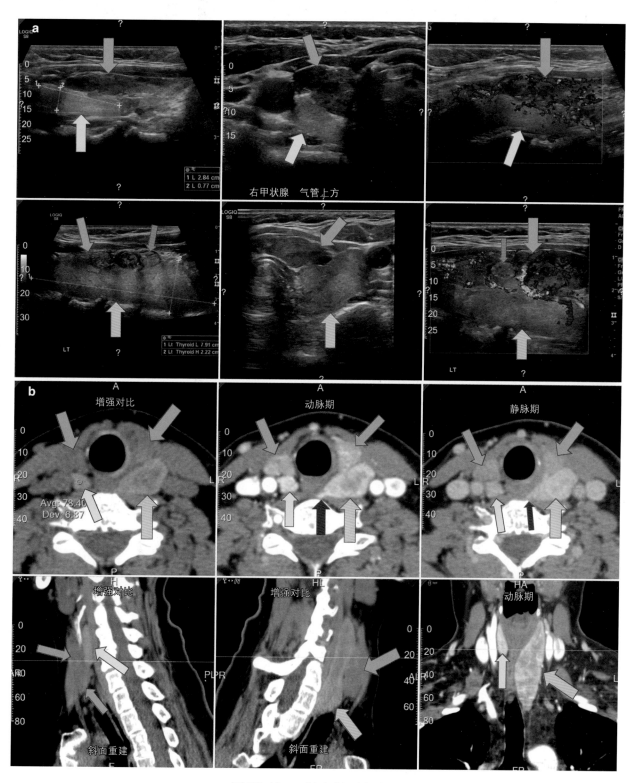

图20.46 双侧透明细胞样腺瘤

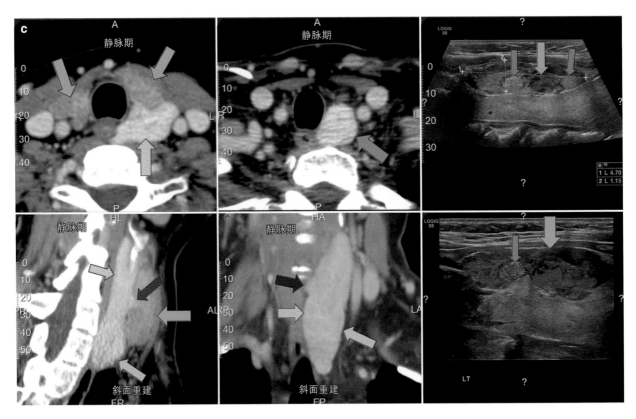

图 20.46 （续）

种不典型的表现。这种不寻常的关系可能反映了甲状腺实质的对比密度相对较低，以及晚期桥本病的增强动力学改变。

增大的甲状旁腺的静脉期强化（图 20.46c）相当均匀，为左侧巨大的上甲状旁腺（橙色箭头）提供了最好的清晰度，可以与强化程度较低的桥本甲状腺（绿色箭头）很好地进行区分。巨大的甲状旁腺下端延伸至甲状腺的左下极，其横截面比甲状腺后方的部分更圆，此处柔韧的甲状旁腺组织被甲状腺压平。大腺体的小结节状突起向内侧延伸，位于食管后方（暗红色箭头），并向前方延伸，压迫到甲状腺左叶的中区（红色箭头）（透明细胞腺瘤大体病理可见伪足）。超声也可以看到前投影（右下

图）。回声差的桥本实质（蓝色箭头）可见高回声胶体结节。

手术　两个增大的甲状旁腺被切除后 PTH 水平下降。病理显示透明细胞腺瘤。这些细胞内装满了充满糖原的囊泡。这种糖原可能是超声检查中回声增加和对比前 CT 中密度增加的原因。在 1 型糖原贮积症中细胞内糖原丰富的类似情况下，肝脏和肾脏在超声检查中回声增加，在 CT 扫描中的对比前密度增加。

经验　回声增强及 CT 对比前密度增加（如果不是中央出血分布）提示透明细胞甲状旁腺腺瘤或增生。增大的甲状旁腺或腺瘤的形态和位置比超声上的回声纹理细节和 CT 上的预造影剂密度更重要。

参考文献

[1] Perrier ND, Edeiken B, Nunez R, Gayed I, Jimenez C, Busaidy N, et al. A novel nomenclature to classify parathyroid adenomas. World J Surg. 2009; 33: 412–6. https://doi.org/10.1007/s00268–008–9894–0.

[2] Wang C. The anatomic basis of parathyroid surgery. Ann Surg. 1976; 183: 271–5.

[3] Wilhelm SM, Wang TS, Ruan DT, Lee JA, Asa SL, Duh QY, et al. The American Association of Endocrine Surgeons guidelines for definitive management of primary hyperparathyroidism. JAMA Surg. 2016; 151: 959–68. https://doi.org/10.1001/jamasurg.2016.2310.

[4] Akerström G, Malmaeus J, Bergström R. Surgical anatomy of human parathyroid glands. Surgery. 1984; 95: 14–21.

[5] Nael K, Hur J, Bauer A, Khan R, Sepahdari A, Inampudi R, Guerrero M. Dynamic 4D MRI for characterization of parathyroid adenomas: multiparametric analysis. AJNR Am J Neuroradiol. 2015; 36: 2147–52. https://doi.org/10.3174/ajnr.A4425.

[6] Greenspan BS, Dillehay G, Intenzo C, Lavely WC, O'Doherty M, Palestro CJ, et al. SNM practice guideline for parathyroid scintigraphy 4.0. J Nucl Med Technol. 2012; 40: 111–8. https://doi.org/10.2967/jnmt.112.105122.

[7] Sepahdari AR, Bahl M, Harari A, Kim HJ, Yeh MW, Hoang JK. Predictors of multigland disease in primary hyperparathyroidism: a scoring system with 4D-CT imaging and biochemical markers. AJNR Am J Neuroradiol. 2015; 36: 987–92. https://doi.org/10.3174/ajnr.A4213.

[8] Sho S, Yilma M, Yeh MW, Livhits M, Wu JX, Hoang JK, Sepahdari AR. Prospective validation of two 4D-CT-based scoring systems for prediction of multigland disease in primary hyperparathyroidism. AJNR Am J Neuroradiol. 2016; 37: 2323–7.

[9] Doppman JL, Shawker TH, Fraker DL, Alexander HR, Skarulis MC, Lack EE, Spiegel AM. Parathyroid adenoma within the vagus nerve. AJR Am J Roentgenol. 1994; 163: 943–5.

[10] Arnault V, Beaulieu A, Lifante JC, Sitges Serra A, Sebag F, et al. Multicenter study of 19 aortopulmonary window parathyroid tumors: the challenge of embryologic origin. World J Surg. 2010; 34: 2211–6. https://doi.org/10.1007/s00268–010–0622–1.

[11] Ippolito G, Palazzo FF, Sebag F, Sierra M, De Micco C, Henry JF. A single-institution 25-year review of true parathyroid cysts. Langenbeck's Arch Surg. 2006; 391: 13–8.

颈部 CT 扫描对甲状旁腺的评价

Summary: CT Scan of the Neck in the Evaluation of Parathyroid Glands

第 21 章

L. Daniel Neistadt

成功识别增大的甲状旁腺（或主要的、正常大小的腺体）——这是 80% 的情况下唯一值得关注的腺体，可以帮助选择最初的微创手术路径。术前确认是否有其他增大的甲状旁腺（双腺瘤或增生），可以让外科医师判断是否进行四腺探查，但这是一项比较困难的放射学任务。无论计划采取何种手术。识别可能的异位纵隔腺体（有时是多余的腺体）都是外科医师的基本能力。

对比 CT 扫描［尤其是四维（4D）技术］利用甲状旁腺组织的富血管特性（超密度增强）以及对甲状旁腺预期位置的了解来定位增大的甲状旁腺（腺瘤和增生腺）。CT 分辨率高，甲状旁腺组织预对比密度较低，便可以将甲状腺与甲状旁腺组织区别开。甲状旁腺组织也富含血管，但因其含碘量高而相对致密。

超声检查大大有助于区分甲状旁腺组织与毗连的甲状腺组织或甲状腺结节，也有助于识别甲状旁腺包膜下或包膜内的甲状旁腺。

超声检查最好在复查 CT 扫描后进行，用以评估所有可疑的甲状旁腺组织部位。在超声检查中，增大的甲状旁腺通常无回声，彩色多普勒显示有血管增生，但甲状旁腺组织可有回声成分，如出血和（或）纤维化、中心水肿或大量脂肪。低回声并不总是其超声特征。

甲状腺结节和桥本甲状腺炎的病灶可能和甲状旁腺组织十分相似，故应尽可能描述甲状旁腺肿大可能发生的部位。卵圆形、扁平状的结节往往提示其比较可能为甲状旁腺组织。

在 CT 上，甲状腺毛细血管灌注增强并不是十分显著，特别是那些埋在胸腺组织中的甲状旁腺腺体，这或许是因为对动脉期时机的选择不良、条纹伪影、血管退化导致的。如果超声提示其与甲状旁腺组织相关，可以帮助鉴定 CT 的临界结果为甲状旁腺或炎症。

sestamibi 扫描利用甲状旁腺组织的高灌注性与甲状旁腺嗜酸性细胞（附着在线粒体上）对放射性核素的高亲和力来识别甲状旁腺。由于可以捕获放射性核素，因此不需要精确的时间和快速地获取图像。可以通过以下的方式区分甲状旁腺与甲状腺组织：利用高特异性的 ^{123}I（或过硫酸盐

L. D. Neistadt (✉)
Lenox Hill Radiology, Manhattan Diagnostic Radiology,
New York, NY, USA

© Springer Nature Switzerland AG 2020

A. L. Shifrin et al. (eds.), *Atlas of Parathyroid Imaging and Pathology*, https://doi.org/10.1007/978-3-030-40959-3_21

锝）降低甲状腺活性，或利用放射性核素在甲状腺组织中快速洗脱的特性区别甲状旁腺，尽管这种洗脱差异并不总是发生。

如果 CT/超声联合检查未能成功识别甲状旁腺腺瘤或甲状旁腺肿大，则应在 CT 检查后进行 sestamibi 扫描。既往手术部位的瘢痕与复发性腺瘤应经常使用 sestamibi 来区分。

两种检查一致性指向通常可以提高诊断的准确性。

鸣谢：我对甲状旁腺定位研究的兴趣和丰富经验完全归功于多年来与 Dr. Elias Kazam 的合作。他在识别肿大和正常大小的甲状旁腺方面的准确性享有盛誉，对大量相关病例进行了分析研究，我也十分热衷于阅读这些研究。他是一位伟大的老师。

能得到反馈的结果对于研究这个领域至关重要，我很感谢那些与我分享手术结果的外科医师，特别是诊断中不准确之处。我与纽约地区的许多外科医师进行了交流，他们分享了自己的经验并给出了建议：John Carew、Jason P. Cohen、Orrin Davis、Thomas Fahey、William Kuhel、Daniel Kuriloff、James A. Lee、Jennifer Marti、Jennifer Ogilvie、Kepal Patel、Mark Persky、Edward Rhee、Ashok Shaha、Alexander Shifrin、Jonathan Smith、Rakesh Shreedhar、Brian Untch 和 Richard Wong。

Dr. Daniel Kuriloff（Lenox Hill 医院纽约头颈研究所甲状腺和甲状旁腺手术中心主任）定期提供多个病例的讨论、描述和手术标本的图片，提供了相应的影像学资料，为手术决策提供了启示。

大部分的放射影像摄影是在 RadNet 子公司 Lenox Hill Radiology 的办公室进行的。我很感谢 RadNet，因为它让我在退休之后仍能与放射学保持联系。

我很感激能与阅读甲状旁腺研究报告的同事们进行疑难病例讨论。他们是：Douglas Hertford、Shelley Wertheim、Daniel Yang 和 Patrick Kang 博士。这些讨论帮助我们厘清了思路，并提高了我们集体的思维敏锐度。

● 推荐阅读 ●

Mohebati A, Shaha AR. Imaging techniques in parathyroid surgery for primary hyperparathyroidism. Am J Otolaryngol. 2012; 33: 457–68. https://doi.org/10.1016/j.amjoto.2011.10.010.

An excellent surgeon's review of parathyroid imaging with surgical pearls.

Hoang JK, Sung WK, Bahl M, Phillips CD. How to perform parathyroid 4D CT: Tips and traps for technique and interpretation. Radiology. 2014; 270: 15–24. https://doi.org/10.1148/radiol.13122661.

The 4D CT technique is well described with technical details in this review paper—essential reading.

Rodgers SE, Hunter GJ, Hamberg LM, Schellingerhout D, Doherty DB, Ayers GD, et al. Improved preoperative planning for directed parathyroidectomy with 4-dimensional computed tomography. Surgery. 2006; 140: 932–40. discussion 940–1

This first significant paper on 4D CT gives a general description of parathyroid localization that is basic and should be read.

Nael K, Hur J, Bauer A, Khan R, Sepahdari A, Inampudi R, Guerrero M. Dynamic 4D MRI for characterization of parathyroid adenomas: Multiparametric analysis. AJNR Am J Neuroradiol. 2015; 36: 2147–52. https://doi.org/10.3174/ajnr.A4425.

The dynamics of parathyroid perfusion is described by the MR approach.

Two classic papers of anatomy（large autopsy series）:

Wang C. The anatomic basis of parathyroid surgery. Ann Surg. 1976; 183: 271–5.

Akerström G, Malmaeus J, Bergström R. Surgical anatomy of human parathyroid glands. Surgery. 1984; 95: 14–21.

A textbook, with two chapters especially relevant:

The Parathyroids: Basic and Clinical Concepts, 3rd edition. Edited by John P. Bilezikian, Robert Marcus, Michael Levine, Claudio Marcocci, Shonni J. Silverberg, John Potts.（Academic Press, 2015）.

Chapter 1: Parathyroids: Morphology and Pathology, by Zubair Baloxh and Virginia Livolsi.

Chapter 35: Preoperative Localization of Abnormal Parathyroid Glands, by Giuliano Mariani, Salvatore Mazzeo, Domenio Rubello, and Carlo Bartolozzi.

第 5 部分

甲状旁腺定位的介入性技术

Invasive Techniques for Parathyroid Localization

有创性技术甲状旁腺定位
Invasive Techniques for Parathyroid Localization

第22章

Richard Chang

简介

在对持续或复发性原发性甲状旁腺功能亢进症进行再次手术前，患者要接受无创检查，包括超声检查、CT 扫描、sestamibi 扫描和 MRI。这些无创性检查结果为阴性、不明确或不一致的患者将进行血管造影。如果血管造影是阴性的，则进行选择性静脉取样[1]。两种方式的一致、明确的阳性结果是定位的必要条件。

本章主要介绍了两种具有历史意义的特殊研究。用低钙刺激与静脉采样，帮助定位，偶尔会有帮助，但通常其本身并不足以确定手术的方向以指导手术；它不能取代有经验的介入放射科医师进行选择性静脉采样。另一种方法，即纵隔腺瘤的造影剂闭塞术，由于手术技术的改进，已经很少进行。

低钙刺激甲状旁腺激素的分泌

Doppman 等人在 1998 年发表的一篇文章中首次提出了低钙刺激的概念[2]。如果血清钙水平下降，甲状旁腺组织将增加甲状旁腺激素（PTH）的释放，以促进骨骼中钙的释放。Doppman 医生和我意识到，在动脉造影注射过程中，我们用造影剂代替血液（含钙），而造影剂通常不含钙，有时甚至含有 EDTA 等钙螯合剂。这意味着，如果我们向供应甲状旁腺腺瘤的动脉区域注射造影剂，它应该会有快速的 PTH 释放反应，而其他区域则不显示 PTH 释放反应。这篇论文显示，注射造影剂（甚至是正常的生理盐水）往往会产生 PTH 释放反应。在这篇论文之后，我们尝试将柠檬酸钠（因其具有钙螯合能力而用于输血抗凝）与造影剂结合，将 4% 柠檬酸钠与碘帕醇（Isovue-300）以 1：7 的体积比混合用于动脉注射，在注射前和注射后的第 1 分钟内收集上腔静脉（SVC）的血样观察是否有甲状旁腺激素释放。

2012 年，其他作者试图通过全身注射碳酸氢钠来刺激 PTH 的释放，这是一种治疗高钙血症的方法，以增强定向静脉取样[3]。柠檬酸钠是一

R. Chang (✉)
Endocrine and Venous Services Section, Interventional Radiology,
Department of Radiology and Imaging Sciences, National
Institutes of Health Clinical Center, Bethesda, MD, USA
e-mail: rchang@cc.nih.gov

种比正常生理盐水、造影剂或碳酸氢钠更强的低钙刺激物。在进行甲状旁腺动脉造影时，将造影剂稀释至 0.5%，注射量为 5～10 mL，在注射前用猪尾型导管或 halo 导管从 SVC 抽取静脉样本，在注射后的第 1 分钟内每 20 秒抽取一次。

与其他降钙剂不同，柠檬酸钠确实会引起短暂的四肢抽搐症状，如颈外动脉和甲状腺上动脉造影时出现口周刺痛，乳内动脉注射时出现胸痛。但这些症状会在 1 分钟内消失，因为新鲜血液会在柠檬酸化造影剂冲刷后将钙带回注射区域。

■ 病例研究：纵隔甲状旁腺

一位 73 岁的原发性甲状旁腺功能亢进症患者，自 55 岁起患有骨质疏松症，56 岁时有手腕和脚踝骨折史，自 57 岁起有复发性肾结石症。她在 58 岁时（2000 年）被发现有高钙血症，并被诊断为甲状旁腺功能亢进症。2002 年（60 岁）进行了甲状旁腺次全切除术，2004 年（62 岁）进行了右甲状腺叶切除术，2005 年她因持续的甲状旁腺功能亢进症被转诊到美国国立卫生研究院。CT 扫描显示她有一些纵隔结节，但核医学 sestamibi 扫描未能显示摄取量增加（图 22.1）。患者不想行纵隔手术或消融，所以没有继续做进一步的检查，她选择回家尝试药物治疗，在 2006—2014 年使用了 cinacalcet（Sensipar）。

2016 年再次评估（图 22.2）。最终发现了该患者的 3 个潜在病灶，其中有一个小的纵隔甲状旁腺腺瘤，所有这些腺瘤都太小或不够活跃，sestamibi 无法显示；需要动脉造影术和选择性静脉取样进行验证，如图 22.3 所示。尽管右乳内动脉注射的柠檬酸造影剂不足，导致低钙刺激较弱，但在这一次动脉注射中抽取的静脉样本是唯一一组显示 PTH 释放增加的样本（图 22.4）。进行选择性静脉采样以确认低钙血症刺激研究的结果（图 22.5 和图 22.6）。

该患者接受了胸廓切除术和甲状旁腺切除术。病理结果包括一个胸腺囊肿；经液体分析，PTH 测量值为 25 pg/mL。还有一个尺寸小于 6 mm 的"右侧中线结节"，由增生的甲状旁腺组织组成；其中一部分被低温冷冻储存。还发现一个纵隔淋巴结有炭疽，因此整个胸腺被切除。术前 PTH 水平为 178.1 pg/mL；术后水平为 11.8 pg/mL。患者随后出现甲状旁腺功能减退，PTH 为 4.7～7.4 pg/mL，需要用钙三醇和碳酸钙补充钙质。

■ 病例研究：颈部隐匿性增大的甲状旁腺需要进行功能研究以确定位置的

一位 66 岁的女性，具有家族史，并经遗传学证实为 MEN1，其胃泌素水平升高（超过正常值的 2 倍），曾有胃溃疡病史，并曾患糜烂性胃

CT 扫描

sestamibi 扫描

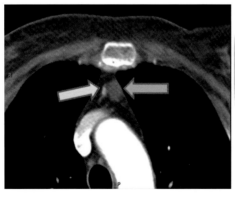

总体复合图像　归一处理的 ^{99m}Tc 影像　使用 sestamibi（MIBI）示踪剂的显像

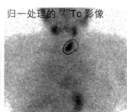

图 22.1 2005 年的 CT 切片显示 2 个纵隔病变，一个较大的低密度结节（绿色箭头）和一个较小的、密度更大的病变（黄色箭头）。sestamibi 扫描显示纵隔无摄取。摄取见于甲状腺左叶；肺叶切除术后右侧甲状腺床无摄取

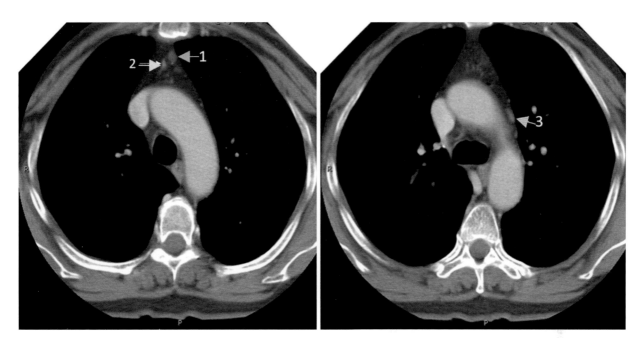

图22.2　11年后（2016年）的CT扫描显示有3个纵隔病变：2005年的2个病变（#1，绿色箭头；#2，黄色箭头），以及在相邻CT切片上看到的位于主动脉——肺窗附近的第3个小肿块（#3，橙色箭头）

右侧乳内动脉数字减影血管造影　　　　　　　　　　侧乳内动脉锥形束计算机断层扫描

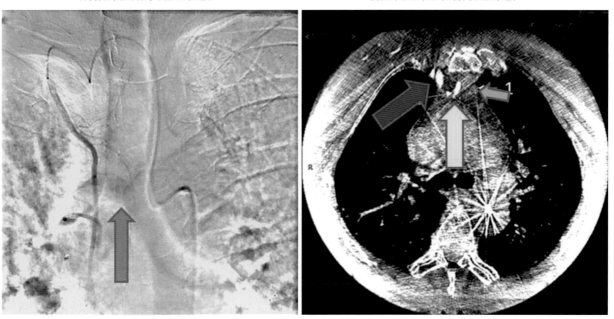

图22.3　右乳内动脉的动脉造影和CT扫描。由于该动脉迂曲，无法使用标准导管进行选择性导管插入。使用微导管进行了数字减影血管造影（DSA），因此动脉内注射的枸橼酸造影剂不足。尽管数字减影动脉造影的显示效果不佳（蓝色箭头），但通过锥形束CT成像，甲状旁腺腺瘤还是被显示出来并得到了挽救，纵隔甲状旁腺小腺瘤（黄色箭头，诊断CT扫描中的2号肿块）被显示出来，位于未增强的胸腺囊肿右侧（图22.2中的绿色小箭头；图22.2中的1号肿块）。小肿块（CT显示肿块3）未见混浊，推测为主动脉肺窗淋巴结。右侧乳腺内动、静脉致密混浊（红色箭头）[3]

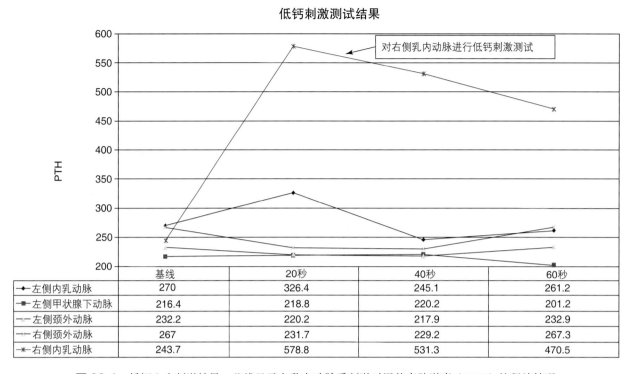

图 22.4　低钙血症刺激结果。蓝线显示右乳内动脉受刺激时甲状旁腺激素（PTH）的释放情况

样本序号	样本静脉	PTH 水平 /（pg/mL）	样本序号	样本静脉	PTH 水平 /（pg/mL）
1	右侧股静脉	139.2	13	左侧锁骨下静脉上支	142.2
2	右侧锁骨下静脉上部分支	148.1	14	左侧锁骨下静脉中支	131.9
3	右侧锁骨下静脉上支	142.7	15	左侧锁骨下静脉中支	120.4
4	右侧锁骨下静脉中支	152.2	16	左侧锁骨下静脉中支 #2	130.6
5	右侧锁骨下静脉下支	158.8	17	左侧锁骨下静脉下支	133.5
6	右侧锁骨最下静脉	162.1	18	左侧锁骨下静脉最下支	131.9
7	右侧椎静脉瓣	154.7	19	胸腺静脉	**42 990**
8	左侧椎静脉上支	134.2	20	胸腺的近心端	**6 430**
9	左侧椎静脉中支	135.1	21	左侧最低颈静脉瓣膜	113.1
10	左侧椎静脉下支	137.6	22	右侧椎静脉上支	168.5
11	左侧椎静脉最下支	133.0	23	右侧椎静脉下支	187.5
12	左侧锁骨下静脉上部分支	130.8	24	右侧椎静脉最下支	104.7

图 22.5　标准选择性静脉采样结果列表，显示纵隔来源（胸腺静脉样本 19 和 20）的 PTH 释放量增加

炎和十二指肠炎，但她最严重的问题是由于甲状旁腺功能亢进所致的严重的骨质疏松症和有症状的复发性肾结石，她在 1978 年（28 岁）和 1999 年（49 岁）曾做过甲状旁腺手术。

肾结石越来越频繁的发作促使患者入院进行甲状旁腺定位和切除（图 22.7～图 22.10）。过程中发现了一个甲状腺内肿块；为确定其是否为甲状旁腺腺瘤，采用了细针抽吸法（FNA）获得活

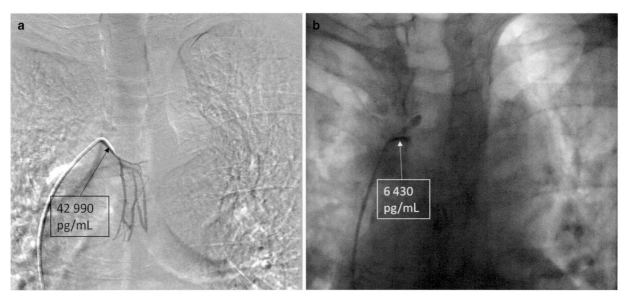

图 22.6　进行选择性静脉采样以确认低钙血症刺激研究。a. 第一个样本是胸腺深静脉（DSA），通常需要非常缓慢的抽吸才能获得样本，如果尖端选择性太强，可能会出现假阴性。非常高的阶跃升高证实了 PTH 的纵隔来源（样本 19）。b. 对于第 2 个样本，将导管向近端后拉，试图采集所有分支的血液，但也有可能抽取到左侧无名静脉的血液（样本 20）

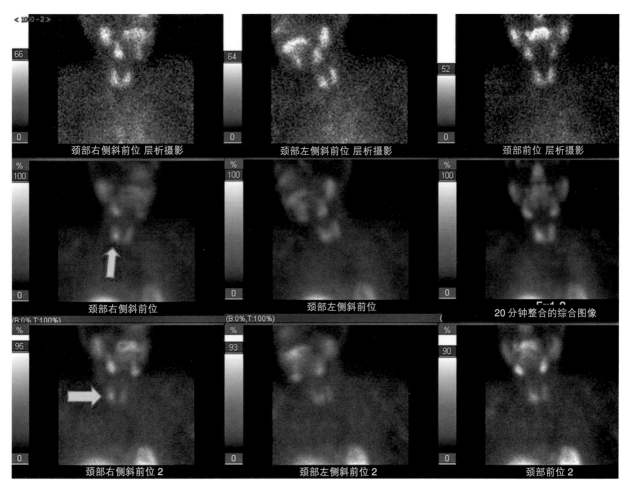

图 22.7　锝（^{99m}Tc）sestamibi 扫描显示右甲状腺叶活动 / 摄取更多（黄色箭头）

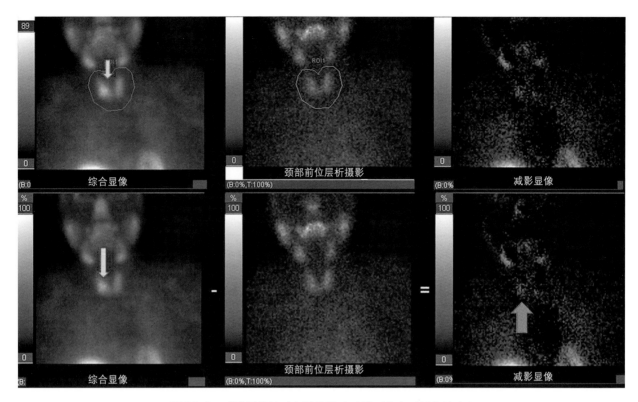

图 22.8　减影图像显示右甲状腺叶减影不完全（橙色箭头）

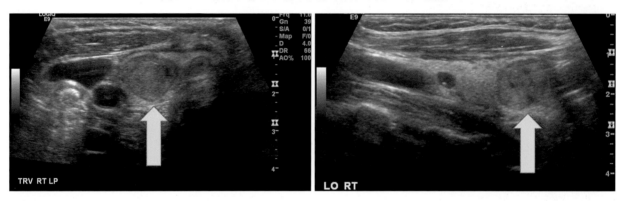

图 22.9　超声显示甲状腺右下叶有一个巨大的、复杂的甲状腺内肿块（黄色箭头），也可能是右颈部甲状旁腺腺瘤

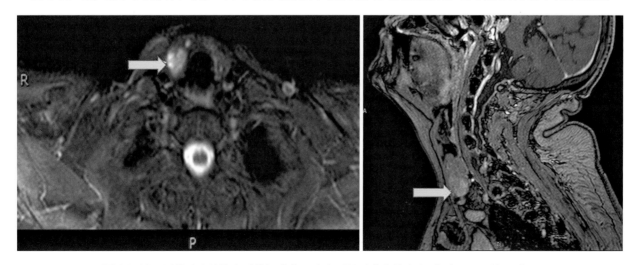

图 22.10　甲状腺内肿块在磁共振成像上清晰可见（黄色箭头），但在 CT 上并不明显

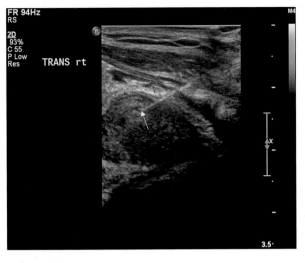

图 22.11　右侧甲状腺肿块的 FNA：白色小箭头显示的是活检过程中 21G FNA 穿刺针的位置。标本被送去进行 PTH 检测和细胞学检查

检标本（图 22.11）。标本的 PTH 值低于血清值，细胞学检查结果为良性甲状腺细胞。

继续进行诊断性研究，利用 CT 扫描（图 22.12～图 22.14），并进行低钙选择性动脉造影和 SVC 静脉样本甲状旁腺素检测。术前并没有重视右颈部可能存在的腺瘤的动脉造影结果（图 22.15）。相反，低钙选择性动脉造影和 SVC 静脉样本甲状旁腺素检测（图 22.16 和图 22.17）的结果，为手术探查右颈部高活性甲状旁腺组织提供了依据。选择性静脉取样通常需要至少 2 小时，并安排在动脉造影后几天进行（以使患者和放射科医师都能恢复），但在这个病例中，很快就实施了动脉造影。我们没有证据表明肿瘤来源于纵隔，所以我觉得我们只需要明确患者需要在右颈还是左颈进行探查。因此，我在动脉造影后立即进行了简略的选择性静脉取样研究，此后 PTH 降低的结果才出来。幸运的是，两项检查的指向都是一致的。

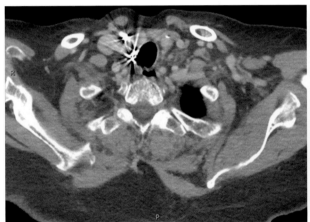
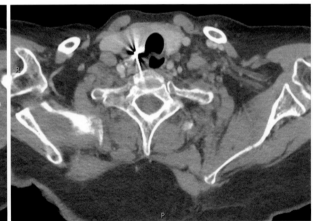

图 22.12　甲状腺下部 CT 扫描受到手术夹子伪影的困扰

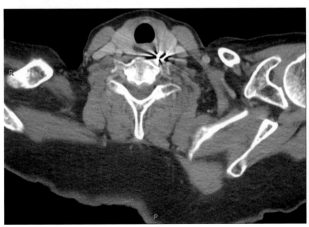
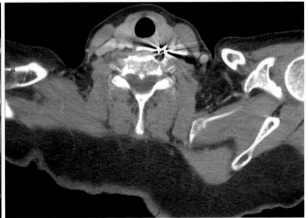

图 22.13　受左甲状腺手术夹影响的甲状腺中上部 CT 扫描

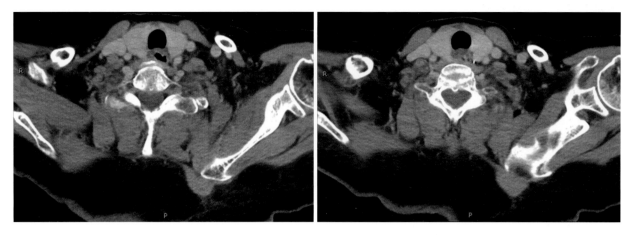

图 22.14　甲状腺中段的 CT 扫描可获得最佳图像。两侧甲状腺叶均突出，并延伸至气管食管沟区域。一侧会不会藏有甲状旁腺腺瘤？

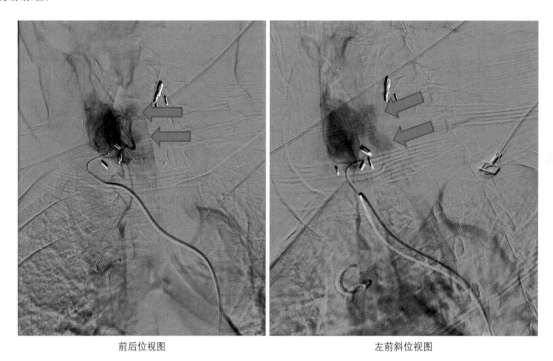

前后位视图　　　　　　　　　　　　　　　　左前斜位视图

图 22.15　右甲状腺下动脉造影。这是右侧甲状腺叶的主要供血动脉。枸橼酸钠和造影剂通过一根同轴穿过 4 French 动脉导管的微导管注入。由于近乎完美的减影，在 AP 切面（左侧）上可以隐约看到用于抽取静脉样本的 SVC 上部光环导管的瓣子状末端，以检查 PTH 释放情况。而在 LAO 切面（右侧）上可以更清楚地看到该末端。动脉造影显示，甲状腺内侧（左侧）边界有一些高血管组织，在 LAO 切面上与后方投影组织呈三角形（绿色箭头），解剖学上与气管和食管阴影重叠。这似乎与随后手术中发现的甲状旁腺组织相对应

从以前的手术瘢痕处做切口，移除气管旁和气管食管脂肪；在此水平未发现甲状旁腺组织。解剖继续向上进行。右喉返神经入喉上方，环状软骨水平上方，食管后椎前筋膜位置，有一个增大的（2 cm×1 cm×0.8 cm）带蒂的甲状旁腺，行环周切除。切除前右侧颈静脉甲状旁腺素为 878 pg/mL，术后 10 分钟甲状旁腺素为 53 pg/mL。

手术后，患者有短暂的低钙血症，但口服补钙后恢复。

那么，在我们的横断面图像上，增大的甲状旁腺在哪里？由于手术夹的伪影，CT 上很难看到它，而且两个甲状腺叶都很大，并向后延伸。回过头来看，MRI 图像可能可以提示肿块（图 22.18），但图像中的肿块可能不会像手术中描述

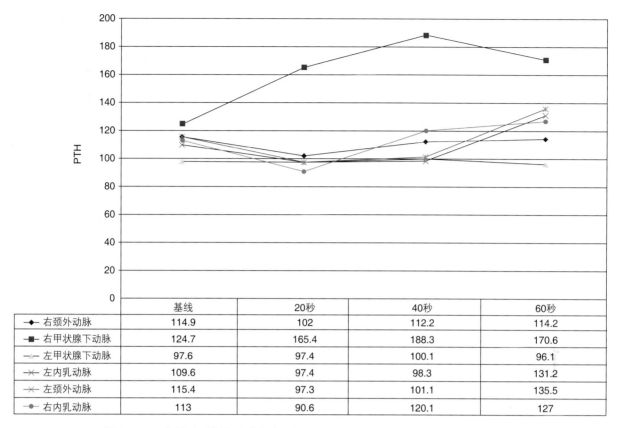

	基线	20秒	40秒	60秒
右颈外动脉	114.9	102	112.2	114.2
右甲状腺下动脉	124.7	165.4	188.3	170.6
左甲状腺下动脉	97.6	97.4	100.1	96.1
左内乳动脉	109.6	97.4	98.3	131.2
左颈外动脉	115.4	97.3	101.1	135.5
右内乳动脉	113	90.6	120.1	127

图 22.16　枸橼酸钠低钙动脉刺激的结果，显示右下甲状腺区域的 PTH 释放情况

样本序号	不同样本位置	PTH 水平（pg/mL）	样本序号	不同样本位置	PTH 水平（pg/mL）
1	右侧颈中静脉	339.8	6	左侧脊柱下段	79.9
2	右侧颈下静脉	156.6	7	右侧脊柱中段	144.5
3	左侧颈中静脉	73.0	8	右侧脊柱下段	84.7
4	左侧颈下静脉	73.7	9	胸腺静脉	67.4
5	左侧脊柱中段	76.3			

图 22.17　简略选择静脉采样结果。胸腺静脉的 PTH 水平较低，这与纵隔位置不符，而且左侧颈部静脉的 PTH 水平均低于右侧颈部的同类静脉。最高值（右颈静脉中段）位于右甲状腺叶附近，这一结果与枸橼酸钠低钙刺激结果一致

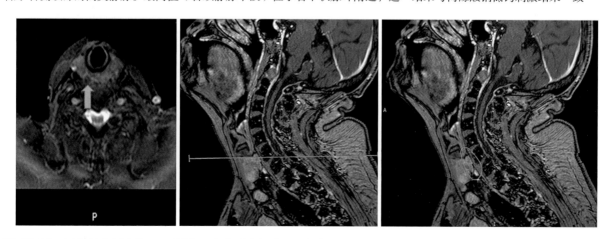

图 22.18　回顾性分析术前 MRI 影像以定位手术切除的甲状旁腺腺瘤。浅绿色的箭头表示我对它位置的最佳猜测，但它事先没有被识别

的那样向食管后方延伸。这一结果表明，由有经验的内分泌外科医师进行目视检查和仔细解剖对于良好的治疗效果仍然是至关重要的。

病例研究：甲状旁腺造影消融术

一名 23 岁的白种人男性患者，因腹痛、乏力被诊断为原发性甲状旁腺功能亢进症。血清钙，11.4；磷，2.4；碱性磷酸酶，154；甲状旁腺素升高到 167。在手术探查中，下甲状旁腺未见，但左侧上甲状旁腺出现肿大并被切除。切除后钙含量降至正常，但 6 个月后又开始增加。

CT 扫描显示前纵隔有一个 1 cm 的肿块，动脉造影显示左乳内动脉注射后出现了典型的血管红肿。该患者在俄克拉荷马州的当地医院接受了对比消融治疗。他的钙恢复正常，并保持正常 3 年，然后再次升高，伴随甲状旁腺激素水平轻度升高。又过了 3 年，患者在 30 岁时因肾脏结石和骨质疏松症的发展再次寻求更明确的治疗。

甲状旁腺功能亢进症症状的复发可能提示新的增生性甲状旁腺腺瘤的进展，要通过重复

的影像学检查进行评估。第一项影像学检查，即 sestamibi 成像（图 22.19），显示前纵隔的一个小病灶有摄取，与该患者的病史一致。随后进行了对比增强 CT 扫描（图 22.20），证实了 sestamibi 检查的结果。

图 22.21 显示的是注射左乳内动脉近端的诊断性动脉造影。患者知道之前的 sestamibi 扫描和 CT 扫描已经显示前纵隔甲状旁腺腺瘤复发，所以不需要做动脉造影来诊断。之所以进行这项检查，是因为患者希望再次尝试造影剂消融而不是开胸手术。其原理是，造影剂消融术通过使这些高代谢细胞长期暴露于离子型造影剂的极端高渗状态下而引起代谢应激，导致甲状旁腺细胞凋亡。为了达到这一效果，有必要注射非常高渗的离子性造影剂（Renografin 或 Hypaque），并有选择地将其输送到甲状旁腺腺瘤的常见的单一供血动脉。在这种情况下，可将 Renegade™HI-FLO™ 微导管（Boston Scientific）远端插入动脉分支，通过缓慢的手工注射注入 Hypaque 76（图 22.22）。由于微导管存在于滋养小动脉中，大部分正常的血液流入已经减少，所以只需要缓慢地注射造影剂，

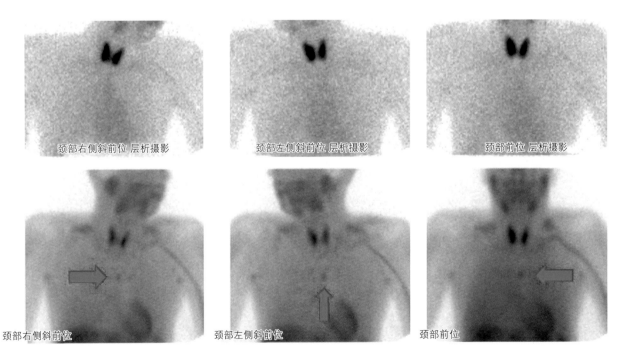

图 22.19　一名甲状旁腺功能亢进症复发患者的 sestamibi 成像显示，前纵隔的一个小病灶（绿色箭头）有摄取，这与 6 年前消融甲状旁腺腺瘤的病史一致

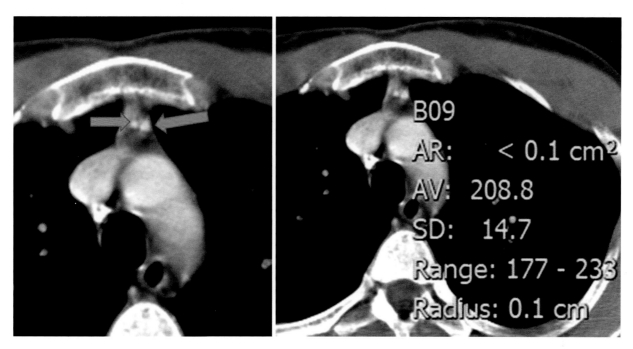

图 22.20 对比增强 CT 显示前纵隔肿块增强。较大的增强结构（绿色箭头）是腺瘤，平均增强 209 HU（范围 177～233 HU），毗邻一条突出的胸腺引流静脉（蓝色箭头）。胸主动脉密度测量值为 172～306 HU。在气管旁区域还可以看到钙化腺病（在右侧肺门区域的其他切片上也可以看到），这与患者已知的组织胞浆菌病史一致。甲状旁腺腺瘤的混浊程度接近但通常不会超过邻近动脉或主动脉的混浊度。相比之下，钙化肉芽肿性腺瘤的测量值在 800～1 000 HU

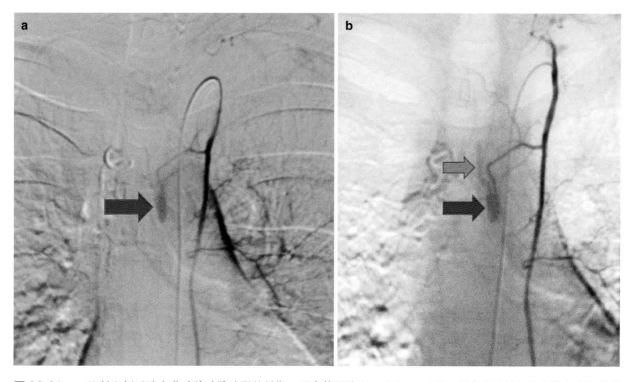

图 22.21 a. 注射左侧近端内乳动脉动脉造影的早期，通常使用约 10 mL Isovue 300。图中显示的是乳内降支动脉近端产生的供血动脉分支，腺瘤有所增强（红色箭头）。b. 注射后期，腺瘤的增强或红晕增加（红色箭头），较大的胸腺升支引流静脉开始不透明并变得可见（蓝色箭头）

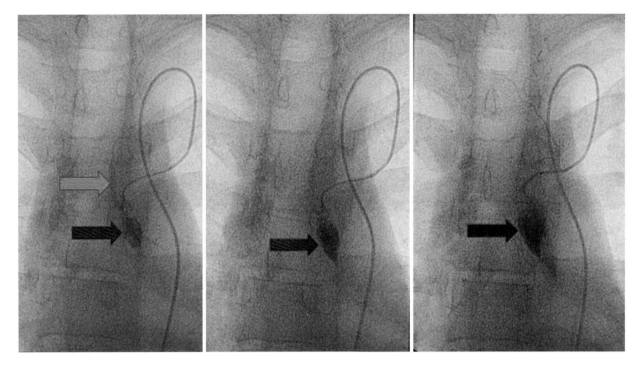

图 22.22　甲状旁腺造影剂消融。在 10 分钟内缓慢注射了 10 mL Hypaque 76；可以看到腺瘤最初出现致密混浊（红色箭头），随后随着造影剂不断填充腺瘤，"染色"扩大（红色阴影箭头），取代了腺瘤内的间质，并延伸到腺瘤以外的邻近软组织（暗红色箭头）。蓝色箭头表示胸腺升支引流静脉

就可以用造影剂取代所有流入的血液。事实上，很容易注射过快，这一点从造影剂经近端乳腺内动脉回流到左锁骨下动脉就可以看出。另外，不要注射得太用力，因为有可能使小动脉分支破裂。除了造成内部出血外，腺瘤近端破裂会妨碍向腺瘤内注射造影剂。

诊断动脉造影也使用了 10 mL 的造影剂，但使用的非离子造影剂的渗透压不超过正常渗透压的 2 倍，而且注射的选择性更低，时间更短（秒，而不是分钟），因此造影剂的实际量要小得多。短暂的注射结束后，它很快被正常的血流取代。

人们认为，有效的消融需要长期暴露在这种高渗应激下。理想情况下，高渗应力作用 24 小时，这促使 Dr. Doppman 推测，如果造影剂染色持续 24 小时，那么消融将是永久性的、持久的，

在非对比 CT 扫描中可以检测到[4]。该患者之前的消融持续了 3 年，这表明一小部分存活或对高渗压力有抵抗力的细胞最终会繁殖和恢复。在造影剂消融术结束时，我们选择用 100～300 μm 的 Embosphere® 微球（Merit Medical）栓塞滋养动脉，以进一步防止造影剂被正常血液冲走，并使增生的甲状旁腺细胞进一步缺血。造影剂消融后，患者被带到 CT 区进行扫描（图 22.23），结果显示造影剂在软组织中的稀释程度很小。24 小时后的随访扫描（图 22.24）支持这样的结论：注射的高渗造影剂的洗脱延迟合并腺瘤血流持续受损。消融术后 24 小时内造影剂在腺瘤中的持续滞留与持久或永久消融有关。

该患者在消融术后钙离子恢复正常，而且据我们所知，自第二次消融术后钙离子一直保持正常。

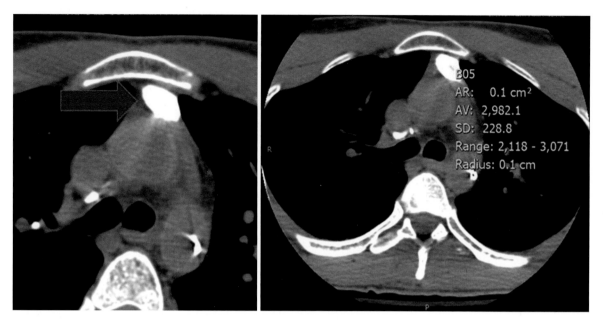

图 22.23　造影剂消融后，CT 扫描显示腺瘤周围及以外的大面积区域持续存在造影剂染色（暗红色箭头）。软组织中的对比剂被稀释到最低程度；测量显示密度约为 3 000 HU，甚至高于骨密度

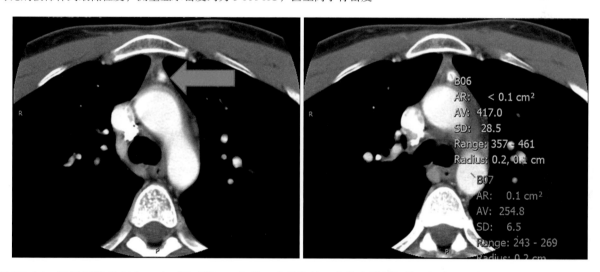

图 22.24　造影剂消融术后 24 小时的后续 CT 扫描。这通常是一次非造影剂扫描，但由于再次错误地静脉注射了造影剂，因此进行了增强造影剂 CT 检查。成像显示，造影剂染色已从周围组织中清除，并局限在腺瘤内（绿色箭头）。密度测定结果显示腺瘤的密度在 350～450 HU，远高于静脉注射造影剂后可能获得的密度（243～269 HU）。此外，请注意在消融前 CT 扫描中看到的胸膜引流大静脉在这次随访扫描中看不到，这与腺瘤的血流继续受损是一致的，并支持了以下结论，即保留的造影剂密度是由于 24 小时前在消融过程中注射的高渗造影剂的延迟冲洗所致

参考文献

[1] Sugg SL, Fraker DL, Alexander R, Doppman JL, Miller DL, Chang R, et al. Prospective evaluation of selective venous sampling for parathyroid hormone concentration in patients undergoing reoperations for primary hyperparathyroidism. Surgery. 1993; 114: 1004–9. discussion 1009–10

[2] Doppman J, Skarulis MC, Chang R, Alexander HR, Bartlett D, Libutti SK, et al. Hypocalcemic stimulation and nonselective venous sampling for localizing parathyroid adenomas: work in progress. Radiology. 1998; 208: 145–51.

[3] Morris LF, Loh C, Ro K, Wiseman JE, Gomes AS, Asandra A, et al. Non-super-selective venous sampling for persistent hyperparathyroidism using a systemic hypocalcemic challenge. J Vasc Interv Radiol. 2012; 23: 1191–9.

[4] Miller DL, Doppman JL, Chang R, Simmons JT, O'Leary TJ, Norton JA, et al. Angiographic ablation of parathyroid adenomas: lessons from a 10-year experience. Radiology. 1987; 165: 601–7.

第 6 部分
甲状旁腺的 **MRI** 检查

MRI of the Parathyroid Glands

在过去几十年中，随着技术设备的改进，用于定位肿大甲状旁腺以指导微创甲状旁腺手术的术前影像学已经得到发展。其中，CT 扫描作为主要的筛查模式逐渐崭露头角，尤其是在具备专业知识的情况下。本部分旨在提供背景信息，并描述 CT 方法的细节。第 20 章提供了一系列常规和难以处理的肿大甲状旁腺病例，以帮助头颈部放射科医师在初次甲状旁腺定位中建立信心。

甲状旁腺疾病的 MRI 成像

MRI for Imaging Parathyroid Disease

Jennifer L. Becker, Puneet S. Pawha, and Kambiz Nael

第23章

MRI 不涉及电离辐射，因此在评估甲状旁腺时，是一个有潜力的替代 CT 和 sestamibi 扫描的甲状旁腺评估方法。尽量减少辐射暴露对年轻人尤为重要，因为他们是电离辐射诱发甲状腺肿瘤的高危人群[1, 2]。最近的 MRI 发展意味着 3T MRI 现在可以与 3D CT 竞争，加速技术具有改进的信噪比（SNR）和对比度-噪声比（CNR）以及基于化学位移的脂肪饱和技术。这意味着可以在临床上可接受的 15～20 分钟的 3T 时间内，更快速地进行高空间分辨率和大视野的成像，同时没有吞咽和呼吸的运动伪影。高质量的成像对于识别非常小、异位的甲状旁腺腺瘤（PTA）和增生性腺体（HG）至关重要。对于甲状旁腺功能亢进症的术前检查，4D 磁共振成像仍是二线或三线检查。然而，在我们的机构中，熟悉该技术的外科医师对该技术的使用频率越来越高；它可能是唯一被要求的术前影像检查。我们希望本章后面所描述的 4D MRI 技术在临床中得到越来越广泛的应用。

早期 MRI 研究试图表明 MRI 结合超声（US）或 sestamibi 扫描[3]可以改善 PTA 检测；其中一项较为成功的研究表明，将 MRI 加入 US 和 sestamibi 扫描[4]后，敏感性从 75% 增加到 92.5%。PTA 在 3T 下使用动态 4D 成像是最理想的识别方式。4D 动态增强（DCE）MRI 在检测 PTA 方面优于 4D CT，其灵敏度为 96%～100%[5]，特异性高达 98%[6]。

MRI 方案

在 1.5 T 时[7, 8]，已知 MRI 对 PTA 的敏感性高

J. L. Becker (✉)
Department of Medical Imaging, University of Arizona,
Tucson, AZ, USA
e-mail: jbecker@radiology.arizona.edu

P. S. Pawha
Department of Radiology at Icahn School of Medicine at Mount Sinai, New York, NY, USA

K. Nael
Department of Radiological Sciences, David Geffen School of Medicine at University of California,
Los Angeles, CA, USA

© Springer Nature Switzerland AG 2020
A. L. Shifrin et al. (eds.), *Atlas of Parathyroid Imaging and Pathology*, https://doi.org/10.1007/978-3-030-40959-3_23

达 79%[9]。与 1.5 T 成像相比，3 T MRI 可能可以提供更多的价值，包括更短的成像时间、更好的空间分辨率、更高的信噪比和 CNR，以及更好的脂肪饱和度技术，从而更好地检测异常甲状旁腺。

常规 MRI 序列

用于评估异常甲状旁腺的常规 MRI 序列因扫描仪制造商而异。所有方案均包括轴向 T1 脂肪饱和序列，以及 T2 脂肪饱和序列。钆的标准剂量为 0.1 mmol/kg，没有特定的对比剂量推荐。许多还包括轴向弥散加权成像（DWI）和冠状短陶氏反转恢复（STIR）序列；另一些则增加了冠状和（或）矢状 T2 成像。为了达到最佳成像效果，需要使用专用的颈部线圈，以提高信噪比和 CNR。具有 20 个或更多原件的头颈部组合线圈是最佳选择，但其他专用头颈部或仅颈部线圈、颈部和体表线圈或专用神经血管相控阵线圈也得到了成功应用。

视野

颈部所有潜在的甲状旁腺异常部位，包括上纵隔内的异位部位，都应纳入视野（FOV）。成像需要从下颌角或舌骨上端延伸至上胸部的颈部，颅内向外延伸约 12 cm。随着序列设计和快速成像工具的进步，现在可以实现 2 mm 左右层面的视野覆盖[11]。

用于甲状旁腺评估的 T1 和 T2 MRI 序列

传统的有、无和 T2 脂肪抑制序列在检测 PTA 方面的最佳综合灵敏度为 84%，特异性为 75%[10]。近来图像质量的提高和阅片者专业知识的增加，使异常腺体的检测率逐步提高，检测 PTA 的敏感度从 1996 年的 77%[12] 提高到 2018 年的 98%[6]。异常甲状旁腺呈现被拉长的形态，其信号特征根据与甲状腺相比信号增加、相似或减少而描述为高强化、等密度或低密度。根据其信号特征，异常的甲状旁腺被分配到三组中的一组：

（1）T1 等信号，T2 高信号，呈均匀或大理石状。大部分腺体属于这种情况（图 23.1 和图 23.2）。

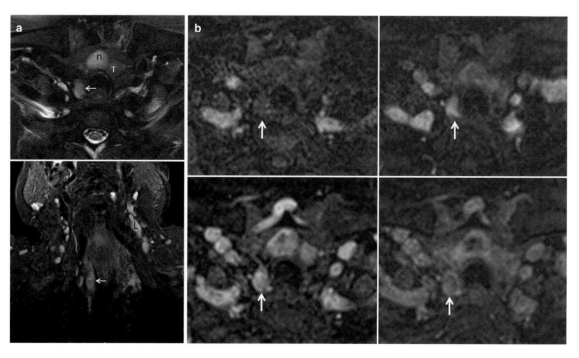

图 23.1　气管食管沟中巨大的特征性甲状旁腺腺瘤。轴位和冠状位 STIR 图像（a）显示，右侧气管食管沟内、右侧甲状腺下极后方有一个 19 mm 的卵圆形高强度结节（箭头）。轴位图像（上）显示正常甲状腺组织（T）和甲状腺峡部结节（n），冠状位图像（下）显示正常淋巴结（L）。动态对比增强（DCE）4D MRI 成像（b）在第二张图像上显示动脉期快速增强，大于甲状腺，与颈动脉相似。在最后一张图像上，对比度明显减弱，大于甲状腺。这种动态增强模式是甲状旁腺腺瘤的特征

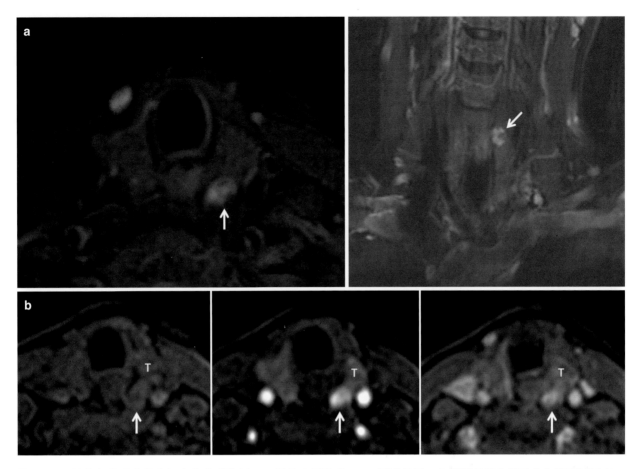

图23.2　甲状旁腺腺瘤伴有轻度非典型特征。a. 轴位和冠状位 STIR 图像显示，左侧甲状腺中段后方食管旁区域有一个卵圆形高强度结节（箭头）。结节呈轻度分叶状和异型性，这种情况较少见，但也可见于甲状旁腺腺瘤。b. DCE 4D MRI 显示动脉期快速强化，比邻近甲状腺（T）的强化更早、更明显。在该病例中，晚期静脉期的冲淡程度较轻；病变仍为甲状腺高强化，这是一种变异性强化模式

（2）T1、T2 等强；占 18%～33%[11]。

（3）T1 和 T2 低信号，占 5%，最有可能是由于慢性出血[9]或纤维化引起。

第 2 组病变更容易被忽视，与甲状腺密度相等[9]。与未被识别的腺体相比，被识别的腺体常伴有囊性改变、小梁结构和慢性出血[13]。

对异常腺体的重点搜索应集中在颈动脉鞘的内侧，舌骨和颈动脉之间。在高达 84% 的病例中，可以发现与甲状腺分离的平面，这增加诊断的可信度[11, 14]。根据其与甲状腺中极的关系，颈部内的腺体被描述为上或下，根据与中线的关系记为不同的侧。上腺体与甲状腺上极的位置最为一致。它们通常在环甲交界处附近出现，但也可在咽后（1%）或食管后（1%）部位或甲状腺内部（0.2%）。下腺体变化较大，可位于甲状腺

下极的外侧、后方或下方，或纵隔内。腺体在正常位置未被发现时，在这些位置寻找异位腺体往往会有发现，MRI 对纵隔和颈部异位腺体的识别比其他技术更敏感（图 23.3）[16]。

异常的甲状旁腺在造影剂作用下通常会有强烈且均匀的增强[14]。较大的腺瘤很少有小病灶的腺内出血。在鉴别异常腺体[6]时，T2 脂肪抑制序列比 T1 脂肪抑制序列更有用。因为增强对比后几乎不能提升 T1 脂肪抑制序列检测异常腺体[6]的效果。

正常的甲状旁腺平均尺寸为 5 mm × 3 mm × 1 mm[15]。MRI 对于检测较大的 PTA 比检测增生性腺体（HG）有优势。检出腺瘤的平均体积为 4.38 mL³，明显大于 HG 的 1.01 cm³[17]。未被发现腺体往往较小；未被发现的腺体的平均

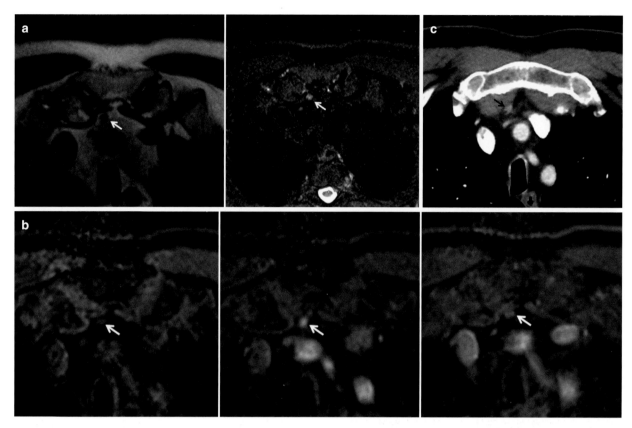

图 23.3　纵隔甲状旁腺小腺瘤。轴位 T2 和 STIR 图像（a）显示胸骨切迹下方有一个很小的右侧纵隔后结节（箭头）。DCE 4D MRI（b）显示该结节的动脉期强化较快，延迟静脉期明显冲淡。随访的四维 CT 轴向图像（c）证实了四维 MRI 的发现

体积为 1.4 mL^3，而检测到的腺体为 3.5 mL^3[17]。重量已被证明是成功的 MRI 定位的唯一独立预测因素[9]；检出腺体的平均重量是 1.89 g，而未检出的是 0.5 g[13]。

随着成像技术的不断改进，在小样本中检测这些较小 HG 的灵敏度从 63% 提高到 94%（14/19 个腺体）[9, 12]。淋巴结和甲状腺病变是常规 MRI 上大部分假阳性甲状旁腺的原因，甲状旁腺功能亢进症[18]患者中约 39% 出现甲状腺病变。异常的甲状旁腺、甲状腺和淋巴结之间往往没有什么明显的区别；假阴性的甲状旁腺最有可能是位于甲状腺附近的下极腺体[13]。

■ 脂肪饱和 / 抑制

脂肪饱和 / 抑制消除了脂肪的高 T1 和 T2 信号，改善了异常 T2-高信号腺体的明显性，增强了 T1-高信号腺体。传统上使用 STIR 可以提供相对均匀的 T2 脂肪抑制，但由于反演时间较长、成像时间较长、部分信号饱和导致信噪比相对降低、T1-高信号组织饱和等原因，其效率受到限制。

其他颈部的脂肪饱和技术受制于几何变形造成的场不均匀和运动，只能产生非均匀的脂肪抑制。近来，新的化学脂肪饱和技术可以产生非常均匀的脂肪饱和度，这对于检测异常的甲状旁腺是必要的。这些序列被称为 IDEAL（GE Healthcare）[19] 和 DIXON（Siemens、Philips、Hitachi、Canon），其获取方式在不同的 MRI 制造商中有所不同[20]，但都通过脂肪和水的同相和非同相循环，对脂肪和水的信号进行强有力的均匀分离，以产生同相和非同相图像。这些组合在一起产生了一个均匀的脂肪饱和的纯水图像。

■ 时间分辨 MRI

与 4D CT 一样，在 3T 条件下进行的 4D MRI

可以显示异常的甲状旁腺的高血管特性。四维体现了腺体动态、时间分辨、对比度增强的灌注特征。与四维CT相比，四维MRI的优势在于MRI可以成像多个时相，而辐射暴露的限制四维CT只能成像2个、3个或4个时相。直到最近，对大视野下高空间和高时间分辨率成像的要求禁止了MRI的4D应用，但多相动态成像可以识别甲状旁腺增生，这只发生在甲状旁腺功能亢进的情况下[13, 21]。异常的甲状旁腺具有高血管灌注模式；它们在早期动脉期造影剂显著增强，早期静脉期造影剂洗脱（图23.1～图23.4）。多相成像利用了这些异常的甲状旁腺与甲状腺组织和淋巴结的灌注特点的差异，而甲状旁腺病变是常规MRI上最容易出现假阳性病变[5, 12]。

与常规MRI相比，早期4D MRI并不能有效提高PTA的检出率，但它确实提高了诊断的可信度[6, 21]。在常规MRI上再增加4个动态轴位，未能发现额外的腺体[3]。使用脂肪饱和的三维梯度回波序列T1 VIBE的六相动态对比剂增强（DCE）灌注成像，时间分辨率为18秒，结果显示47个PTA中只有1个（2%）被额外识别。使用TRICKS（Time Resolved Imaging of Contrast KineticS，GE Healthcare）进行MR血管成像，时间分辨率提高到5.4秒，其敏感性只有64%，可能是因为相对降低了空间分辨率[21]。间隔15秒的八相DCE灌注成像略胜一筹，但在42个PTA中仍只检测到4个（9.5%）额外的PTA，敏感性从81%提高到90.5%[11]。然而，时间和空间分辨率的进一步迭代提高带来了更大的成功。使用三维快速变质梯度回波（FSGRE）MRA以6秒的间隔获取的10个相位，它识别PTA的敏感性为93%[13]，使用轴位1.5 mm三维脂肪饱和T1 VIBE成像，以13秒的间隔获取的10个动态相位，其对9名患者的PTA的检测敏感性为100%[10]。

最近，一项结合新序列的技术在大量[5]患者身上取得了进一步的成功。该技术采用了24个时间阶段，每隔6秒（总共144秒）采集一次，使用时间分辨动态4D对比增强MRI TWIST技术（随机轨迹时间分辨成像，Siemens Healthineers），利用平行成像技术CAIPIRINHA和DIXON脂肪抑制进行检测。DIXON脂肪/水分离序列与TWIST融合成一个单一的脉冲序列。1.3 mm×1.3 mm×2 mm的高空间分辨率可以识别非常小的甲状旁腺；检测到11个小于0.5 cm³的腺体（图23.3和图23.4）。这是对常规序列的改进，常规序列对小于0.31 cm³的腺体检测效果较差，未检测到的腺体平均大小为1.4 cm³[17]。

在37例PTA中，正确识别侧位的灵敏度为100%，对于象限（与甲状腺中极相比居上或下）的灵敏度为92%。与4D CT相比，其侧灵敏度为73%～97%，象限灵敏度为55%～88%[1, 2, 22-24]。对于47 HG，正确识别侧位的敏感性为74%，正确识别象限的敏感性为77%，只有12%的HG患者因对侧疾病不明而需要进行双侧颈部清扫术。这些结果与四维CT相比也很好，四维CT对象限的敏感性为29%～43%[23]。

三维动态图像判读与后处理技术

不需要专门的后处理软件即可对DCE灌注成像进行不同时间阶段的可视化检查。每个病例的分析时间不到10分钟，且观察者之间的一致性很高。在DCE MRI的早期动脉期，异常淋巴结与淋巴结和甲状腺组织的区分效果最佳，这时增强的高血管性甲状旁腺与增强较慢的甲状腺和淋巴结之间的差异最大。异常的甲状旁腺也有更快、更早的造影剂洗脱，与静脉、甲状腺和淋巴结相比，通过检查早期延迟静脉期的甲状旁腺增强下降，可以确认其存在。这些血管增生特征都增加了邻近甲状腺的腺体的显著性，而这些腺体是4D CT最常漏诊的[25]。

使用Olea Sphere软件（Olea Medical SAS, La Ciotat, France）对异常甲状旁腺的动态灌注特征进行了多参数定量评估[5]。4D DCE序列显示甲状旁腺平均最大强化时间为13秒，至少比甲状

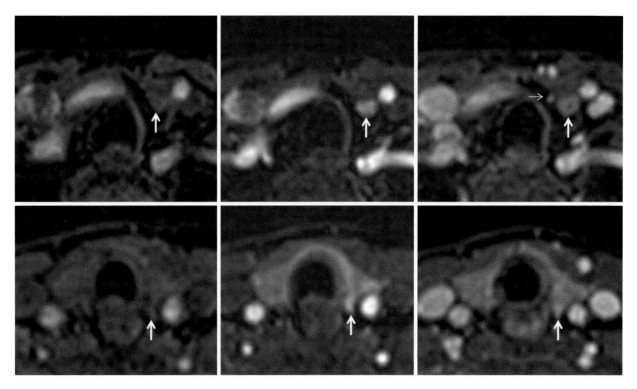

图 23.4 双甲状旁腺腺瘤。上排显示的是甲状腺下极下方的 DCE 4D MRI。一个 15 mm 的显性腺瘤显示早期动脉期强化，延迟静脉期冲淡。可见一条小血管（黄色箭头）供应结节（白色箭头）。下一行是位于甲状腺中段的第二个较小（5 mm）的腺瘤，也表现为早期增强，随后在晚期被冲淡

腺早 2～3 个时间段（12～18 秒），比淋巴结早 29 秒。异常甲状旁腺的峰值强化、对比剂开始进入组织后的快速增加阶段（wash-in）、对比剂在组织中的浓度逐渐降低的阶段（wash-out）均高于甲状腺，同时或在 6～12 秒内产生动脉强化。

定量灌注参数峰增强，峰间时间（TTP）、wash-in、wash-out 是鉴别 PTA 与甲状腺、淋巴结的最有效参数；甲状旁腺腺瘤与其他颈部结构的鉴别准确率为 96%。TTP 是最有用的参数，最佳 TTP 阈值 >37 秒，可区分 PTA 与甲状腺（敏感性，86%）。TTP>30 秒、wash-in>5.86 秒、wash-out>0.67 秒的阈值组合在区分 PTA 和甲状腺方面具有最佳诊断力，敏感性为 91%，特异性为 95%。

手术后颈部甲状旁腺功能亢进的 MRI 评估

准确的术前定位可以降低二次手术的风险[26]。

MRI 对于那些持续或复发的甲状旁腺功能亢进症有一定的作用，其效果往往优于接受初次手术者。单纯的常规 MRI 对手术后颈部 PTA 的检测灵敏度为 75%[3]；MIBI 联合常规 MRI 的灵敏度为 82%[4]。DCE 动态灌注，6 秒时间分辨率的 MRI 灵敏度为 93%，能检测到直径为 6～28 mm[13] 的异常腺体。

结论 / 总结

动态对比增强（DCE）MRI 是 4D CT 的一个极具潜力的替代品，在异常腺体的检测上略胜一筹。与 4D CT 一样，4D DCE 利用了异常甲状旁腺的高血管灌注特性。它可以产生高分辨率的解剖成像，而没有辐射暴露带来的风险，并能识别非常小的和异位的腺体。在原发性甲状旁腺功能亢进症的一线检查中，4D MRI 应被考虑作为 4D CT 的替代方法，特别是对于需要进行一次或重复手术的年轻患者，他们的辐射风险最高。

参考文献

[1] Rodgers SE, Hunter GJ, Hamberg LM, Schellingerhout D, Doherty DB, Ayers GD, et al. Improved preoperative planning for directed parathyroidectomy with 4-dimensional computed tomography. Surgery. 2006; 140: 932–40. discussion 940–1

[2] Hunter GJ, Schellingerhout D, Vu TH, Perrier ND, Hamberg LM. Accuracy of four-dimensional CT for the localization of abnormal parathyroid glands in patients with primary hyperparathyroidism. Radiology. 2012; 264: 789–95.

[3] Kluijfhout WP, Venkatesh S, Beninato T, Vriens MR, Duh QY, Wilson DM, et al. Performance of magnetic resonance imaging in the evaluation of first-time and reoperative primary hyperparathyroidism. Surgery. 2016; 160: 747–54.

[4] Gotway MB, Reddy GP, Webb WR, Morita ET, Clark OH, Higgins CB. Comparison between MR imaging and 99mTc MIBI scintigraphy in the evaluation of recurrent of persistent hyperparathyroidism. Radiology. 2001; 218: 783–90.

[5] Nael K, Hur J, Bauer A, Khan R, Sepahdari A, Inampudi R, Guerrero M. Dynamic 4D MRI for characterization of parathyroid adenomas: multiparametric analysis. AJNR Am J Neuroradiol. 2015; 36: 2147–52.

[6] Argirò R, Diacinti D, Sacconi B, Iannarelli A, Diacinti D, Cipriani C, et al. Diagnostic accuracy of 3T magnetic resonance imaging in the preoperative localisation of parathyroid adenomas: comparison with ultrasound and 99mTc-sestamibi scans. Eur Radiol. 2018; 28: 4900–8.

[7] Gotway MB, Higgins CB. MR imaging of the thyroid and parathyroid glands. Magn Reson Imaging Clin N Am. 2000; 8: 163–82. ix

[8] Lopez Hanninen E, Vogl TJ, Steinmuller T, Ricke J, Neuhaus P, Felix R. Preoperative contrast-enhanced MRI of the parathyroid glands in hyperparathyroidism. Investig Radiol. 2000; 35: 426–30.

[9] Merchavy S, Luckman J, Guindy M, Segev Y, Khafif A. 4D MRI for the localization of parathyroid adenoma: a novel method in evolution. Otolaryngol Head Neck Surg. 2016; 154: 446–8.

[10] Lee VS, Spritzer CE, Coleman RE, Wilkinson RH Jr, Coogan AC, Leight GS Jr. The complementary roles of fast spin-echo MR imaging and double-phase 99m Tc-sestamibi scintigraphy for localization of hyperfunctioning parathyroid glands. AJR Am J Roentgenol. 1996; 167: 1555–62.

[11] Ozturk M, Polat AV, Celenk C, Elmali M, Kir S, Polat C. The diagnostic value of 4D MRI at 3T for the localization of parathyroid adenomas. Eur J Radiol. 2019; 112: 207–13.

[12] McDermott VG, Fernandez RJ, Meakem TJ 3rd, Stolpen AH, Spritzer CE, Gefter WB. Preoperative MR imaging in hyperparathyroidism: results and factors affecting parathyroid detection. AJR Am J Roentgenol. 1996; 166: 705–10.

[13] Aschenbach R, Tuda S, Lamster E, Meyer A, Roediger H, Stier A, et al. Dynamic magnetic resonance angiography for localization of hyperfunctioning parathyroid glands in the reoperative neck. Eur J Radiol. 2012; 81: 3371–7.

[14] Sacconi B, Argirò R, Diacinti D, Iannarelli A, Bezzi M, Cipriani C, et al. MR appearance of parathyroid adenomas at 3 T in patients with primary hyperparathyroidism: what radiologists need to know for pre-operative localization. Eur Radiol. 2016; 26: 664–73.

[15] Yao K, Singer FR, Roth SI, Sassoon A, Ye C, Giuliano AE. Weight of normal parathyroid glands in patients with parathyroid adenomas. J Clin Endocrinol Metab. 2004; 89: 3208–13.

[16] Kang YS, Rosen K, Clark OH, Higgins CB. Localization of abnormal parathyroid glands of the mediastinum with MR imaging. Radiology. 1993; 189: 137–41.

[17] Stevens SK, Chang JM, Clark OH, Chang PJ, Higgins CB. Detection of abnormal parathyroid glands in postoperative patients with recurrent hyperparathyroidism: sensitivity of MR imaging. AJR Am J Roentgenol. 1993; 160: 607–12.

[18] Higgins CB, Auffermann W. MR imaging of thyroid and parathyroid glands: a review of current status. AJR Am J Roentgenol. 1988; 151: 1095–106.

[19] Reeder SB, McKenzie CA, Pineda AR, Yu H, Shimakawa A, Brau AC, et al. Water-fat separation with IDEAL gradient-echo imaging. J Magn Reson Imaging. 2007; 25: 644–52.

[20] Gaddikeri S, Mossa-Basha M, Andre JB, Hippe DS, Anzai Y. Optimal fat suppression in head and neck MRI: comparison of multipoint Dixon with 2 different fat-suppression techniques, spectral presaturation and inversion recovery, and STIR. AJNR Am J Neuroradiol. 2018; 39: 362–8.

[21] Grayev AM, Gentry LR, Hartman MJ, Chen H, Perlman SB, Reeder SB. Presurgical localization of parathyroid adenomas with magnetic resonance imaging at 3.0 T: an adjunct method to supplement traditional imaging. Ann Surg Oncol. 2012; 19: 981–9.

[22] Ramirez AG, Shada AL, Martin AN, Raghavan P, Durst CR, Mukherjee S, et al. Clinical efficacy of 2-phase versus 4-phase computed tomography for localization in primary hyperparathyroidism. Surgery. 2016; 160: 731–7.

[23] Starker LF, Mahajan A, Bjorklund P, Sze G, Udelsman R, Carling T. 4D parathyroid CT as the initial localization study for patients with de novo primary hyperparathyroidism. Ann Surg Oncol. 2011; 18: 1723–8.

[24] Lundstroem AK, Trolle W, Soerensen CH, Myschetzky PS. Preoperative localization of hyperfunctioning parathyroid glands with 4D-CT. Eur Arch Otorhinolaryngol. 2016; 273: 1253–9.

[25] Sho S, Yuen AD, Yeh MW, Livhits MJ, Sepahdari AR. Factors associated with discordance between preoperative parathyroid 4-dimensional computed tomographic scans and intraoperative findings during parathyroidectomy. JAMA Surg. 2017; 152: 1141–7.

[26] Udelsman R. Approach to the patient with persistent or recurrent primary hyperparathyroidism. J Clin Endocrinol Metab. 2011; 96: 2950–8.